Stillen und Stillprobleme

Neugeb. 12/4

Bücherei der Hebamme

Beihefte zur Zeitschrift »Die Hebamme«
Herausgegeben von Gerhard Martius

Band 1

Stillen und Stillprobleme

Herausgegeben von der
Arbeitsgemeinschaft Freier Stillgruppen (AFS)

Redaktion: Utta Reich-Schottky

Mit Beiträgen von:

Brigitte Benkert	Gabriele Kammerer	Elien Rouw
Sibylle Chattopadhyay	Gitta Klein	Renate Rustemeyer
Carla Ehlers	Katharina Pachmann	Ursula Sottong
Erika Fischer	Utta Reich-Schottky	Margarete Stippig
Christine Hartmann	Ingrid Revers-Schmitz	

28 Abbildungen · 8 Tabellen

Ferdinand Enke Verlag Stuttgart 1993

Redaktion:

Utta Reich-Schottky
Studienrätin für Biologie und Chemie
Am Lehester Deich 108a, D-2800 Bremen 33
(neue PLZ: D-28357 Bremen)

Die Deutsche Bibliothek — CIP-Einheitsaufnahme

Stillen und Stillprobleme / hrsg. von der Arbeitsgemeinschaft
Freier Stillgruppen. Red.: Utta Reich-Schottky. Mit Beitr. von
Brigitte Benkert ... — Stuttgart: Enke 1993
 (Bücherei der Hebamme; Bd. 1)
 ISBN 3—432—25491—1
NE: Reich-Schottky, Utta [Red.]; Benkert, Brigitte;
 Arbeitsgemeinschaft Freier Stillgruppen, Bundesverband; GT

Wichtiger Hinweis

Wie jede Wissenschaft ist die Medizin ständigen Entwicklungen unterworfen. Forschung und klinische Erfahrung erweitern unsere Erkenntnisse, insbesondere was Behandlung und medikamentöse Therapie anbelangt. Soweit in diesem Werk eine Dosierung oder eine Applikation erwähnt wird, darf der Leser zwar darauf vertrauen, daß Autoren, Herausgeber und Verlag große Sorgfalt darauf verwandt haben, daß diese Angabe dem **Wissensstand bei Fertigstellung des Werkes** entspricht.

Für Angaben über Dosierungsanweisungen und Applikationsformen kann vom Verlag jedoch keine Gewähr übernommen werden. **Jeder Benutzer ist angehalten**, durch sorgfältige Prüfung der Beipackzettel der verwendeten Präparate und gegebenenfalls nach Konsultation eines Spezialisten, festzustellen, ob die dort gegebene Empfehlung für Dosierungen oder die Beachtung von Kontraindikationen gegenüber der Angabe in diesem Buch abweicht. Eine solche Prüfung ist besonders wichtig bei selten verwendeten Präparaten oder solchen, die neu auf den Markt gebracht worden sind. **Jede Dosierung oder Applikation erfolgt auf eigene Gefahr des Benutzers.** Autoren und Verlag appellieren an jeden Benutzer, ihm etwa auffallende Ungenauigkeiten dem Verlag mitzuteilen.

Geschützte Warennamen (Warenzeichen®) werden **nicht immer** besonders kenntlich gemacht. Aus dem Fehlen eines solchen Hinweises kann also nicht geschlossen werden, daß es sich um einen freien Warennamen handelt.

Das Werk, einschließlich aller seiner Teile, ist urheberrechtlich geschützt. Jede Verwertung ist ohne die Zustimmung des Verlages außerhalb der engen Grenzen des Urheberrechtsgesetzes unzulässig und strafbar. Das gilt insbesondere für Vervielfältigungen, Übersetzungen, Mikroverfilmungen und die Einspeicherung und Verarbeitung in elektronischen Systemen.

© 1993 Ferdinand Enke Verlag, P.O. Box 10 12 54, D-7000 Stuttgart 10 — Printed in Germany

Satz und Druck: Heinz Neubert GmbH, D-8580 Bayreuth
Filmsatz: 10/11 p Times, System MCS 10   5 4 3 2 1

Geleitwort zur „Bücherei der Hebamme"

Die Zeitschrift „Die Hebamme" hat während der fünf Jahre seit ihrer Gründung viel Zustimmung gefunden und Anerkennung erfahren. Diese Entwicklung gab uns den Mut, nach einem weiteren Weg zu suchen, der zusätzlich zu einer Intensivierung der Hebammenfortbildung führen kann.

Die Entwicklung der Medizin und nicht zuletzt der Geburtshilfe macht es notwendig, daß wir unsere Kenntnisse immer wieder neu in Frage stellen und auf ihre Gültigkeit überprüfen. Nur dann werden wir uns die Freude an unserer Arbeit, die aus dem Gefühl erwächst, das heute Mögliche zu leisten, bewahren können.

Jeder von uns bedarf bei der Fortbildung der Hilfe von anderen, die als „Experten" uns vor allem die Bedeutung und den klinischen Gebrauch des jeweils Neuen aufzeigen. Vor allem diese Überlegungen waren es, die uns den Anstoß zur Planung einer

„Bücherei der Hebamme"

gegeben haben.

Die einzelnen Bände der Bücherei behandeln wichtige Themen aus den Bereichen Schwangerschaft, Geburt, Wochenbett und Betreuung der Neugeborenen in Form einer Übersicht über den aktuellen Wissensstand und seine Umsetzung in der täglichen Arbeit. Auf die Darstellung theoretischer Grundlagen, die für das Verstehen und die klinische Anwendung unnötig sind, wird weitgehend verzichtet. Die Leserin kann sich so ohne große Mühen und mit einem Minimum an Zeitaufwand mit neuen Erkenntnissen vertraut machen und deren praktische Bedeutung und Verwendung kennenlernen. Nicht zuletzt wird sie sich so im Laufe der Zeit eine eigene „Bücherei" schaffen können, die jederzeit zum Nachschlagen zur Verfügung steht.

Winsen-Bannetze, im Frühjahr 1993   Prof. Dr. *G. Martius*

Geleitwort zu „Stillen und Stillprobleme"

Mit dem ersten Band der „Bücherei der Hebamme" gibt die Arbeitsgemeinschaft Freier Stillgruppen unter dem Titel „Stillen und Stillprobleme" einen Überblick über die Muttermilchernährung des Neugeborenen und des jungen Säuglings. Die zahlreichen, bis in die jüngste Zeit erschienenen wissenschaftlichen Publikationen wie auch die Mitteilungen in der Laienpresse lassen deutlich erkennen, daß das Interesse an der natürlichen Ernährung des Neugeborenen bei den Hebammen und Säuglingsschwestern, den Frauenärzten, den Kinderärzten und nicht zuletzt bei den Müttern unverändert groß ist und in den letzten Jahren u.a. aufgrund des zunehmenden Bewußtwerdens der Bedeutung einer natürlichen, schadstoffarmen Ernährung gewachsen ist. Herausgeber und Verlag freuen sich deshalb ganz besonders, mit dieser Thematik die „Bücherei der Hebamme" beginnen zu können.

Bereits ein Blick in das Inhaltsverzeichnis läßt erkennen, daß diese Monographie alle wichtigen Probleme des Stillens berücksichtigt. Nach der Darstellung der psychologischen Aspekte des Stillens folgen zunächst die beim Stillen des Kindes von den Pflegeberufen, insbesondere von den Hebammen und Kinderkrankenschwestern zu übernehmenden Aufgaben. Bei der „Vorbereitung des Stillens" werden die Anatomie und Physiologie der Mammae, die Zusammensetzung der Muttermilch und die Vorbereitung auf das Stillen besprochen. Für die tägliche Praxis hat das Kapitel „Nach der Geburt" mit der Besprechung des Anlegens, der Stillpositionen sowie der Stilldauer und des Stillrhythmus besondere Bedeutung. Die nachfolgenden Kapitel über die „Besonderen Stillsituationen" berücksichtigen umfassend die sich von seiten des Kindes und der Mutter fakultativ ergebenden Stillschwierigkeiten, wie sie sich – um nur einige Beispiele aufzuzeigen – bei Gelbsucht des Neugeborenen, bei Frühgeborenen, nach einer Schnittentbindung und bei Mastitis der Mutter ergeben können. Die Monographie schließt mit der Beantwortung typischer und in dieser Form immer wiederkehrender Fragen wie nach der Dauer des Stillens, dem Abstillen, den bei der Einnahme von Medikamenten, bei Impfungen und bei der Aufnahme von Genußgiften zu beachtenden Gefahren. Nicht zuletzt kommen die Erwerbstätigkeit, die Empfängnisverhütung und die Ernährung während des Stillens zur Sprache.

Der klare Stil aller Autorinnen, die didaktisch prägnanten Formulierungen, die Fülle der Informationen und praktischen Ratschläge lassen das Lesen dieses Buches zur Freude aller mit dem Stillen Befaßten, insbesondere aber der Hebammen und Neugeborenen-Kinderschwestern werden. So danken Herausgeber und Verlag allen Autorinnen und insbesondere der Redakteurin, Frau *Utta Reich-Schottky*, für alle die Mühen, die sie mit der Zusammenstellung dieser informativen Monographie auf sich genommen hat.

Wir wünschen diesem ersten Band der „Bücherei der Hebamme" einen ihm ohne Zweifel zustehenden erfolgreichen Weg zu allen, die sich beruflich oder auch aufgrund eines eigenen Interesses mit dem Stillen des Neugeborenen und Säuglings beschäftigen.

Winsen-Bannetze, im Frühjahr 1993　　　　　　　　　　　　　Prof. Dr. *G. Martius*

Vorwort

Die ersten 6 bis 8 Wochen nach der Geburt sind für die junge Familie oft, zumal beim ersten Kind, eine Zeit der Krise und der Umstellung auf den neuen Menschen, die neue Familienkonstellation und die neuen Aufgaben.
 Auch das Stillen steht im Zeichen dieser Anfangsschwierigkeiten, und viele Frauen geben es deshalb in dieser Phase auf. Anschließend erleben sie, daß sie in die neue Situation hineinwachsen, und führen ihr besseres Zurechtkommen leicht auf das Abstillen zurück. Für sie bleibt das Stillen oft eine ambivalente bis negative Erfahrung, und sie werden das auch in dieser Weise an Freundinnen und Töchter weitergeben.
 Stillende Frauen erleben jedoch genauso, daß die Umstellung allmählich gelingt, und viele fangen nach den ersten turbulenten Wochen erst richtig an, das Stillen zu genießen. Mütter, die von Anfang an gut unterstützt und richtig informiert werden, kommen mit den anfänglichen Schwierigkeiten besser zurecht und behalten das Stillen eher bei. Sie können dann die Stillzeit als Bereicherung erleben und das auch so weitergeben.
 Viele Mütter, die stillen wollen, sind sehr enttäuscht, wenn es „nicht klappt".
 Ärzte, Hebammen, Krankenschwestern und Kinderkrankenschwestern sind für die Betreuung und Beratung der Mütter von besonderer Bedeutung. Wir möchten Sie bitten, dazu beizutragen, daß das Stillen gelingen kann.

Bremen, im Frühjahr 1993 *Utta Reich-Schottky*

Mitarbeiterverzeichnis

Brigitte Benkert, Krankenschwester, Ochsenfurt

Sibylle Chattopadhyay, Ärztin, Stuttgart

Carla Ehlers, Ärztin, Hildesheim

Erika Fischer, Dolmetscherin, Aalen

Christine Hartmann, Ärztin, Bornheim

Gabriele Kammerer, Leiterin einer Kinderkrankenpflegeschule, Karlsruhe

Gitta Klein, Apothekerin, Remshalden-Grunbach

Katharina Pachmann, Kinderärztin, Bayreuth

Utta Reich-Schottky, Studienrätin für Biologie und Chemie, Bremen

Ingrid Revers-Schmitz, Hebamme, Brühl

Elien Rouw, Ärztin, Bühl/Baden

Renate Rustemeyer, Öko-Trophologin, Gundelfingen

Ursula Sottong, Ärztin, Troisdorf-Spich

Margarete Stippig, Psychologin, München

Inhalt

Stillen als biologisches und soziales Geschehen

1	Einleitung *(Utta Reich-Schottky)*	2
2	Zehn Schritte zum erfolgreichen Stillen *(WHO und UNICEF)*	3
3	Psychologische und psychophysiologische Aspekte des Stillens *(Margarete Stippig)*	4
4	Aufgabe der Pflegeberufe	10
4.1	Die Rolle der Hebamme *(Ingrid Revers-Schmitz)*	10
4.2	Die Rolle der Kinderkranken- und Krankenschwester *(Gabriele Kammerer)*	12
5	Stillen oder Flasche? *(Utta Reich-Schottky)*	14

Vorbereitung auf das Stillen

6	Die weibliche Brust: Aufbau, Entwicklung und Milchbildung *(Elien Rouw)*	20
7	Zusammensetzung der Muttermilch *(Elien Rouw)*	28
8	Vorbereitung auf das Stillen *(Elien Rouw)*	34
9	Sinn und Unsinn von Stillhilfen *(Gitta Klein)*	38

Nach der Geburt

10	Das Anlegen des Kindes	46
10.1	Das erste Anlegen – Der Beginn der Stillbeziehung *(Carla Ehlers)*	46
10.2	Stillpositionen von Mutter und Kind *(Utta Reich-Schottky)*	48
10.3	Saugen und Saugverwirrung *(Utta Reich-Schottky)*	54
10.4	Stilldauer und Stillrhythmus *(Sibylle Chattopadhyay)*	58
10.5	Reicht die Milch? *(Utta Reich-Schottky)*	62

Besondere Stillsituationen

11	Schwierigkeiten des Kindes	68
11.1	Gedeihen und Gedeihstörungen *(Elien Rouw)*	68

11.2	Koliken *(Utta Reich-Schottky)*	73
11.3	Neugeborenengelbsucht *(Utta Reich-Schottky)*	75
11.4	Zwillinge *(Erika Fischer)*	80
11.5	Frühgeborene *(Elien Rouw)*	90
11.6	Behinderte Kinder *(Sibylle Chattopadhyay)*	96
11.7	Wenn ein Baby stirbt *(Brigitte Benkert)*	102
12	Schwierigkeiten der Mutter	103
12.1	Kaiserschnitt *(Utta Reich-Schottky)*	103
12.2	Wunde Warzen und andere Brustwarzenprobleme *(Christine Hartmann)*	105
12.3	Milchstau und Mastitis *(Christine Hartmann)*	110
12.4	Krankheiten der Mutter *(Christine Hartmann)*	118
12.5	Zu viel Milch *(Brigitte Benkert)*	122
13	Muttermilchsammeln *(Brigitte Benkert)*	124

Weitere Fragen

14	Dauer der Stillperiode	128
14.1	Stillen als Allergieprophylaxe *(Katharina Pachmann)*	128
14.2	Abstillen *(Sibylle Chattopadhyay)*	133
14.3	Relaktation *(Sibylle Chattopadhyay)*	137
15	Nicht von Natur aus...	140
15.1	Medikamente, Impfungen und Genußgifte in der Stillzeit *(Elien Rouw, Gitta Klein)*	140
15.2	Industrie- und Umweltchemikalien in der Muttermilch *(Utta Reich-Schottky)*	146
16	Aspekte der Mutter	153
16.1	Stillen und Erwerbstätigkeit *(Utta Reich-Schottky)*	153
16.2	Empfängnisverhütung in der Stillzeit *(Ursula Sottong)*	155
16.3	Die Ernährung der Frau während der Stillzeit *(Renate Rustemeyer)*	160
17	Arbeitsgemeinschaft Freier Stillgruppen (AFS) Bundesverband e.V. *(Utta Reich-Schottky)*	167

Sachregister   169

Stillen als biologisches und soziales Geschehen

1 Einleitung

Utta Reich-Schottky

Das Stillen hat viele Seiten – biologische, soziale, kulturelle, ökologische, finanzielle, medizinische – meßbare und unwägbare. Wir können nicht das ganze bunte Kaleidoskop an Ihnen vorüberziehen lassen. Wir haben den Schwerpunkt auf biologische und medizinische Information und die praktische Handhabung des Stillens gelegt, wobei andere Aspekte immer wieder einfließen.

Hier im ersten Abschnitt beleuchten wir kurz psychologische Aspekte und solche gesellschaftlicher Art (die Rolle des Pflegepersonals), und wie diese bis in die biologischen und physiologischen Vorgänge hineinwirken.

Die Entscheidung für oder gegen das Stillen fällt jede Mutter selbst – im Zusammenhang mit ihren Wertvorstellungen und denen ihrer Umgebung und je nach ihren Möglichkeiten und Grenzen.

Unsere persönlichen Grenzen sind ganz unterschiedlicher Art, biologisch, sozial, usw.. Jede Grenze ist gleichzeitig eine Einschränkung und ein Ansporn. Unsere körperlichen Bedingungen z.B. begrenzen unser Leben, aber gerade dadurch bereichern sie es auch: Ohne Hunger und Durst würden Essen und Trinken nicht schmecken. Ähnlich ist es mit den sozialen Bedingungen. Der Mensch ist von Anfang an auf das Miteinander angewiesen. Er erfährt aus diesem Miteinander sowohl Bereicherungen als auch Entbehrungen: *René Spitz* (1) zeigte eindrücklich, daß die Kinder für eine normale Entwicklung Zuwendung benötigen, die über die rein körperliche Versorgung weit hinausgeht.

Solche Überlegungen gelten auch für das Stillen. Der Übergang zur Flaschennahrung ist für die einen die Überwindung einer körperlichen Einschränkung und Begrenzung. Andere – auch wir Stillgruppen – sehen gerade im Stillen eine Bereicherung und eine sehr menschliche Weise, ein Kind ins Leben zu begleiten.

Das Stillen steht im Schnittpunkt des biologischen, sozialen und kulturellen Gefüges. Mutter und Kind bringen die biologischen Voraussetzungen für das Stillen mit. Die sozialen und kulturellen Bedingungen entscheiden darüber, ob und wie weit die Möglichkeit zum Stillen wahrgenommen werden kann. Das Gesundheitswesen leistet einen erheblichen Beitrag zur Gestaltung dieser Bedingungen ([2], z.T. im nachstehenden Beitrag übersetzt).

Literatur

1 *Spitz, R.:* Vom Säugling zum Kleinkind. Naturgeschichte der Mutter-Kind-Beziehungen im ersten Lebensjahr. Klett, Stuttgart 1976
2 *WHO/UNICEF:* Protecting, Promotion und Supporting Breast-Feeding: The Special Role of Maternity Services, a Joint *WHO/UNICEF* Statement. *World Health Organization,* 1211 Genf 27, Schweiz 1989

2 Zehn Schritte zum erfolgreichen Stillen

WHO und *UNICEF*

Alle Einrichtungen, in denen Entbindungen stattfinden und Neugeborene betreut werden, sollten folgende zehn Anforderungen erfüllen:

1. Schriftliche Richtlinien zur Stillförderung haben, die dem gesamten Pflegepersonal in regelmäßigen Abständen nahegebracht werden.
2. Das gesamte Mitarbeiter-Team in Theorie und Praxis so schulen, daß es diese Richtlinien zur Stillförderung mit Leben erfüllen kann.
3. Alle schwangeren Frauen über die Vorteile und die Praxis des Stillens informieren.
4. Müttern ermöglichen, ihr Kind innerhalb der ersten halben Stunde nach der Geburt anzulegen.
5. Den Müttern das korrekte Anlegen zeigen und ihnen erklären, wie sie ihre Milchproduktion aufrechterhalten können, auch im Falle einer Trennung von ihrem Kind.
6. Neugeborenen Kindern weder Flüssigkeiten noch sonstige Nahrung zusätzlich zur Muttermilch geben, wenn es nicht aus gesundheitlichen Gründen angezeigt scheint.
7. „Rooming-in" praktizieren – Mutter und Kind erlauben, zusammenzubleiben – 24 Stunden am Tag.
8. Zum Stillen nach Bedarf ermuntern.
9. Gestillten Säuglingen keinen Gummisauger oder Schnuller geben.
10. Die Entstehung von Stillgruppen fördern und Mütter bei der Entlassung aus der Klinik oder Entbindungseinrichtung mit diesen Gruppen in Kontakt bringen.

Literatur

1 *WHO/UNICEF:* Protecting, Promotion und Supporting Breast-Feeding: The Special Role of Maternity Services, a Joint *WHO/UNICEF* Statement. *World Health Organization,* 1211 Genf 27, Schweiz 1989. Von der WHO in Kopenhagen autorisierte Übersetzung auf der Grundlage einer Übersetzung von *Helga Mack*

3 Psychologische und psychophysiologische Aspekte des Stillens

Margarete Stippig

Bedeutung des Stillens beim Aufbau der Mutter-Kind-Beziehung

Die Gegenseitigkeit beim Stillen

Stillen ist ein wichtiger Grundstein zum Aufbau einer guten Mutter-Kind-Beziehung und zugleich von großer Bedeutung für die geistig-seelische Entwicklung des Kindes. Durch den engen körperlichen Kontakt vermittelt die Mutter ihrem Kind die Grunderfahrung der Sicherheit, der Geborgenheit und des Angenommenseins, die seine spätere Lebenshaltung grundlegend beeinflussen kann.

Mutter und Kind verfügen über ein angeborenes Spektrum an *Interaktionen*, wie
— gegenseitiges Verlangen nach Berührung;
— Blickkontakt: Der Säugling kann am besten in 30 cm Entfernung sehen — in der „Stillposition";
— Bewegungsinduktion: Schon Neugeborene bewegen sich im Takt zur gesprochenen Sprache der Erwachsenen; die Mutter wiederum greift den Takt des Kindes auf — was oft kaum wahrnehmbar ist;
— der Geruch spielt schon früh eine wesentliche Rolle;
— das Schreien des Kindes löst bei der Mutter vielfältige Reaktionen aus; usw. (4).

Neben der häufigen engen Berührung zwischen Mutter und Kind kommt es beim Stillen zu einer intensiven sinnlichen Stimulierung (Augenkontakt, Geruchssinn, Wärmeempfindung, Tastsinn). Diese Erfahrungen sind nicht unbedingt an das Stillen gebunden. Doch sie sind hier Teil eines ganz natürlichen Ablaufes, wobei beide Partner gleichwertig und in gleichem Maße beteiligt sind. Dadurch können sie zu einem stabilen, ineinandergreifenden Rhythmus finden, der der Mutter hilft, sich schneller auf die Individualität ihres Säuglings einzustellen und ihr Verhalten seinen Bedürfnissen und seinem Rhythmus anzupassen.

Beim Stillen erleben beide *Befriedigung*: Das *Kind*, das satt und geborgen die Wärme seiner Mutter spürt, und die *Mutter*, die stolz darauf ist, ihr Kind ernähren zu können, und die das Stillen als lustvoll erleben kann. Diese wechselseitige Zufriedenheit bedingt wiederum eine weitere Intensivierung der Mutter-Kind-Bindung.

Das Erleben des Kindes

Aus der Erfahrung der sofortigen Bedürfnisbefriedigung und des liebevollen Angenommenwerdens kann sich Urvertrauen bilden („so wie es ist, ist es gut" oder: „so wie ich bin, bin ich in Ordnung"), was für die kindliche psychische Entwicklung von unermeßlichem Wert ist. *Freud* bezeichnet das kindliche Saugen an der mütterlichen Brust als den Prototyp späterer Liebesbeziehungen (1), „... dadurch, daß sie ihr Kind streichelt, küßt und wiegt, ..., sie es lieben lehrt" (3).

Das Erleben der Mutter

Voraussetzung dafür, daß eine Mutter stillen, trösten, annehmen, lieben kann, ist, daß sie selbst von ihrer Ursprungsfamilie und von ihrem Partner oder anderen nahestehenden Menschen Liebe und Anerkennung erfahren hat und erfährt. Nur dann wird sie bereit sein, sich auf eine enge Beziehung zu ihrem Kind einzulassen und die gegenseitige Abhängigkeit für einen gegebenenfalls längeren Zeitraum anzunehmen. Weitere Weichen dafür werden im Erleben der Schwangerschaft, der Geburt und dem Zeitraum unmittelbar danach gestellt.

So erlebt eine Frau während der Schwangerschaft bewußt ihren sich verändernden Körper und entwickelt aus der wahrgenommenen eigenen Zweiheit die Beziehung zu *ihrem* Kind. Dabei erlebt die Mutter ihr Kind während der Schwangerschaft als Teil ihrer selbst. Die Entbindung stellt deshalb einen Teilverlust des eigenen Selbst sowohl in seelischer wie körperlicher Beziehung dar. Wenn die Mutter unmittelbar und kontinuierlich die Möglichkeit hat, den Säugling zu halten, kann sie mit ihm verschmelzen, das heißt die Einheit mit ihm wiederherstellen.

Die ersten Minuten und Stunden nach der Geburt stellen eine einzigartige „sensible Phase" dar, in der optimale Voraussetzungen für die Entstehung einer guten Mutter/Eltern-Kind-Beziehung gegeben sind. Während dieser geheimnisvollen Periode finden komplexe Interaktionen statt, die mithelfen, die Bindung zwischen Mutter und Kind zu verschweißen, und aus drei Einzelpersonen eine neue Familieneinheit entstehen zu lassen. Dabei tritt vor allem die Bedeutung des engen körperlichen Kontaktes sofort nach der Geburt und des sofortigen Anlegens in den Vordergrund.

Dazu die Ergebnisse einer Studie von *Klaus* u. *Kennell* (4): Mütter, denen früher und ausgedehnter Kontakt zu ihren Kindern zugestanden worden war, können leichter auf die Bedürfnisse des Kindes reagieren. Früher Kontakt bewirkt auch eine Verlängerung der Stillzeit: nach 2 Monaten stillten noch 77 % dieser Mütter, aber nur 27 % der Kontrollgruppe mit routinemäßig begrenztem Kontakt (4).

Trennung

Ist eine Trennung von Mutter und Kind unmittelbar nach der Geburt unumgänglich, sollte sie so kurz wie möglich gehalten werden und durch Einbeziehen einer weiteren Bezugsperson für das Kind so wenig traumatisch als möglich werden. So ist es zum Beispiel wünschenswert, daß der Vater (oder eine andere Bezugsperson) bei einer Kaiserschnitt-OP das Neugeborene badet, an sich schmiegt und mit ihm spricht, bis die Mutter aus der Narkose erwacht und ihr Kind zu sich nehmen kann. Auch bei Frühgeburten und anderen Komplikationen hilft baldige körperliche Nähe Mutter und Kind. Das Stillen mit seinem intensiven Kontakt kann beiden ermöglichen, die Zeit der Trennung ein Stück weit nachzuholen und zu kompensieren.

Die Rolle des Vaters in der Stillbeziehung

Vater-Werden

Die erste Schwangerschaft und die Vorbereitungszeit auf die Geburt des ersten Kindes stellt im Leben des Mannes eine Umbruchsituation dar, in der er sich meist gezwungen sieht, Klarheit über eigene Zukunftspläne, Wünsche und persönliche Bedürfnisse zu schaffen. Die Frage nach der Mitverantwortlichkeit und Mitsorge um das Kind tritt neben die Notwendigkeit, die Beziehung zur Partnerin und Mutter des Kindes in neuer Form wiederzufinden. *Theodore Lidz* (6) betrachtet die Geburt eines Kindes, ,,vielleicht sogar schon das Bewußtsein seiner Zeugung'', und die Elternschaft als Prüfstein, an dem sich alle vorausgegangenen Entwicklungsphasen und die aus ihnen hervorgegangene Persönlichkeit zu bewähren haben.

An die Seite dieser persönlichen Krise tritt die Notwendigkeit für den werdenden Vater, völlig neue Aufgaben und Pflichten innerhalb der Gesellschaft zu übernehmen: als Ernährer, Beschützer, Erzieher, Identifikationsobjekt seines Kindes. Das stellt an ihn völlig neue Anforderungen und kann zu einer starken Verunsicherung in bezug auf die eigene und familiäre Identität bzw. zu einem Rückzug aus dem Familiensystem führen (8,11).

Dabei kann es bereits in der Schwangerschaft zu spezifischen Ängsten und Schwierigkeiten kommen, die in der geborgenen Atmosphäre eines Schwangerenoder Geburtsvorbereitungskurses und/oder einer *Stillgruppe* besprochen und gelöst werden können. Der regelmäßige Kontakt und Erfahrungsaustausch mit anderen, die sich in einer ähnlichen Lage befinden, wird dafür als förderlich angesehen und erleichtert es dem zukünftigen Vater, das ,,Vatersein'' für sich selbst zu definieren.

Die Notwendigkeit, die Vater-Rolle für die heutige Gesellschaft neu zu definieren, wird im gesteigerten wissenschaftlichen Interesse an der Person des Vaters und an der gesteigerten Anteilnahme an seinem Erleben in Veröffentlichungen der Laienpresse deutlich. Von vielen Seiten wird große Hoffnung in die Entwicklung hin zur ,,Neuen Väterlichkeit'' gelegt. *Hermann Bullinger* (2) schreibt in seinem Kapitel ,,Mütterliche Väter'', daß die ,,Neuen Väter'' vor allem etwas Neues unter ,,Verantwortung'' für ein Kind verstünden: Nicht materielle Versorgung, sondern die Beziehung zum Kind, das Dasein für dessen Bedürfnisse und die emotionale Unterstützung bei der Entwicklung des Kindes stünden im Vordergrund. Vaterverhalten hätte heute primär mit eigenen Bedürfnissen und mit innerer Bereitschaft zu tun.

Neue Formen der Vaterschaft also einmal als Entwicklung hin zur Synthese von männlich-weiblichen Strukturanteilen und zugleich als Folge einer veränderten soziologischen Wirklichkeit (Erwerbstätigkeit der Frau, Modifikation geschlechtsspezifischen Rollenverhaltens usw).

Margaret Mead (9) beschreibt sehr interessant den Zusammenhang zwischen herkömmlicher Vater-Rolle („Stiller Teilhaber") und sie prägender Gesellschaftsstruktur am Beispiel der „sensiblen Phase": „Keine in der Entwicklung befindliche Gesellschaft, die darauf angewiesen ist, daß die Männer Heim und Familie verlassen, um ihre „Pflicht" für die Gesellschaft zu tun, gestattet ihren jungen Männern, ihr neugeborenes Kind anzufassen oder auf den Arm zu nehmen. Dem steht immer ein Tabu entgegen. Denn irgendwo wissen sie, daß, wenn sie dies zuließen, die jungen Väter so auf ihr Kind einsteigen würden, daß sie nie mehr so verfügbar sein würden, um ihre „Pflicht" draußen gehörig zu erfüllen."

Kommentar von *T.B. Brazelton* hierzu: „Unter den Bedingungen unserer vereinsamten Kleinfamilie besteht vielleicht die beste „Pflicht" eines Vaters darin, daß er sich stärker auf seine Frau und auf sein neugeborenes Baby einläßt" (9).

Der Vater in der Stillbeziehung

Manche Väter haben die Vorstellung, das Stillen beträfe nur Mutter und Kind und sie hätten damit nichts zu tun. Diese Vorstellung ist falsch. Die Bedeutung des Partners wird in zahlreichen Veröffentlichungen über das Stillen belegt (z.B. 7,10). Eine Partnerschaft, in der sich die Frau unterstützt und begleitet fühlt, ist eine wichtige Voraussetzung für erfolgreiches Stillen und liebevolles Annehmen des Kindes. Das kommt besonders dann zum Tragen, wenn unvorhergesehene Schwierigkeiten und Stillhindernisse aufbrechen. Ebenso wie die Partnerschaft sich fördernd oder hemmend auf die Stillfähigkeit der Frau auswirkt, werden auch der Partner und die Partnerschaft insgesamt durch das Stillen beeinflußt.

„Stillprobleme sind nicht selten Eheprobleme. Während einerseits der eifersüchtige Ehemann zum absoluten Stillhindernis werden kann, kann andererseits ein Partner, der seine Frau mit Geduld unterstützt, und der selber Freude daran hat, beim Stillen zuzusehen, ihr über viele Schwierigkeiten hinweghelfen." (12). Ob das gelingt, hängt auch davon ab, wieweit Mann und Frau ihre Rolle als Eltern eines Neugeborenen schon während der Schwangerschaft vorbereitet und begriffen haben. Wenn über die Dinge, auch über das Stillen, nie gesprochen wurde, wenn im blinden Vertrauen, alles werde „irgendwie gutgehen" keinerlei vorwegnehmende Auseinandersetzung stattfand – und wenn schließlich auch keinerlei Anschauung davon da ist, wie eine junge Familie ihren Alltag besteht, sind Schwierigkeiten mit dem Stillen und zwischen den Partnern fast mit Sicherheit vorherzusehen.

So kann beim Vater angesichts der innigen Verbundenheit zwischen Mutter und Kind beim Stillen Eifersucht hochkommen, auch dann, wenn er theoretisch über die körperliche und seelische Bedeutung des Stillens informiert ist. Väter berichten über Eifersucht auf die Stillfähigkeit der Frau, oder sie fühlen sich durch das Kind als Konkurrenten zurückgesetzt und verdrängt. Auch werden bei vollem Stillen sexuelle Kontakte eher seltener (13, 14).

Mancher Vater fühlt sich vom Kind abgelehnt, wenn es sich nur durch die Mutter beruhigen läßt. Weil er nicht stillen kann, glaubt er, er könnte gar nichts tun, und übersieht dabei, wie wichtig seine Hilfe für Mutter und Kind ist. Er hat sogar eine ganze Reihe von Möglichkeiten, eine eigene Beziehung zum Kind aufzubauen, z.B. durch Tragen, Sprechen, Baden, Spielen.

Ob die Veränderungen nach der Geburt zum Konflikt führen oder ob ihnen als vorübergehender Phase wenig Bedeutung beigemessen wird, hängt von der emotionalen Sicherheit der Partner ab. Diese Sicherheit drückt sich auch darin aus, mit welcher Offenheit über solche Dinge gesprochen werden kann, und sie wird umgekehrt durch den Dialog gefördert. Hier vor allem kann ein Austausch mit anderen Paaren – z. B. wie erwähnt in der Stillgruppe – entlastend und hilfreich sein.

Psychophysiologische Aspekte des Stillens

Die Geburt des ersten Kindes verändert die soziale Lage der Mutter noch stärker als die des Vaters. Vorher war sie im allgemeinen erwerbstätig, unter Leuten, jetzt sitzt sie meistens zu Hause, allein mit ihrem Kind, und mit dem Gefühl, nichts mehr zu schaffen. Da kommt Wut hoch, Ablehnung des Kindes, Sehnsucht nach Unabhängigkeit. Daneben stehen die Zuwendung zum Kind, die Freude an ihm, aber auch Unsicherheit und Unerfahrenheit im Umgang, die Sorge, etwas falsch zu machen.

Alles dies beeinflußt das Stillen – und umgekehrt. Zwischen dem Befinden der Mutter und dem Stillerfolg vermitteln auf physiologischer Ebene vor allem die Hormone Oxytocin und Prolaktin.

– Angst, Aufregung, Unsicherheit, Schamgefühle der Mutter oder fehlende Unterstützung hemmen das Oxytocin. Der oxytocinabhängige Milchspendereflex (s.S. 24) versagt, das Kind bekommt weniger Milch, schreit, die Mutter wird noch erregter und besorgter – ein Teufelskreis, der rasch zu einem Milchstau oder zum Abstillen führen kann. Das geschieht vor allem in den ersten Tagen und Wochen, bevor der Milchspendereflex gebahnt und die erste Unsicherheit abgebaut ist.

– Oxytocin bewirkt Kontraktionen der Gebärmutter, nicht nur beim Stillen, sondern auch während der Geburt und beim Orgasmus. Dadurch fördert das Stillen die Rückbildung der Gebärmutter. Außerdem führt diese Oxytocinwirkung zum Erleben lustvoller Gefühle beim Stillen. Diese machen einen wichtigen Teil einer befriedigenden Stillbeziehung aus. Bei manchen Frauen können solche Lustgefühle aber auch Angst und Schuldgefühle auslösen, die bis zum Abbruch der Stillbeziehung führen können.

– Oxytocin löst mütterliches Verhalten aus (5). Das Stillen macht die Mütter gelassener und weniger ängstlich, weniger niedergeschlagen und zufriedener mit dem Füttern des Kindes (5).

– Prolaktin hemmt den Eisprung (s.S. 155). Viele Mütter genießen es, daß die Regelblutung ausbleibt und damit auch die mit dem Zyklus verbundenen Stimmungsschwankungen.

Stillprobleme entstehen oft durch falsche Handhabung des Stillens und/oder zu wenig Unterstützung. Manchmal stehen dahinter allerdings unbewußte Ambivalenzen und Ablehnungen. Es ist nicht immer einfach, zu erspüren, ob eine Mutter mehr Unterstützung braucht, damit das Stillen besser in Gang kommt, oder ob sie im Grunde gar nicht stillen will. In diesen Fällen kann Stillberatung vergeblich sein und auf Seiten des Pflegepersonals zur Resignation führen – „es hat ja doch keinen Zweck, sich für das Stillen einzusetzen". Doch ist für diese Mütter eine Beratung wichtig, die ihnen hilft, ihren eigenen Weg zu finden.

Für diejenigen Mütter, die für das Stillen Unterstützung wollen und benötigen, lohnt es sich, die Klinikroutine bzw. den sonstigen Rahmen stillfreundlich zu gestalten. Denn ein rascher Stillerfolg kann Unsicherheiten und Angst abbauen helfen – und dann steht einer befriedigenden Stillzeit für Mutter und Kind nichts mehr im Weg.

Literatur

1 *Bowlby, J.:* Bindung. Kindler, München 175, S.330
2 *Bullinger, H.:* Wenn Paare Eltern werden. Rowohlt, Reinbek bei Hamburg 1986
3 *Freud, S.:* Gesamelte Werke, V. Band. S. Fischer, Frankfurt/M. 3. Auflage 1961, S.124-125
4 *Klaus, M., Kennell, J.:* Mutter-Kind-Bindung. DTV, München 1987, S. 102 ff.
5 *Lawrence, R.A.:* Breastfeeding: a guide for the medical profession. Mosby, St.Louis 1989
6 *Lidz, T.:* Das menschliche Leben. Suhrkamp, Frankfurt/M. 1970, S. 610 ff.
7 *Lothrop, H.:* Das Stillbuch. Kösel, München 1991
8 *Martin, R.:* Väter im Abseits. Klett-Cotta, Stuttgart 1982
9 *Mead, M.; Brazelton, T.B.* In: *M. Klaus, J. Kennell:* Mutter-Kind-Bindung. München 1987, S. 71
10 *Mitchell, I.:* Stillen. Rowohlt, Hamburg 1980
11 *Mitscherlich, A.:* Auf dem Weg zur vaterlosen Gesellschaft. Piper, München 1963
12 *Müller, H.G.:* Die Bedeutung der natürlichen Säuglingsernährung heutzutage. In: Kindheit 2 (1980) 45-60
13 *Pryor, K.:* The reward period begins. In: Nursing your baby. Pocket books, New York 1976
14 *Riordan, J., Rapp, E.:* Pleasure and purpose: The sensuousness of breastfeeding. In: J. Obstet. Gynecol. Neonat. Nurs 9 (1980) 2

4 Aufgabe der Pflegeberufe

Während die ärztliche Begleitung von Schwangerschaft, Geburt und Wochenbett eher punktuell stattfindet und auf Risiken und Probleme ausgerichtet ist, erfolgt die ständige, alltägliche Betreuung der Mutter durch Hebammen, Kinderkrankenschwestern und Krankenschwestern. Diese Betreuung vermag Sicherheit zu geben für den alltäglichen Umgang mit dem Stillen. Deshalb widmen wir ihr dieses Kapitel.

(Bei den „Hebammen" sind die Entbindungspfleger stillschweigend mitgemeint, so wie bei den „Schwestern" die Pfleger mitgemeint sind und bei den „Ärzten" die Ärztinnen.)

4.1 Die Rolle der Hebamme

Ingrid Revers-Schmitz

Die Tätigkeit der Hebamme in der Schwangerschaft

Jede Frau hat Anspruch auf *Hebammenhilfe* schon in der Schwangerschaft. Dabei kann die Hebamme künftige Stillprobleme aus dem Weg räumen. Leider ist die Zahl der dafür in Frage kommenden freiberuflichen Hebammen sehr gering.

Auch im Rahmen der *Geburtsvorbereitung* können die Hebammen auf das Stillen eingehen. In einer Untersuchung zeigte sich, daß ausführliche Gespräche über das Stillen und andere mit der Schwangerschaft und dem Kind zusammenhängende Fragen „in ärztlichen Praxen im allgemeinen nicht im notwendigen Umfang durchgeführt werden" (1). „Hebammen sollen diese Beratungen individuell während Sprechstunde und Hausbesuch und in Kursen durchführen" (1).

Erstgebärende blicken häufig nur bis zur Geburt. Sie haben oft unausgesprochene und unrealistische Erwartungen und Ängste, auch in Bezug auf das Stillen. Diese gilt es aufzugreifen und durch Information und Ermutigung abzubauen. Am wichtigsten ist es, der werdenden Mutter zu vermitteln, daß sie stillen kann, wenn sie das will, und daß ihre Hebamme ihr helfen kann, wenn Schwierigkeiten auftauchen.

Zu den Einzelheiten der Stillvorbereitung s.S. 34.

Die Tätigkeit der Hebamme bei der Geburt

Die im Kreißsaal tätige Hebamme hat entscheidenden Einfluß auf den Stillanfang. Sie kann beim ersten Anlegen unterstützen und dafür sorgen, daß das Kind gar nicht erst eine falsche Saugtechnik erwirbt (s.S. 46). Wichtig sind dabei Zeit, Ruhe und Geduld – was bei einem vollen Kreißsaal und wenig Personal manchmal schier unmöglich ist, aber es lohnt sich, dieses Ziel immer wieder anzustreben.

Manche Neugeborene sind von der Entbindung so erschöpft, daß sie erst einmal schlafen. In diesem Fall muß das erste Stillen verschoben werden, bis das Kind wach ist. Der Suchreflex ist ein sicheres Zeichen, daß das Baby jetzt angelegt werden möchte. Es ist besser, so lange zu warten und nicht „mit Gewalt" stillen zu wollen. Manche Kinder trinken sofort, andere brauchen etwas länger.

Wenn die ersten Stillversuche nicht gleich klappen, ist es eminent wichtig, der Mutter Mut zu machen und sie zu beruhigen, damit nicht Unsicherheit, Nervosität und Streß das Stillen unmöglich machen. Das nächste Anlegen ist vielleicht schon viel erfolgreicher. Auch aus anfänglichen Schwierigkeiten kann eine gute Stillbeziehung erwachsen.

Die Tätigkeit der Hebamme im Wochenbett

Auf der *Wochenstation* oder der *Neugeborenenstation* tätige Hebammen haben dort in bezug auf das Stillen die gleichen Aufgaben und Möglichkeiten wie die Kinderkrankenschwestern (s.S. 12).

Es ist erstrebenswert, daß die entbindende Hebamme „ihre" Mütter täglich auf der Wochenstation besucht und für sie Ansprechpartnerin für Stillfragen bleibt. Hat eine Klinik Beleghebammen, ermöglicht dies eine durchgehende individuelle Betreuung der Wöchnerin bis nach der Entlassung nach Hause.

Die in der *Nachsorge* freiberuflich tätige Hebamme kann das Stillen in der häuslichen Umgebung auf einen guten Weg bringen. Viele Eltern fühlen sich insbesondere beim ersten Kind sicherer, wenn die Hebamme sie in den ersten Tagen zu Hause ein wenig unterstützt und ihnen zur Seite steht.

Selbst wenn das Stillen im Krankenhaus nicht „funktioniert" hat, ist es möglich, bei entsprechender Beratung und Hilfestellung Mutter und Kind zu einer guten Stillbeziehung zu verhelfen. Hier ist von Vorteil, daß eine Hebamme für ein Kind da ist, im Gegensatz zur Neugeborenen-Station, wo wenige Schwestern die Verantwortung für viele Babies haben. Die Hebamme kann sich jetzt Zeit nehmen und Mutter und Kind beim Anlegen helfen und auf die richtige Haltung achten (s.S. 48). Sie kann die Mutter aufmuntern und kann sie bei weiteren Fragen beraten, z.B. bezüglich Wiegen, Wachstumsschüben, Zufüttern oder ihrer eigenen Ernährung während der Stillzeit.

Die Mutter braucht die Gewißheit, daß die Hebamme bei auftretenden Problemen auch nach den ersten 10 Tagen erreichbar ist. Ihr muß ganz deutlich gesagt werden, daß sie z.B. bei Milchstau sofort die Hebamme oder eine andere kompetente Person einschalten sollte (s.S. 110).

Für Betreuung und Beratung ist es optimal, wenn die Mutter durch Schwangerschaft, Geburt und Wochenbett von der gleichen Person begleitet wird, so daß ein Vertrauensverhältnis entstehen kann.

Literatur

1 *Kurtenbach, H., Horschitz, H.:* Hebammengesetz. Elwin Staude, Hannover 1986

4.2 Die Rolle der Kinderkranken- und Krankenschwester

Gabriele Kammerer

Wenn die junge Mutter auf die Wochenstation kommt, ist die Vorbereitung auf das Stillen während der Schwangerschaft bereits erfolgt (oder auch nicht), ebenso das erste Anlegen im Kreißsaal. Doch für viele Mütter werden auf der Wochenstation die Weichen für oder gegen das Stillen gestellt.

Die Aufgaben der Schwestern auf der Wochenstation

Der Aufgabenbereich des Pflegepersonals ist hierbei (wie überhaupt) vielfältig, dabei aber nirgends genau definiert. Immerhin nennt das Krankenpflegegesetz als Ausbildungsziel „die Anregung und Anleitung zu gesundheitsförderndem Verhalten" (1), und damit gehört auch die Stillförderung dazu.

Diese Aufgabe ist nicht immer leicht wahrzunehmen im Spannungsfeld von Wünschen der Mutter, ärztlichen Anordnungen, ungeschriebenen Gesetzen und Rollenverteilungen auf Station, und persönlichen Erfahrungen und Haltungen. Strikte Trennung der Aufgabenbereiche von Krankenschwester und Kinderkrankenschwester erschwert die Betreuung der Mutter zusätzlich.

In dem, was die Schwester tut, wie sie es tut, und was sie läßt, vermittelt sie *Haltungen*: Das routinemäßig dazugestellte Teefläschchen, ständiges Wiegen, die Weitergabe von Firmenpräsenten — all das vermittelt der Mutter, daß das Stillen nicht reiche und Anlaß zu ständiger Sorge und Zusatzmaßnahmen sei. Geduldige Hilfe beim Anlegen, sachliche Informationen über die Handhabung des Stillens, genaue Beobachtung des Stillverlaufes mit Unterstützung und Ermutigung bei Schwierigkeiten helfen der Mutter, Ruhe, Zuversicht und Vertrauen in ihre Stillfähigkeit zu gewinnen. Damit kann sie ihre eigenen Fähigkeiten einsetzen, auf ihr Kind mit seinen besonderen Eigenheiten angemessen einzugehen.

Wenn das Kind in der Kinderklinik liegt

Wenn das Kind wegen Krankheit räumlich von der Mutter getrennt wird, werden auch die Aufgaben schwieriger. Hier ist der Einfallsreichtum der Schwester zum Wohle von Mutter und Kind in ganz besonderer Weise gefordert.

In fast jedem Fall gilt, daß Muttermilch für das kranke Kind die beste Nahrung ist. Sie belastet seinen Organismus am wenigsten. Die Schwester in der Frauenklinik muß die Mutter beruhigen, trösten und ihr helfen, ihre Milch möglichst keimarm an die Kinderklinik weiterzuleiten (s.S. 124). Die Schwester in der Kinderklinik muß entsprechend dem Zustand und der Erkrankung des Kindes die Mutter beraten, sie ebenfalls beruhigen und trösten und ihr bei Stillversuchen bzw. bei der Übergabe abgepumpter Milch helfen.

Vom Mutterersatz zur Partnerschaft

Früher versorgte die Kinderkrankenschwester das Kind anstelle der Mutter. Heute sind die Anforderungen anders, aber eher noch schwieriger: Sie ist als Expertin für Säuglings- und Kinderpflege dafür zuständig, der Mutter ihr Wissen weiterzugeben und sie zu beraten, damit diese selbst ihr Kind versorgen kann. Gerade bei Müttern, die am Anfang sehr unsicher und vielleicht ungeschickt sind, spürt die Schwester das Bedürfnis, ihnen das Kind abzunehmen und es selbst schneller und besser zu versorgen. Das kann sich auch auf die Stillberatung auswirken: Ein Fläschchen kann auch die Schwester dem Kind geben, stillen kann sie es nicht.

Die hierarchischen Strukturen in der Klinik erschweren selbständiges Handeln der Schwestern und partnerschaftlichen Umgang mit den Müttern. Im deutschsprachigen Raum hat so etwas keine Tradition (2). Autoren anderer Länder haben schon früher auf die Verantwortung der Schwester bei der Erfüllung der Grundbedürfnisse des Menschen (3) und auf ihre Aufgabe bei der Gesunderhaltung des Menschen (4) hingewiesen.

Entscheidung und Verantwortung

Die Schwester hat die Verantwortung für die Beratung und Unterstützung der Mütter.

Die Entscheidung darüber, ob das Kind gestillt wird oder nicht, liegt bei den Eltern. Sie haben die Verantwortung für das Kind im Augenblick der Zeugung übernommen, wenn auch manchmal unbewußt. Diese Verantwortung können sie nicht delegieren, und Schwestern und Ärzte können sie ihnen nicht abnehmen – und immer, wenn es brenzlig wird, übernehmen die Eltern die Verantwortung per Unterschrift (Narkose, OP etc.).

Eine Entscheidung *für* das Stillen ist häufig nur durchführbar bei entsprechender Unterstützung in der Klinik. Sie ist auch nur in einer kurzen Phase nach der Geburt möglich (abgesehen von den seltenen Fällen der Relaktation), während eine Entscheidung *gegen* das Stillen jederzeit getroffen und durchgeführt werden kann.

Dadurch hat die Schwester in dieser Phase auch eine besondere Verantwortung. Für sie ist dabei das Wissen, gute Arbeit am Kind und an der Mutter geleistet zu haben, nicht zu unterschätzen. Ebenso das Wissen, Mutter und Kind auf dem Weg in das gemeinsame Leben oder auf dem beschwerlichen Gang durch Krankheit und Klinikerfahrungen weitergeholfen zu haben. Und es bleibt ihr das Vergnügen, Mutter und Kind ein Stück in eine partnerschaftliche Zukunft begleitet zu haben.

Literatur

1 *Krankenpflegegesetz* vom 4.6.1985, § 4 Abs. 1.1 und 1.3. Bundesgesetzblatt I S. 893
2 *Berg, M.:* Allgemeine Grundlagen der Krankenpflege, Berlin 1918, S. 218. Zit. nach: *C. Bischoff:* Frauen in der Krankenpflege. Campus, Frankfurt New York, 1984, S. 92
3 *Henderson, V.:* Lehrbuch der Grundregeln und Praxis der Krankenpflege. New York 1955
4 *Roper, N., Winifred, W.L., Alison, J.T.:* Die Elemente der Krankenpflege. Recom, Basel 1987, Kap. 1

5 Stillen oder Flasche?

Utta Reich-Schottky

Die Flaschenernährung gilt heute als einfach, sicher und unschädlich. Wenn beim Stillen Schwierigkeiten auftauchen, gilt deshalb oft Zufüttern bzw. Abstillen als die beste Lösung. Doch abgesehen davon, daß das Stillen vielen Müttern und Kindern wichtig ist, gibt es auch handfeste Gründe, die für das Stillen sprechen. In der folgenden Tabelle 5.1 sind Stillen und Flaschenernährung unter einigen Aspekten gegenübergestellt und stichwortartig Auswirkungen der künstlichen Ernährung dargestellt. Diese Auswirkungen beziehen sich auf industrialisierte Länder, in Ländern der Dritten Welt sind sie erheblich krasser.

Wenn eine Mutter nicht stillen will, ist das ihre zu respektierende Entscheidung. Umgekehrt hat eine Mutter, die stillen will, Anspruch auf richtige Handhabung des Stillens und richtige Informationen, die ihr das Stillen in der Praxis ermöglichen und nicht nur in der Theorie. Die Tabelle 5.1 soll aufzeigen, weshalb es sich lohnt, die Mutter angemessen zu unterstützen.

Tabelle 5.1   Stillen oder Flasche?

Aspekt	Stillen	Flasche	Auswirkungen der Flaschenernährung
Ernährung (10)			
Eiweiß: Verhältnis Casein: Molkeneiweiß (Caseine physikochemisch verschieden!)	40% : 60%	80% : 20%	schwerer verdaulich, schlechter resorbiert, mehr Verdauungsstörungen
Aminosäuremuster z.B. Cystin u. Taurin Phenylalanin u. Tyrosin	optimal viel wenig	ungünstig wenig viel	Stoffwechsel- und Nierenbelastung
Fett: Fettsäuremuster	günstig	z.T. ungünstig	Körperfett, Zellmembranen und Myelinscheiden anders aufgebaut
Carnitin (für Abbau)	vorhanden	vorhanden	Gehirn und Herz stehen weniger Ketone als Energielieferanten zur Verfügung
Bioverfügbarkeit Carnitins	gut	schlechter	
Lipase (für Abbau)	vorhanden	fehlt	Fett ist schwerer verdaulich und wird schlechter ausgenutzt
Struktur der Fettemulsion	feinflockig	grobflockig	

Tabelle 5.1 Stillen oder Flasche? (Fortsetzung)

Aspekt	Stillen	Flasche	Auswirkungen der Flaschenernährung
Ernährung (10)			
Zucker:			
Laktose-Gehalt	optimal	z.T. zu gering	u.U. Wachstumsstörungen des ZNS (bei kleinen Frühgeborenen)
Mineralien:			
Menge insgesamt	richtig	zu viel	Nierenbelastung
Natrium/Kalium-Verhältnis	günstig	ungünstig	u.U. Blutdruckanstieg (bei kleinen Frühgeborenen)
Spurenelemente:			
Bioverfügbarkeit	sehr gut	z.T. gering	Gefahr des Mangels selbst bei reichlicher Zufuhr
Zusammensetzung der Nahrung (12)	variabel	festgelegt	kann nicht auf augenblicklichen Bedarf eingestellt werden
Schutz des Magen-Darm-Traktes (10)			
IgA (Schutz der Darmwand)	vorhanden	fehlt	mehr nekrotisierende Enterocolitis bei Frühgeborenen (11),
Makrophagen (Phagozytose)	vorhanden	fehlen	mehr Durchfälle und andere gastrointestinale Erkrankungen
Laktoferrin (bakteriostatisch)	vorhanden	fehlt	
Lysozym (bakterizid)	vorhanden	fehlt	
Bifidus-Faktor, ein stickstoffhaltiger Zucker (7)	vorhanden	fehlt	ungünstige Darmflora
Infektionsschutz (4)			
gegen häusliche Keime	ja	nein	häufigere und schwerere Erkrankungen
gegen Atemwegserkrankungen	ja	nein	mehr Krankenhausaufenthalte
gegen Harnwegsinfekte (3, 15)	ja	nein	ggf. mehr und schwerere Erkrankungen
gegen Mittelohrentzündung	ja	nein	höhere Erkrankungshäufigkeit
gegen Haemophilus influenzae	ja	nein	4-16faches Risiko für Meningitis
durch verbesserte Impfantwort (8, 13)	ja	nein	geringere Antikörperbildung, weniger Schutz
Entwicklung			
körperlich:			
Kiefer und Zähne	optimale Saugbeanspruchung	eingeschränkte Saugbeanspruchung	Kiefer-, Zahn- und (bei Jungen) Sprachentwicklung (10) beeinträchtigt, zusätzlicher Förderaufwand nötig
sensomotorische Stimulierung	gut	gering	zusätzlicher Förderaufwand nötig

Tabelle 5.1 Stillen oder Flasche? (Fortsetzung)

Aspekt	Stillen	Flasche	Auswirkungen der Flaschenernährung
Entwicklung			
seelisch: Hautkontakt	ca. 600 Stunden in 6 Monaten	fehlt	?
Unterstützung der Mutter-Kind-Bindung (9)	Hormonausschüttung (Prolaktin, Oxytocin), Signalaustausch	fehlt	Für den Aufbau der Mutter-Kind-Bindung müssen zusätzliche Kräfte aufgebracht werden, die in anstrengenden Zeiten knapp sind
sozial: Teilnahme des Kindes	Kind kann ohne großen Aufwand mitgenommen werden	Kind bleibt eher zurück	?
Schadstoffe			
fettlösliche Schadstoffe	vorhanden (5)	in geringerer Menge vorhanden (1)	?
wasserlösliche Schadstoffe	kaum	Chemikalien, Nitrat, Aluminium, Blei, Kupfer, ...	Krankheiten und Todesfälle (durch Aluminium s. 6, 12), durch Kupfer (13) Todesfälle (2)
Ökologie und Ökonomie			
Herstellung	ohne technischen Aufwand dezentral	aufwendig	Viehhaltung, Produktion (Bau von Fabriken, Maschinen, Energieverbrauch), Transport, Verpackung, Zusatzbedarf
Umweltbelastung	keine	hoch	z.B. Müll: allein 2300 kg Blech je 100.000 Babies (14)
Kosten	gering für zusätzliche Nahrung der Mutter (Geld steht für ökologisch sinnvolle Ausgaben zur Verfügung)	kostet Geld und Zeit:	Babynahrung, Fläschchen, Wärmer, Strom ... Einkauf, Zubereitung, Abwasch...

Literatur

1. *Aktion Muttermilch – ein Menschenrecht:* Muttermilch natürlich. Rowohlt, Reinbek bei Hamburg 1984
2. *Bundesgesundheitsamt Berlin:* Presseerklärung vom 24.4.1990
3. *Coppa, G.V.* et al.: Preliminary study of breastfeeding and bacterial adhesion to uroepithelial cells. Lancet 335 (1990), 569–571
4. *Cunningham, A.S.* et al: Breast-feeding and health in the 1980s. J. Pediatr. 118 (1991), 659–665
5. *Deutsche Forschungsgemeinschaft:* Rückstände und Verunreinigungen in Frauenmilch. VCH, Weinheim 1984
6. *Freundlich, M.* et al: Infant formula as a cause of aluminium toxicity in neonatal uraemia. Lancet (1985ii), 527–529
7. *Grüttner, R.:* Säuglingsernährung heute. Springer, Heidelberg, New York 1982
8. *Hahn-Zoric, M.* et al: Antibody responses to parenteral and oral vaccines are impaired by conventional and low protein formulas as compared to breast-feeding. Acta paediat. scand. 79 (1990) 1137–1142
9. *Klaus, M., Kennell, J.:* Mutter-Kind-Bindung. Kösel, München 1983
10. *Lawrence, R.A.:* Breastfeeding: a guide for the medical profession. Mosby, St.Louis 1989
11. *Lucas, A., Cole, T.J.:* Breast milk and neonatal necrotising enterocolitis. Lancet 336 (1990) 1519–1523
12. *Minchin, M.:* Breastfeeding Matters. Alma publications, Australien 1985
13. *Pabst, H., Spady, D.:* Effect of breastfeeding on antibody response to conjugate vaccine. Lancet 336 (1990) 269–270
14. *Palmer, G.:* The politics of breastfeeding. Pandora, London 1988
15. *Pisacane, A.* et al: Breastfeeding and urinary tract infection. J. Pediat. 120 (1992) 87–89

Vorbereitung auf das Stillen

6 Die weibliche Brust: Aufbau, Entwicklung und Milchbildung

Elien Rouw

Aufbau der weiblichen Brust (Abb. 6.1)

Die ruhende *Brustdrüse* der geschlechtsreifen Frau besteht aus ca. 15 bis 25 strahlig angeordneten, zur Brustwarze hinführenden Drüsenlappen. Bildlich kann man sich das Drüsengewebe etwa wie einen Busch mit 15 bis 20 Ästen vorstellen, die dicht nebeneinander aus dem Boden, d.h. der Brustwarze kommen und von da sternförmig auseinanderwachsen. Die Milchgänge, den Ästen entsprechend, führen aus den Drüsenlappen zur Brustwarze. Sie erweitern sich im Bereich des Warzenhofs zu den sogenannten Milchseen. Diese dienen der stillenden Frau als

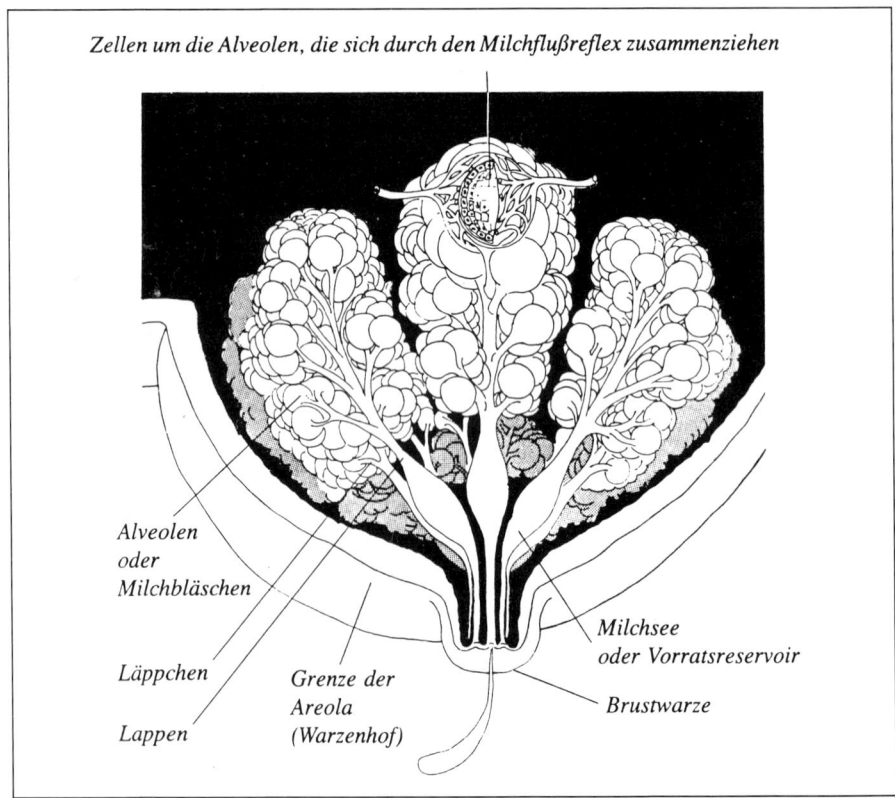

Abb. 6.1 Aufbau der weiblichen Brust (aus: *Lothrop, H.:* Das Stillbuch. 17. Aufl. Kösel, München 1991)

Milchspeicher. Die einzelnen Lappen sind von einem lockeren Fett- und Bindegewebsmantel umgeben und über Blut- und Lymphgefäße sowie Nervenbahnen miteinander verbunden (1).

Der Drüsenlappen teilt sich auf in einzelne Drüsenläppchen. Diese wiederum enden in feinen, etwas keulenförmig verdickten Gewebesträngen, den Milchgangsendstrukturen. Hieraus entstehen während der Schwangerschaft die Milchbläschen, auch Alveolen genannt. Sie bestehen aus den milchbildenden Drüsenzellen, den Alveolarzellen. Die Milchbläschen sind korbartig von Muskelzellen umhüllt, die die Fähigkeit zur aktiven Kontraktion besitzen. Dadurch wird die Milch über die Milchgänge und Milchseen nach außen befördert. Der Milchfluß kommt also nicht nur durch die Saugkraft des Säuglings zustande (2, 9).

Die Brustwarze wird umgeben vom *Warzenhof*. Hier liegen zirkuläre Muskeln. Berührung, Kälte oder Erregung des sympathischen Nervensystems führen über einen neuro-muskulären Reflex zur Aufrichtung der Brustwarze. Im Warzenhof liegen auch zahlreiche sensible Nervenendigungen, die beim Milchspendereflex eine Rolle spielen (s.u.).

Im Warzenhof befinden sich spezielle Talgdrüsen, die sogenannten Montgomeryschen Drüsen, und normale Talgdrüsen. Sie produzieren fettartige Substanzen, die die Brustwarze während der Stillperiode schützen (10). Übermäßige Reinigung, insbesondere mit Seife oder alkoholischen Desinfektionsmitteln, stört die Talgproduktion, trocknet die Haut aus und verstärkt die Empfindlichkeit der Brustwarze.

Entwicklung der Brustdrüse

Die Entwicklung der Brustdrüse beginnt schon beim Embryo im Alter von 6 Wochen. Bis zur Geburt bilden sich einzelne rudimentäre Milchgänge.

Das weitere Wachstum beginnt bei den meisten Mädchen im Alter von 10–12 Jahren mit der *Pubertät*. Diese Veränderungen werden hormonell gesteuert: Unter dem Einfluß verschiedener Hormone der Hirnanhangdrüse werden im Eierstock Östrogene und ein weiteres Hormon, das Gelbkörperhormon oder Progesteron, gebildet (9). Die Östrogene bewirken, daß die Milchgänge zu sprossen beginnen, sich verzweigen und für die spätere Entwicklung der Milchbläschen drüsige Endknospen ausbilden (4). Die Brustdrüsen wachsen. Das äußerlich sichtbare Wachstum der Brüste beruht hauptsächlich auf der Bildung von Fett- und Stützgewebe.

Mit dem Einsetzen der ersten Regelblutung wirkt sich jeder *Menstruationszyklus* auf die weitere Entwicklung der Brustdrüse aus: In der ersten Zyklusphase werden vom Eierstock Östrogene abgegeben, die das Wachstum der Milchgangsendstrukturen fördern. Der Höhepunkt ist zur Zeit des Eisprungs. Nach dem Eisprung werden zusätzlich zu den Östrogenen auch größere Mengen an Progesteron gebildet. Die gleichzeitige Stimulierung durch Östrogene und Progesteron bewirkt die Entwicklung der Drüsenläppchen. Auch die Differenzierung der Milchgangsendstrukturen und der Drüsenzellen wird gefördert als Vorbereitung auf ihre spätere Aufgabe, die Milchproduktion. In dieser zweiten Zyklushälfte nimmt die Durchblutung der Brustdrüse zu. Es kommt zu vermehrter Wasserretention im Bindegewebe. Manche Frauen empfinden 3 – 4 Tage vor der Menstruation eine erhöhte Spannung und Fülle, ein Gefühl der Schwere und manchmal sogar Schmerzen in der Brust.

Dieser Ablauf wiederholt sich, und bis zum Alter von etwa 30 Jahren ist von Zyklus zu Zyklus eine Weiterentwicklung der Brustdrüse zu erkennen (4).

Entwicklung der Brust in der Schwangerschaft

Äußerlich werden die Brustdrüsen bereits in den ersten drei Schwangerschaftsmonaten größer und voller, die Brustwarzen empfindlicher und der Warzenhof stärker pigmentiert. Auch das Venengeflecht unter der Haut verstärkt sich sichtbar. Der Drüsenapparat wird von einem dichten Gefäßnetz umspannt (2). Das Wachstum und die Differenzierung des Brustdrüsengewebes in der Schwangerschaft steht vor allem unter dem hormonellen Einfluß der Plazenta. Durch sie wird ein hoher Östrogen- und Progesteronspiegel aufgebaut und aufrechterhalten.

Die Entwicklung der Drüsenstrukturen ist gegen Ende der ersten Schwangerschaftshälfte weitgehend abgeschlossen. Danach differenzieren sich die Milchgangsendstrukturen zu Milchbläschen mit den Alveolarzellen, die eine zunehmende sekretorische Aktivität zeigen. Auch andere Hormone spielen dabei eine Rolle, wie z.B. das plazentare Laktogen, das Kortisol aus der Nebenniere und auch das Stoffwechselhormon Insulin (4,10).

Laktogenese, d.h. Beginn der Milchbildung und Milchsekretion während der Schwangerschaft

Die Drüsenzellen in den Milchbläschen differenzieren sich mit fortschreitender Schwangerschaft zu Alveolarzellen. Dies geschieht unter dem Einfluß verschiedener Hormone, unter anderem *Prolaktin* von der Hirnanhangdrüse und möglicherweise plazentarem Laktogen. Diese Differenzierung bedeutet das Entstehen von Zellen mit Zellstrukturen, die für die Synthese der einzelnen Milchbestandteile notwendig sind.

Das Prolaktin regt die Alveolarzellen zur Milchbildung an (5).

Ab der Mitte der Schwangerschaft werden in diesen Zellen Milchfett und Milcheiweiß produziert, wovon aber nur wenig ins Drüseninnere abgegeben wird. Von diesem Zeitpunkt an können manche Frauen schon etwas Kolostrum aus den Brustwarzen abdrücken.

Der Prolaktinspiegel erhöht sich mit fortschreitender Schwangerschaft, aber die stimulierende Wirkung des Prolaktins auf die Alveolarzellen wird durch die anderen Hormone, die in der Plazenta und den Eierstöcken gebildet werden, gehemmt (6,7). Wahrscheinlich trägt vor allem das *Progesteron* wesentlich dazu bei, daß die Milchbildung erst nach der Geburt erfolgt. Seine Konzentration im Plasma ist bis kurz vor Beginn der Wehentätigkeit hoch. Das Progesteron blockiert z.B. die durch Prolaktin angeregte Bildung von α-Laktalbumin, einem Teil des Enzymkomplexes, der den Milchzucker (Laktose) synthetisiert (Abb. 6.2) (2).

Laktogenese, d.h. Beginn der Milchbildung und Milchsekretion während der Schwangerschaft 23

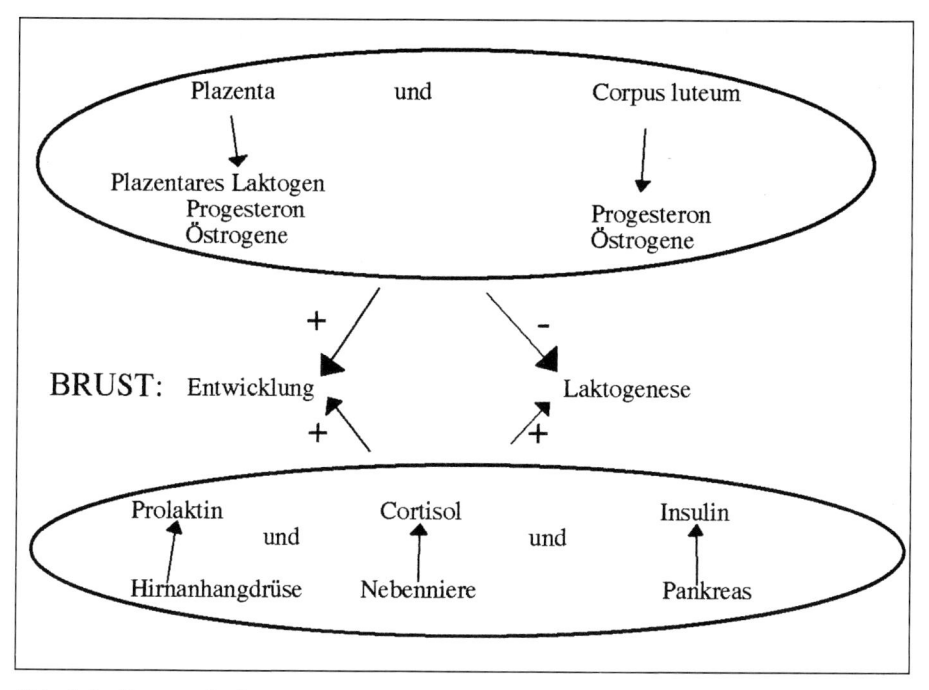

Abb. 6.2 Hormonelle Steuerung der Entwicklung der Brustdrüse und der beginnenden Milchbildung bei einer Schwangeren

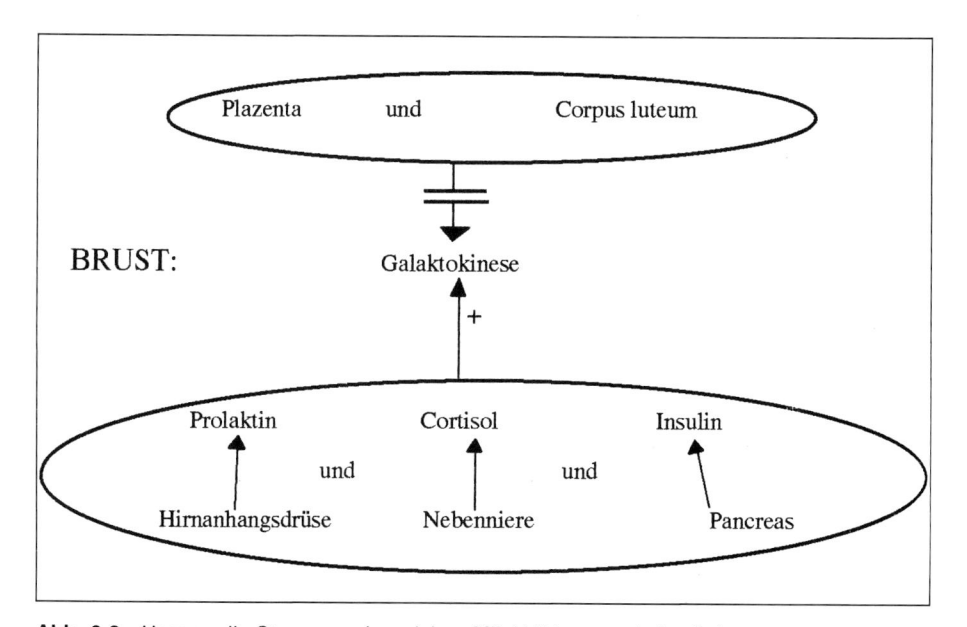

Abb. 6.3 Hormonelle Steuerung der reichen Milchbildung nach der Geburt

Galaktokinese, d.h. Einsetzen einer reichen Milchbildung und Sekretion in den Alveolen nach der Geburt

Reichliche Milchbildung und Milchsekretion setzen erst nach der Geburt ein. Nachdem die Konzentrationen der plazentaren Hormone abgefallen sind, vor allem die des Progesterons, können Prolaktin und Kortisol ihre Wirkung an den Alveolarzellen voll entfalten (Abb. 6.3).

Am 2.–10. Tag nach der Geburt schwellen die Brüste erheblich an, „die Milch schießt ein". Die häufig schmerzhaft vergrößerten Brustdrüsen sind hart und sehr gefäßreich (6, 10).

Die Milch wird in die Alveolarlumina sezerniert. Sie gelangt nur zu einem sehr geringen Teil von selbst in die ausführenden Milchgänge. Der während des Saugvorgangs in der Mundhöhle des Kindes erzeugte Unterdruck reicht wohl aus, die Milch aus den großen Ausführungsgängen herauszuziehen, nicht jedoch, die Milch aus dem vielfach verzweigten Drüseninneren herauszuholen. Eine entscheidende Rolle bei der Milchentleerung der Brustdrüse spielen die bereits erwähnten Muskelzellen (Myoepithelzellen). Sie umspannen korbgeflechtartig die Milchbläschen und sind in Längsrichtung an den kleinen Milchgängen angeordnet. Wenn sich die Muskelfasern zusammenziehen, werden die Milchbläschen zusammengepreßt und die kleinen Milchgänge werden verkürzt und erweitert. Dadurch erst gelangt die Milch in die großen Ausführungsgänge und wird dem Kind zugänglich.

Oxytocinreflex oder Milchspendereflex

Die Milchfreigabe wird über einen Reflex gesteuert. Das Saugen des Kindes löst einen Hautreiz an der Brustwarze aus, der über Nervenbahnen an das Zwischenhirn weitergeleitet wird. Von dort wird der Hinterlappen der Hirnanhangdrüse stimuliert. Es kommt zur Ausschüttung des Hormons Oxytocin in die Blutbahn. Oxytocin führt dann zur *Kontraktion der Muskelzellen* der Milchbläschen (s. Abb. 12.5, S. 123). Der Oxytocinreflex, auch let-down -, milkejection-, Milchfluß- oder Milchspendereflex genannt, wird aufsteigend durch Nervenbahnen, absteigend durch die Freisetzung dieses Hormons weitergeleitet (Abb. 6.4) (10).

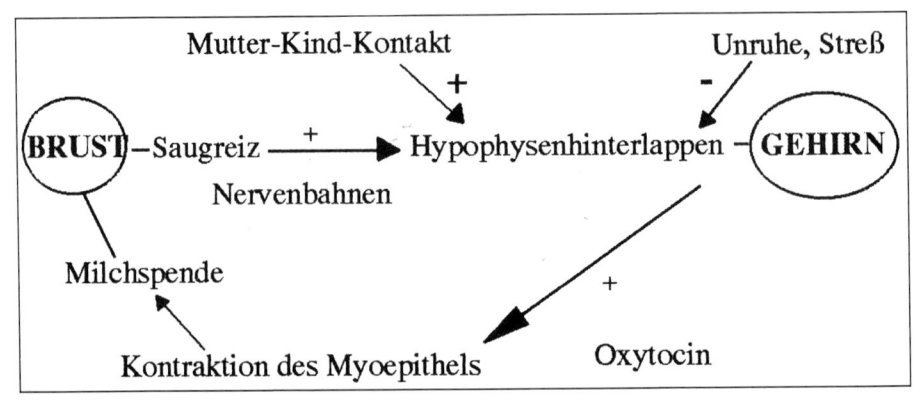

Abb. 6.4 Oxytocinreflex oder Milchspendereflex

Die Menge Oxytocin, die während eines 10minütigen Stillens ausgeschüttet wird, entspricht ungefähr der Menge, die medikamentös im gleichen Zeitraum zur Geburtseinleitung eingesetzt wird (6). So ist leicht zu verstehen, daß sich auch während des Stillens die *Gebärmutter* zusammenzieht. Jede Stilltätigkeit fördert somit auch den Wochenfluß und die Rückbildung der Gebärmutter.

Der Milchspendereflex muß in den ersten Tagen erst gebahnt werden. Er ist in hohem Maße durch *psychische Faktoren* beeinflußbar. Die Freisetzung von Oxytocin erfolgt nicht nur auf den Saugreiz hin, sondern auch dadurch, daß die Frau etwas hört, sieht oder riecht, was für sie in Zusammenhang mit dem Stillen und dem Kind steht. Bei manchen Müttern setzt bereits beim Anblick des Kindes oder dem Hören eines kindlichen Geräusches der Milchfluß aus der Brust ein, bevor das Kind überhaupt angelegt wird. Sogar der Gedanke an das Kind kann die Milch zum Fließen bringen.

Der Milchspendereflex kann aber auch durch psychischen Streß blockiert werden. Am häufigsten wird er durch Beunruhigung und Aufregung der Mutter beeinträchtigt. Dabei wird die Ausschüttung des Oxytocins direkt im Zentralnervensystem blockiert (8). In solchen Streßsituationen wird auch Adrenalin ausgeschüttet, was zu einer Gefäßverengung und einer verminderten Durchblutung der Brustdrüsen führt. Dadurch wird der Zustrom von Oxytocin in die Milchdrüse vermindert (9).

Streßfaktoren, die den Stillvorgang blockieren können, sind z.B. Trennung von Mutter und Kind nach der Geburt (3), rigide Fütterungsregeln sowie fehlende Unterstützung, Ärger, Hektik und Unruhe. Hilfe und Schonung für die Mutter tragen dazu bei, daß die Milch fließen kann.

Es ist wichtig, daß dieser Reflex funktioniert und daß die gebildete Milch aus der Brust freigesetzt wird, besonders zu Beginn der Stillzeit, weil sonst Komplikationen durch zurückgehaltene, aufgestaute Milch auftreten können. Erhöhter Druck auf die Brustdrüse, sei es von außen durch mechanischen Druck (BH), sei es von innen durch Ansammlung großer Milchmengen zwischen den Stillmahlzeiten, bewirkt eine Drosselung der Milchproduktion (12). Deshalb sollte das Kind in der Neugeborenenzeit bei jeder Stillmahlzeit an beiden Brüsten so lange angelegt werden, daß dieser Milchspendereflex ausgelöst wird (10) und die Brüste gut geleert werden, was durchaus länger als 20 Minuten dauern kann.

Hormonelle Steuerung der Laktationserhaltung

Durch das Saugen an der Brust wird außer dem Milchspendereflex noch ein anderer wichtiger Stillreflex ausgelöst, der sogenannte *Prolaktinreflex*. Er dient der Erhaltung der Milchbildung und Milchsekretion (Abb. 6.5).

Eine hohe Basalsekretion von Prolaktin führt zum Milcheinschuß. Zusätzliche episodische Prolaktin-Sekretionsspitzen erhalten die Laktation aufrecht. Diese Prolaktinspitzen sind entscheidend für eine gute Laktation.

Die Prolaktinabgabe aus dem Vorderlappen der Hirnanhangdrüse setzt mit dem Beginn des Stillens ein. Sie steigt im Laufe einer halben Stunde an und erreicht dann ihren Höhepunkt bei maximal der 8fachen Ausgangskonzentration (8, 11). Innerhalb von 2–3 Stunden werden die Ausgangsspiegel wieder erreicht. Die

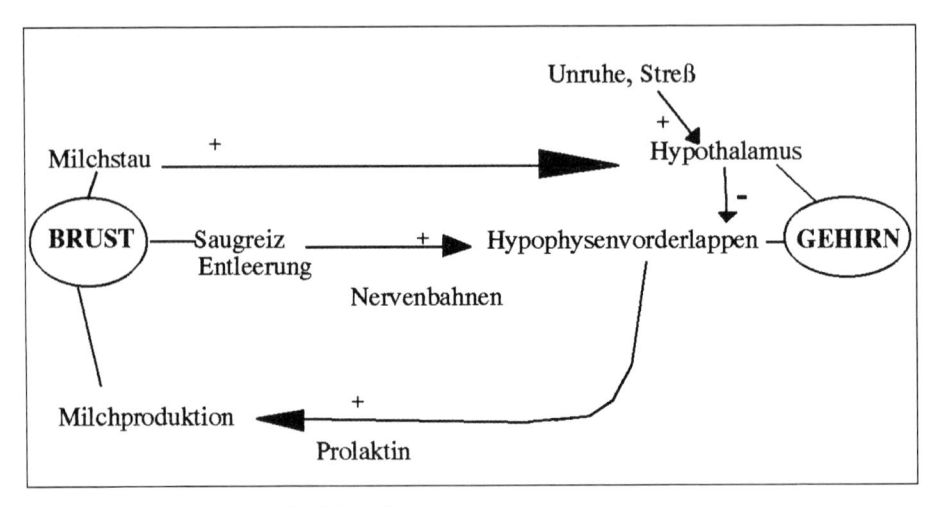

Abb. 6.5 Prolaktinreflex oder Milchbildungsreflex

Höhe des Anstiegs ist direkt abhängig von der Dauer des Saugreizes. Erst bei einer Stillzeit von ca. 20 Minuten wird eine für die weitere Milchbildung ausreichend hohe Prolaktinausschüttung erreicht. Sehr oft sehr kurz (ein oder zwei Minuten) anlegen verringert den Prolaktinanstieg und kann sogar einen Rückgang der Prolaktinspitze bewirken, vor allem, wenn die Situation mit viel Streß verbunden ist (5, 9).

Wenn der Saugreiz nicht oder nicht ausreichend stattfindet, vor allem, wenn Mutter und Kind in den ersten Tagen nach der Geburt getrennt werden, wird weniger Prolaktin ausgeschüttet und die Laktation setzt verspätet ein. Wenn der Mutter-Kind-Kontakt weitgehend fehlt, ist es auch später schwieriger, eine gute Laktation aufrechtzuhalten. Es kommt vermehrt zu verfrühtem Abstillen, wobei die zu geringe Milchproduktion die häufigste Ursache ist (3).

Trotz steigender Milchproduktion kommt es in den ersten Wochen nach der Geburt zum langsamen Abfall des Prolaktinserumspiegels. Allerdings bleibt die relative Zunahme der Prolaktinsekretion beim Stillvorgang nahezu unverändert (6,8). Bei relativ unterernährten Müttern (vor allem in Ländern der Dritten Welt) bleibt die Ausgangskonzentration des Prolaktins jedoch hoch. Dadurch werden wertvolle Nährstoffe zu den Brüsten geleitet, so daß trotz Nahrungsdefiziten bei der Mutter die Qualität der Muttermilch aufrechterhalten wird. Durch die hohen Prolaktinspiegel wird auch der Eisprung gehemmt, ein Schutz gegen Schwangerschaft, der für unterernährte Mütter besonders wichtig ist (11).

Literatur

1 *Applebaum, R.M.:* The modern management of successful breastfeeding. Pediatr. Clin. N. Am. 17 (1970) 203–225
2 *Bellmann, O.:* Die hormonelle Regulation der Laktation. Klin. Pädiatr. 188 (1976) 385–395
3 *Elander, G., Lindberg, T.:* Short mother-infant separation during first week of life influences the duration of breastfeeding. Acta paediat. scand. 73 (1984) 237–240

4 *Garbe, U.:* Physiologie der Laktation. In: Schwestern-Information 9. Milupa, Friedrichsdorff 1982
5 *Gerstner, G.J.:* Theorie und Praxis der Laktation. Pädiat. u. Pädol. 16 (1981) 295—306
6 *Glasier, A., McNeilly, A.S.:* Physiology of lactation. Baillieres clin. Endocrinol. Metab. 4 (1990) 379—395
7 *Grüttner, R.:* Neues bei Frauenmilchernährung. Mschr. Kinderheilk. 131 (1983) 420—423
8 *Hardt, W., Schmidt-Gollwitzer, M., Commichau, H., Nevinny-Stickl, M.:* Regulation der Prolaktinsekretion während der Schwangerschaft und im Wochenbett. Gynäkol. Prax. 2 (1978) 581—588
9 *Jelliffe, D.B., Jelliffe, E.F.P.:* Human milk in the modern world. Oxford University Press, Oxford, New York, Toronto 1978
10 *Lawrence, R.A.:* Breastfeeding: a guide for the medical profession. Mosby, St. Louis 1989
11 *Lunn, P.G., Austin, S., Prentice, A.M., Whitehead, R.G.:* Influence of maternal diet on plasma prolactin levels during lactation. Lancet (1980i) 623—625
12 *Schmidt, E.:* Stillen und Stillhindernisse. Deutsche Gesellschaft für Sozialpädiatrie e.V. Deutsches Grünes Kreuz, 1979

7 Zusammensetzung der Muttermilch

Elien Rouw

Die Muttermilch ist genau auf den Bedarf des Säuglings abgestimmt. Die Zusammensetzung ändert sich ständig. Sie ist abhängig vom Lebensalter des Säuglings, der Tageszeit der jeweiligen Stillmahlzeit, und ändert sich sogar während einer Stillmahlzeit. Vor allem der Fettgehalt schwankt (1). Das Kolostrum, die Milch in den ersten Lebenstagen des Säuglings, unterscheidet sich deutlich von der reifen Muttermilch. Die Milch von Müttern, die zu früh entbunden haben, hat eine besondere Zusammensetzung (s.S. 91).

Das Kolostrum

Das Kolostrum ist eine gelbe, dickflüssige Milch, die gleich nach der Geburt abgegeben wird. Im Vergleich zur reifen Milch enthält es mehr Proteine und Mineralien, weniger Fett, aber mehr fettlösliche Vitamine, und vor allem viele immunkompetente Zellen und Immunglobuline, insbesondere IgA (14). IgA kleidet die hochdurchlässige Darmwand aus und schützt so, zusammen mit den anderen Immunfaktoren, das Neugeborene vor Infektionen. Das Kolostrum fördert die schnelle Passage des Mekoniums und ist sehr leicht verdaulich.

Nach einigen Tagen wird die Übergangsmilch gebildet, und zwar umso schneller, je öfter das Kind in den ersten Tagen angelegt wird. Der allmähliche Übergang zur reifen Muttermilch dauert bis etwa zwei Wochen nach der Geburt.

Die reife Muttermilch

Tabelle 7.1 gibt einen Überblick über die wichtigsten Bestandteile der reifen Muttermilch. Die Zahlen sind Durchschnittswerte, die stark schwanken können.

Nährwert

Der Nährwert der Muttermilch reicht normalerweise für die ersten 6 Lebensmonate aus. Danach wird im allgemeinen empfohlen, zuzufüttern, da dann einige Mineralien und Vitamine knapp werden.

Theoretische Berechnungen ließen vermuten, daß reine Muttermilchernährung schon im 2. Vierteljahr zu einer Wachstumsverzögerung durch Kalorienmangel führen würde. Das trifft jedoch nicht zu. Zum einen wird Muttermilch besser verwertet als andere Nahrung. Zum anderen braucht der Säugling vor allem zwischen

Tabelle 7.1 Zusammensetzung der Muttermilch pro 100 ml

Wasser:	87,1 ml	Vitamin D:	2,2 I.E.
Energie:	75 kcal	Vitamin E:	180 µg
Eiweiß:	0,9 g	Vitamin K:	1,5 µg
40% Kasein		**Mineralien**	
60% Laktalbumin		Kalzium (Ca):	35 mg
Lipide:	3,8 g	Phosphor (P):	15 mg
davon 47% ungesättigte Fettsäuren		Natrium (Na):	15 mg
Laktose:	7,0 g	Kalium (K):	57 mg
Vitamine		Chlor (Cl):	40 mg
Vitamin A:	180 I.E.	Magnesium (Mg):	4 mg
Riboflavin:	36 µg	Schwefel (S):	14 mg
Niacin:	147 µg	Mangan (Mn):	0,01 µg
Thiamin (Vit. B_1):	16 µg	Kupfer (Cu):	40 µg
Pyridoxin (Vit. B_6):	10 µg	Zink (Zn):	400 µg
Panthothensäure:	180 µg	Jod (I):	3 µg
Folsäure:	0,14 µg	Selen (Se):	25 µg
Cobalamin (Vit. B_{12}):	0,03 µg	Eisen (Fe):	100 µg
Vitamin C:	4,3 mg		

(aus: *Lawrence, R.A.:* Breastfeeding: a guide for the medical profession. Mosby, St. Louis 1989, sowie: *Worthington, B.S., Vermeersch, J., Williams, S.R.:* Nutrition and lactation. Kap. 3 u. 7. Mosby, St. Louis 1977)

dem 3. und 6. Lebensmonat weniger Energie als bisher angenommen (3, 4).

Dabei gibt es erhebliche Unterschiede von Kind zu Kind, je nach Größe, Körperbau und Erbanlage. Es gibt durchaus Kinder, die länger voll gestillt werden können, ohne daß sie mangelernährt sind oder sogar im Wachstum zurückbleiben. Andererseits reicht die Milch für einige Kinder schon früher nicht aus. Dann kann die Mutter öfter anlegen, um die Milchmenge zu steigern, oder eventuell ab dem 4. Monat mit dem Zufüttern von Beikost anfangen. Das Überfüttern vollgestillter Säuglinge ist, im Gegensatz zu künstlich ernährten Kindern, kaum möglich. Säuglinge können die Milchmengen, die sie trinken, selbst regulieren und damit auch die eigenen Bedürfnisse befriedigen (20).

Wasser

Wasser ist der Hauptbestandteil der Muttermilch. Alle übrigen Bestandteile sind darin gelöst oder emulgiert. Durch den hohen Wassergehalt wirkt Muttermilch durstlöschend. Am Anfang der Stillmahlzeit ist die Milch wässriger, am Ende hat sie einen höheren Fettgehalt. Um den Hunger zu stillen, muß das Kind also so lange an einer Brust trinken, bis es genügend Kalorien aufgenommen hat (s.S. 59). Wenn es kurz trinkt, wird nur der Durst gelöscht. Bei großer Hitze kann das Kind einfach öfter angelegt werden, um ausreichend Flüssigkeit zu bekommen. Sogar in den Tropen ist das Zufüttern von Tee oder anderen Getränken nicht notwendig und sogar schädlich, da es das Stillen aus dem Rhythmus bringt (15).

Proteine

Muttermilch hat eine sehr spezifische Eiweißzusammensetzung, die sich wesentlich von der der Kuhmilch unterscheidet (12).

1. *Nahrungseiweiße* sind das Laktalbumin, das Laktoglobulin und das Kasein. Diese Proteine sind leicht verdaulich und ihre Konzentration ist nicht zu hoch, so daß die noch unreifen Nieren des Säuglings nicht überlastet werden.

    Das Verhältnis Kasein : Lactalbumin ist spezifisch für Muttermilch: 0,7:1 (Kuhmilch: 3:1). Durch den niedrigen Anteil an Kasein kommt es bei vollgestillten Säuglingen viel seltener zu Verdauungsstörungen wie Verstopfung. Da das Laktalbumin sehr schnell resorbiert wird, ist es normal, daß Brustkinder, vor allem am Anfang, schneller wieder hungrig sind als Flaschenkinder (4, 14).

2. *Enzyme:* Lysozym zerstört die Zellwand von pathogenen Bakterien, sodaß sie sich auflösen (Lysis) (8). Eine Lipase verbessert die Fettaufnahme.

3. *Immunglobuline*, vor allem das IgA, schützen das Neugeborene gegen Bakterien und Viren wie E.coli, Shigella, Rotavirus und Poliovirus.

4. Auch *andere Proteine* schützen den Organismus und wirken mit beim Aufbau der Organe. Laktoferrin z.B. sorgt für eine effektive Eisenaufnahme und hemmt durch seine Eisenbindung pathogene Bakterien, deren Wachstum von Eisen abhängig ist (z.B. E.coli) (2). Die Funktion vieler Proteine ist nicht oder nur teilweise geklärt. Muttermilch enthält in hoher Konzentration *freie Aminosäuren,* u.a. das Taurin. Taurin ist für Säuglinge essentiell für den Aufbau des Gehirns, der Leber und der Netzhaut des Auges (12).

Fette

Der Fettgehalt der Muttermilch ändert sich im Verlauf der einzelnen Stillmahlzeit, gegen Ende der Mahlzeit nimmt er stets zu (1). Auch im Tagesverlauf ändert sich der Fettgehalt.

Fast die Hälfte der Kalorien der Muttermilch wird vom Fett geliefert. Es enthält eine hohe Konzentration an ungesättigten Fettsäuren. Muttermilchfett wird sehr leicht aufgenommen. Die Lipase, die ebenfalls in der Muttermilch enthalten ist, verbessert die Resorption des Fettes zusätzlich. Auch die Resorption von Kalzium und fettlöslichen Vitaminen wird durch sie gefördert (20). Arachidonsäure ist für die Gehirnentwicklung des Säuglings essentiell. Nach einer Hypothese wirkt sie vorbeugend gegen Multiple Sklerose (5). Der hohe Cholesteringehalt der Muttermilch bewirkt keine Arteriosklerose. Der niedrige Cholesteringehalt künstlicher Nahrung ist sogar möglicherweise nachteilig (11).

Kohlenhydrate

Die Laktose ist das Haupt-Kohlenhydrat in der Muttermilch. Im Gegensatz zum Fett bleibt der Laktosegehalt weitgehend konstant. Laktose ist wichtig für das Wachstum des Kindes, besonders für die Entwicklung des Gehirns.

Daneben enthält Muttermilch eine Reihe anderer Zucker, auch stickstoffhaltige Oligosaccharide. Eines dieser Kohlenhydrate, der sogenannte Bifidus-Faktor, fördert ebenso wie die Laktose das Wachstum von Lactobacillus bifidus (11). Dieses Bakterium ist beim Säugling notwendig für eine gesunde Darmflora, in der pathogene Keime zurückgedrängt werden.

Mineralien und Spurenelemente (7)

Der Mineralgehalt der Muttermilch entspricht recht genau dem Bedarf des Kindes. Die Frage, wieviel Mineralien das Kind verträgt, wird erst durch die künstliche Nahrung zu einem praktischen Problem – die Muttermilch ist auf die begrenzte Ausscheidungskapazität der kindlichen Nieren eingestellt. Vor allem junge Säuglinge sind sehr empfindlich gegenüber einem zu hohen Natrium-, sprich Kochsalzangebot. Muttermilch enthält nur geringe Mengen an Kochsalz.

Kalzium und Phosphat: Kalzium wird aus der Muttermilch fast vollständig resorbiert, so daß der auf den ersten Blick niedrige Gehalt ausreicht. Kuhmilch enthält mehr Kalzium, dieses wird jedoch viel schlechter resorbiert, weil die Fettaufnahme im Magen-Darm-Kanal schlechter ist, und weil im Verhältnis zum Kalzium mehr Phosphat vorhanden ist.

Eisen: Muttermilch enthält relativ wenig Eisen. Das vorhandene Eisen wird jedoch optimal resorbiert; die Resorption wird durch Laktoferrin (18) und durch Vitamin C gefördert. Die Eisenzufuhr durch die Muttermilch reicht bis zum 6. Lebensmonat voll aus. Danach braucht in der Regel auch ein gesunder vollgestillter Säugling zusätzliche Eisenversorgung aus Beikost. Der relativ niedrige Eisengehalt der Muttermilch hat den Vorteil, daß pathogene Bakterien, die für ihr Wachstum Eisen benötigen, sich nicht entwickeln können.

Fluorid: Der Fluoridgehalt der Muttermilch ist niedrig und abhängig von der Ernährung der Mutter. In Deutschland wird von der Deutschen Gesellschaft für Ernährung die Gabe von zusätzlichem Fluorid empfohlen (6). Es ist noch unklar, ob und wieviel zusätzliches Fluorid der Säugling braucht, zumal bei Überdosierung auch Schäden auftreten können.

Spurenelemente: Muttermilch enthält die Spurenelemente Kupfer, Zink, Mangan, Jod und Selen. Sie werden so gut aufgenommen, daß die geringen Mengen ausreichen. Da sie oft Bestandteil oder Co-Faktor von Enzymen sind, sind diese Enzyme ohne sie nicht funktionsfähig (11).

Vitamine (13)

Vitamin A: Meistens reicht die Menge an Vitamin A in der Muttermilch für den Bedarf des Säuglings völlig aus. Nur wenn die Mutter selbst einen Vitamin-A-Mangel hat, kommt auch die Muttermilch zu kurz. Ein manifester Vitamin-A-Mangel ist allerdings bei vollgestillten Säuglingen noch nie gefunden worden (21).

Vitamin B_1 (Thiamin): Nur wenn die Mutter selbst einen Vitamin-B_1-Mangel hat, kann man bei vollgestillten Säuglingen Vitamin-B_1-Mangelerscheinungen finden. Die meisten Fälle findet man in den Tropen. Zwischen dem zweiten und vierten Lebensmonat können u.a. Herzversagen und akute zerebrale Symptome auftreten. Zur Therapie erhält das Kind zusätzliches Thiamin (13).

Vitamin B_{12} (Cobalamin): Hier können Probleme auftreten, wenn die Mutter sich über längere Zeit veganisch (das heißt: ohne Fleisch, Fisch, Eier und Milch/Milchprodukte) ernährt hat, ohne zusätzlich Vitamin B_{12} zu sich zu nehmen. Dann wird die Vitamin-B_{12}-Konzentration in der Milch zu gering und unzureichend für den Säugling. Vitamin-B_{12}-Mangelerscheinungen sind u.a. Megaloblasten-Anämie und Aminoacidurie.

Es ist also wichtig, daß Frauen mit veganer Ernährungsweise während Schwangerschaft und Stillzeit ausreichend mit Vitamin B_{12} versorgt werden (10).

Vitamin C: Bei vollgestillten Säuglingen findet man keine Mangelerscheinungen. Die frühzeitige Gabe von Fruchtsäften, wie sie früher empfohlen wurde, ist daher überflüssig.

Vitamin D: Muttermilch hat eine niedrige Vitamin-D-Konzentration. Dieses Vitamin D wird jedoch sehr gut aufgenommen, so daß es unter normalen Umständen ausreicht. Vorsicht ist allerdings geboten, vor allem bei Frühgeborenen, Kindern mit dunkler Hautfarbe und bei Kindern, die mit Antiepileptika behandelt werden müssen. Es wird empfohlen, diesen Kindern schon gleich nach der Geburt 600 IE/Tag zu geben. Bei normalen Säuglingen braucht man erst nach 3 Monaten mit 400 IE/Tag anzufangen (17).

Vitamin K: Dieses Vitamin ist für die Blutgerinnung erforderlich. Muttermilch enthält im Vergleich zu Kuhmilch wenig Vitamin K (3). Im letzten Jahrzehnt sind bei gesunden vollgestillten Neugeborenen zunehmend Blutungen festgestellt worden. Gefürchtet sind zerebrale Spätblutungen, die noch nach einigen Wochen auftreten können. Zur Prophylaxe wird seit einigen Jahren allen Neugeborenen gleich nach der Geburt Vitamin K verabreicht. Die Ernährungskommission der Deutschen Gesellschaft für Kinderheilkunde empfiehlt eine insgesamt dreimalige orale Gabe von Vitamin K, am ersten Lebenstag und bei der zweiten und dritten Vorsorgeuntersuchung (7). Nimmt eine Mutter zusätzliches Vitamin K, steigt die Konzentration in der Muttermilch (8).

In jeden Fall muß man bei vollgestillten Säuglingen vermehrt auf Zeichen von Blutungen achten (Nabel, Nase, Haut).

Zellen

Muttermilch enthält lebende Zellen, vor allem Lymphozyten und Makrophagen. Bereits während der Schwangerschaft wandern solche Zellen aus dem mütterlichen Darm und dem mütterlichen Bronchialsystem in die Brustdrüse ein. Sie haben z.B. gelernt, Immunglobuline gegen Krankheiten zu bilden, die die Mutter durchgemacht hat. Diese Zellen gehen auch in die Muttermilch über. Sie stimulieren das Immunsystem des Säuglings und sind ein weiterer Schutz gegen Infektionen (9) (s.S. 131).

Literatur

1 *American Academy of Pediatrics, Committee on Nutrition:* Nutrition and lactation. Pediatrics 68 (1981) 435–442
2 *Brock, J.H.:* Lactoferrin in human milk: its role in iron absorption and protection against enteric infection in the newborn infant. Arch. Dis. Childh. 55 (1980) 417–421
3 *Canfield, L.M., Hopkinson, J.M., Lima, A.F.,* et.al: Vitamin K in colostrum and mature human milk over the lactation period – a cross-sectional study. Amer. J. clin. Nutr. 53 (1991) 730–735
4 *Dewey, K.G., Lönnerdal, B.:* Infant self-regulation of breast milk intake. Acta paediat. scand. 75 (1986) 893–898
5 *Dick, G.:* The etiology of multiple sclerosis. Proc. roy. Soc. Med. 69 (1976) 611–614
6 *Ernährungskommission der Deutschen Gesellschaft für Kinderheilkunde:* Kariesprophylaxe mit Fluorid. Kinderarzt 17 (1986) 52–54
7 *Ernährungskommission der Deutschen Gesellschaft für Kinderheilkunde:* Vitamin-K-Prophylaxe bei Neugeborenen. Dt. Ärztebl. 90 (1993) B 53
8 *Hennart, P.F., Brasseur, D.J., Delogne-Desnoeck, J.B.* et al: Lysozyme, lactoferrin and secretory immunoglobulin A content in breast milk: influence of duration of lactation, nutrition status, prolactin status and parity of mother. Amer. J. clin. Nutr. 53 (1991) 32–39
9 *Jain, N., Mathur, N.B., Sharma, V.K.:* Cellular composition including lymphocyte subsets in preterm and full term human colostrum and milk. Acta. paediat. scand. 80 (1991) 395–399
10 *Johnson, P.R., Roloff, J.S.:* Vitamin B_{12} deficiency in an infant strictly breastfed by a mother with latent pernicious anemia. J. Pediat. 100 (1982) 917–919
11 *Lawrence, R.A.:* Breastfeeding: a guide for the medical profession. Mosby, St. Louis 1989
12 *Lönnerdal, B.:* Biochemistry and physiological functions of human milk proteins. Amer. J. clin. Nutr. 42 (1985) 1299–1317
13 *Orzalesi, M.:* Do breast and bottle fed babies require vitamin supplements? Acta paediat. scand. Suppl. 299 (1982) 77–81
14 *Picciano, M.F., Calkins, E.J., Garrick, J.R., Deering, R.H.:* Milk and mineral intakes of breastfed infants. Acta paediat. scand. 70 (1981) 189–194
15 *Sachdev, H.P.S., Krishna, J., Puri, R.K.* et al: Water supplementation in exclusively breastfed infants during summer in the tropics. Lancet 337 (1991) 929–933
16 *Shearer, M.J., Rahm, S., Stimmler, L., Barkhan, P.:* Plasma Vitamin K_1 in mothers and newborn babies. Lancet (1982ii) 460–463
17 *Specker, B.L., Valanis, B., Hertzberg, V.* et al: Sunshine exposure and serum 25-hydroxyvitamin D concentrations in exclusively breastfed infants. J. Pediat. 107 (1985) 372–376
18 *Whitehead, R.G.:* Infant physiology, nutritional requirements and lactational adequacy. Amer. J. clin. Nutr. 41 (1985) 447–458
19 *Whitehead, R.G., Paul, A.A., Cole, T.J.:* How much breastmilk do babies need? Acta paediat. scand. Suppl. 299 (1982) 43–50
20 *Woolridge, M.W., Ingram, J.C., Baum, J.D.:* Do changes in pattern of breast usage alter the baby's nutrient intake? Lancet 336 (1990) 395–397
21 *Worthington, B.S., Vermeersch, J., Williams, S.R.:* Nutrition in pregnancy and lactation. Kap. 3 u. 7. Mosby, St. Louis 1977

8 Vorbereitung auf das Stillen

Elien Rouw

Die Einstellung der Mutter zum Stillen beeinflußt den Stillerfolg erheblich (4). Deshalb ist es sinnvoll, bei der Betreuung der Mutter während der Schwangerschaft über das Stillen zu sprechen. Meistens ist die Entscheidung für oder gegen das Stillen schon vor Beginn der Schwangerschaft gefallen (6). Eigentlich sollte schon Jugendlichen (z.B. in der Gesundheitserziehung) klargemacht werden, welche Vorteile das Stillen hat – aus ernährungswissenschaftlicher, immunologischer, psychologischer und ökologischer Sicht. Gezielte und sachliche Informationen können dazu beitragen, Vorurteile gegenüber dem Stillen abzubauen.

Es geht nicht darum, Frauen quasi zum Stillen zu „zwingen" oder ihnen ein schlechtes Gewissen einzureden, wenn sie sich gegen das Stillen entschieden haben. Man sollte vielmehr diejenigen Frauen, die gerne stillen wollen, unterstützen und ihr Selbstvertrauen festigen. Eine selbstsichere Mutter vermag mit größerer Befriedigung zu stillen. Außerdem braucht die Mutter ausreichende Basisinformation, damit sie sich zu helfen weiß – gerade in den kritischen ersten Tagen.

In der Praxis hat es sich bewährt, das Stillen mehrmals anzusprechen: bei der ersten Schwangerschaftsuntersuchung, am Ende des zweiten Trimenons und kurz vor dem erwarteten Entbindungstermin (3).

Erste Schwangerschaftsuntersuchung

Aspekte der Entscheidungsfindung

Schon bei der ersten Schwangerschaftsuntersuchung kann die Frage angesprochen werden, ob die werdende Mutter später stillen möchte. Wenn sie sich schon für Flaschennahrung entschieden hat, kann man ohne Wertung nach dem Grund fragen und gegebenenfalls Vorurteile ausräumen.

– z.B.: „Meine Mutter (und Großmutter) hatten auch immer zu wenig Milch. Ich bin bestimmt nicht fähig zu stillen." Solche Ammenmärchen können berichtigt werden.
– Oder: „Meine Brüste sind zu klein zum Stillen." Viele wissen nicht, daß die Größe der Brust vor allem durch Fettgewebe und nicht durch Drüsengewebe bestimmt wird und deshalb nichts aussagt über die spätere Stillfähigkeit. Die Erläuterung kann die Frauen beruhigen, und vielleicht möchten sie dann später doch noch stillen.

Vor allem bei einer Allergiebelastung in der Familie ist es sinnvoll, auf die medizinischen Vorteile des Stillens hinzuweisen.

Denjenigen Frauen, die sich schon für das Stillen entschieden haben, kann man Informationsmaterial zur Verfügung stellen (s.S. 168) oder Bücher nennen, die über das Stillen informieren.

Körperliche Aspekte

Es ist üblich, die Brüste auf Tumore zu untersuchen. Zugleich sollte man aber auch den Brustwarzen Aufmerksamkeit schenken, vor allem ihrer Form: Es gibt protraktile Warzen, Hohlwarzen und Flachwarzen (Abb. 12.1).

Sowohl *Hohl-* als auch *Flachwarzen* können – müssen aber nicht – beim Stillen Probleme machen, wenn die Warzen nicht gut vorbereitet sind. Am besten sollten schon während der Schwangerschaft Brustschilder getragen werden (s.S. 38). Dadurch treten die Brustwarzen besser hervor, so daß das Kind sie leichter ansaugen kann.

Zur *Abhärtung* der Brustwarzen kann man der werdenden Mutter raten, den BH hin und wieder wegzulassen, oder (wenn ein BH erwünscht ist) in einen alten BH rund um die Burstwarze ein Loch zu schneiden. Früher wurde empfohlen, die Brustwarzen auf das Stillen vorzubereiten, indem sie herausgezogen und gedreht wurden. Das sollte so nicht praktiziert werden, weil dadurch vorzeitige Wehen ausgelöst werden können (s.S. 105).

Das *richtige Anlegen* ist viel wichtiger zur Verhütung wunder Brustwarzen als jede Vorbereitung (s.S. 48).

Wenn die werdende Mutter eine *Brustoperation* hinter sich hat, sollte man versuchen, vor der Geburt festzustellen, ob Stillen noch möglich ist. Nach einer vergrößernden Operation ist das meistens der Fall. Bei einer Brustverkleinerung hängt es davon ab, ob bzw. wieviele Milchgänge durchtrennt sind. Wenn es nur wenige sind, ist Stillen in der Regel möglich. In den Teilen der Brust, die vom Warzenhof getrennt sind, kann jedoch ein Milchstau auftreten (zur Behandlung s.S. 112). Diese Frauen bedürfen besonderer Betreuung. Gegebenenfalls können sie auch mit einer Brust ihr Kind ausreichend ernähren.

Nach einem halben Jahr Schwangerschaft

Zu diesem Zeitpunkt kann man das Stillen nochmals ansprechen. In vielen Orten bestehen *Stillgruppen*, wo Schwangere herzlich willkommen sind. Hier können sie sich nicht nur über das Stillen informieren, sondern auch über alle wichtigen Veränderungen, die ein Baby im Leben seiner Eltern hervorruft. Sie können beobachten, wie ein Baby angelegt wird, können sehen und hören, wie stillende Mütter mit ihrer Situation umgehen und welche Schwierigkeiten sie haben oder überwunden haben. Dadurch haben diese Frauen erfahrungsgemäß weniger Anfangsschwierigkeiten, und bei Bedarf holen sie sich schneller Hilfe. Außerdem knüpfen sie so manchmal schon Kontakte, die in der ersten Zeit nach der Entbindung recht hilfreich sein können. Daher sollte den werdenden Müttern empfohlen werden, schon während der Schwangerschaft an wenigstens einem Stillgruppentreffen teilzunehmen.

Gegen Ende der Schwangerschaft

Jetzt sind *Hinweise für die erste Zeit nach der Geburt* hilfreich (2, 5). Die werdende Mutter soll wissen, was für das Stillen in den ersten Stunden und Tagen nach der Entbindung wichtig ist:

1. Der Saugreflex des Kindes ist in den ersten Stunden nach der Geburt besonders ausgeprägt, und es ist günstig, das Kind innerhalb dieser Zeit anzulegen.
2. Das Stillen in den ersten Stunden und Tagen trägt bei zum „Bonding", dem wichtigen Band zwischen Mutter und Kind (1, 2).
3. Das frühe Anlegen ist günstig für eine gute Kontraktion der Gebärmutter nach der Geburt.
4. Das Kolostrum ist für das Baby ein wichtiger Infektionsschutz.
5. In den ersten Tagen nach der Geburt hat der Säugling noch eine eigene Energiereserve, so daß normalerweise schon wenig Kolostrum als Nahrung ausreicht.
6. Je häufiger das Baby angelegt wird, desto schneller kommt die Milchbildung in Gang.
7. Stillen nach Bedarf und Rooming-in fördern ebenso die Milchbildung.
8. Muttermilch sieht zwar wässriger aus als Kuhmilch, ist aber genau das Richtige für den Säugling.
9. Häufiges Anlegen, mindestens 8 mal in 24 Stunden, verringert die Neugeborenengelbsucht.

Und: Auch dann, wenn die *Geburt nicht optimal* verläuft (Kaiserschnitt, zu früh geborenes oder krankes Kind), ist das Stillen in aller Regel möglich. Gerade in diesen Situationen ist es für Mutter und Kind besonders vorteilhaft.

Manche Schwierigkeiten sind schon *vor der Geburt* bekannt, z.B. eine chronische Krankheit der Mutter oder eine bevorstehende Zwillingsgeburt. Dann braucht die Mutter gezielte Informationen, wie in dieser Situation Stillen möglich ist.

Mütter, die *Medikamente* nehmen müssen, sollten sich informieren, ob diese Medikamente mit dem Stillen zu vereinbaren sind bzw. ob auf andere Medikamente ausgewichen werden kann. Die Medikamente, die in der Schwangerschaft verwendet werden können, können meistens auch beim Stillen ohne Probleme gegeben werden.

Überflüssig zu sagen, daß *Probepäckchen* mit künstlicher Nahrung in der Schwangerschaft und auf der Entbindungsstation fehl am Platz sind und einen Verstoß gegen den *WHO*-Kodex darstellen (7).

Literatur

1 *Anisfeld, E., Lipper, E.:* Early contact, social support, and mother-infant bonding. Pediatrics 72 (1983) 203–225
2 *Helsing, E., King, F.S.:* Breastfeeding in practice; A manual for health workers. Oxford University Press, Oxford 1982
3 *Lawrence, R.A.:* Breastfeeding: a guide for the medical profession. Mosby, St. Louis 1989

4 *Newton, N., Newton, M.:* Relationship of ability to breastfeed and maternal attitudes towards breastfeeding. Pediatrics 5 (1950) 869–873
5 *Nijhof, G.:* Begeleiding van borstvoeding. De Tijdstroom, Lochem, Gent 1985
6 *Sarett, H.P., Bain, K.R., O'Leary, J.C.:* Decisions on breast-feeding or formula feeding and trends in infant-feeding practices. Amer. J. Dis. Child. 137 (1983) 719–725
7 *WHO:* Internationaler Kodex für die Vermarktung von Muttermilchersatznahrung. Genf 1981

9 Sinn und Unsinn von Stillhilfen

Gitta Klein

Stillhilfsmittel werden in großer Zahl angeboten. In Einzelfällen können sie sinnvoll sein, manchmal aber auch mehr schaden als nützen. Meistens sind sie entbehrlich – bei einer gesunden Frau mit einem gesunden Baby reichen kleine Tricks, um Mutter und Kind auf die Sprünge zu helfen.

Hohl- und Flachwarzen

Brustwarzenformer oder Brustschilder (Abb. 9.1)

Brustwarzenformer oder Brustschilder zur Behandlung von Hohl- oder Flachwarzen gehören zu den wenigen sinnvollen Stillhilfen. Sie werden in einen fest sitzenden BH gelegt und möglichst ab dem 4.- 7. Schwangerschaftsmonat zunächst täglich 10 Minuten getragen, langsam steigernd bis auf acht Stunden täglich. Dabei entsteht kein Vakuum, die Former wirken nur durch den Druck, den sie auf die Brustwarze ausüben. Zur Reinigung genügt heiße Seifenlauge, sie brauchen nicht ausgekocht zu werden. Statt Brustwarzenformer können auch *Milchauffangschalen* genommen werden.

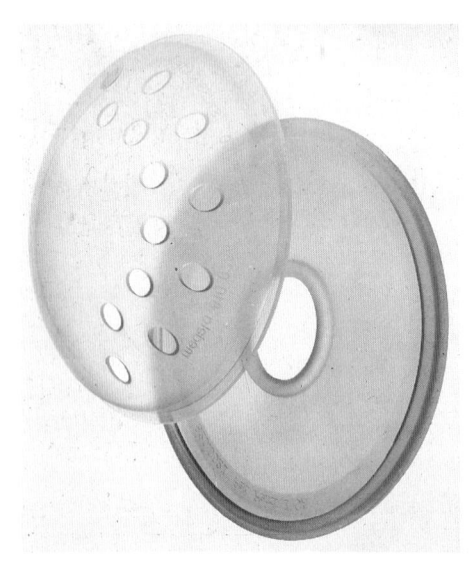

Abb. 9.1 Brustschilder (mit freundlicher Genehmigung von Medela Medizintechnik, Oberschleißheim)

Inzwischen gibt es Schilder, die in der oberen Schale eine Lochung haben, sodaß die Luft besser zirkulieren kann und einem Wärme- und Feuchtigkeitsstau vorgebeugt wird. Ihre Scheibe ist nicht so groß und sie sind nicht so hoch gewölbt, dadurch passen sie sich besser der Körperform an.

Die Brustwarze kann auch durch einen eng sitzenden BH, der vorne einen kleinen Schlitz hat, herausgedrückt werden. Dabei wird gleichzeitig die Brustwarze von der Kleidung sanft gescheuert und somit abgehärtet.

Die Brustschalen können auch erst nach der Geburt angewandt werden. Sie werden dann etwa 20 Minuten vor der nächsten Stillmahlzeit getragen. Ein Taschentuch, in den unteren Rand der Schale gelegt, saugt auslaufende Milch auf – und die Mutter kommt nicht in Versuchung, sie zu verfüttern, denn diese Milch ist nicht keimfrei.

Durch das Saugen des Kindes werden die Warzen nach einiger Zeit so herausgezogen, daß das Tragen der Schalen überflüssig wird. Nach beendeter Stillzeit bilden sich die Warzen dann allmählich wieder zurück.

Zu einer normalen Schwangerschaftsvorsorge sollte unbedingt eine Untersuchung der Brust auf Hohl- oder Flachwarzen gehören.

Brusthütchen oder Saughütchen (Abb. 9.2, s. auch S. 40)

Diese werden manchmal benutzt, um Schwierigkeiten beim Anlegen zu überwinden. Sie bergen jedoch Risiken in sich (s.u.). Günstiger ist es, die Warze vor dem Anlegen leicht anzupumpen oder durch Auflegen eines kalten Waschlappens hervortreten zu lassen.

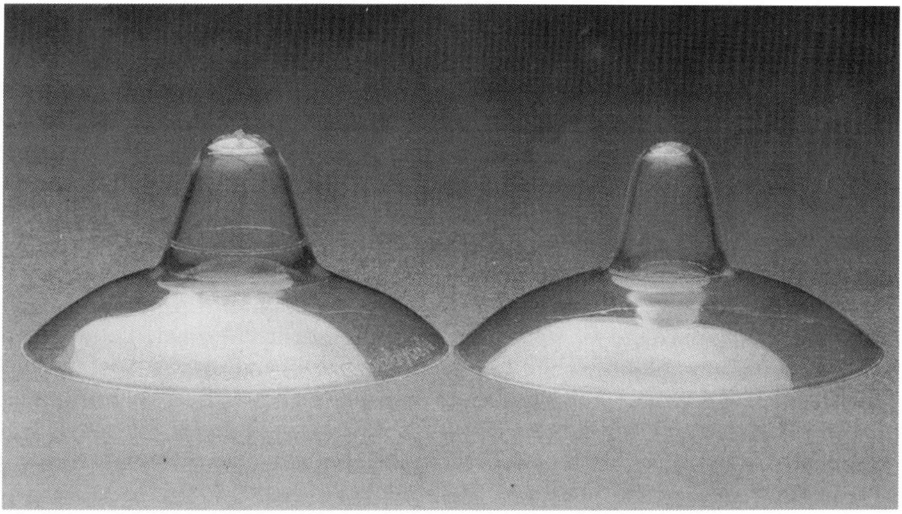

Abb. 9.2 Brusthütchen in zwei Größen (mit freundlicher Genehmigung von Brompton GmbH, Berg)

Wunde Brustwarzen

Brusthütchen oder Saughütchen (Abb. 9.2)

Sie sollen wunde Warzen während des Stillens schützen. Sie bestehen aus Latex oder Silikon und in Ausnahmefällen, wenn die Kinder stark beißen, aus Glas mit Gummisauger. Beim Anlegen wird zunächst der Rand umgeklappt, so daß sie wie ein Sombrero aussehen, und dann werden sie auf die angefeuchtete Brust aufgelegt. Durch das anschließende Saugen des Kindes werden sie fest auf die Warze gesogen. Die Hütchen müssen richtig auf die Warze passen, größere Warzen brauchen eventuell größere Hütchen.

Bei sehr wunden Brustwarzen können die Brusthütchen zwar kurzfristig Schmerzen lindern, aber auf längere Sicht führen sie häufig zu Stillproblemen: Wenn man bedenkt, daß die Zunge beim Saugen durch eine wellenförmige Bewegung die wichtige Funktion des Ausstreichens der Milch aus den Milchseen hat (s.S. 55), wird einem klar, daß durch Stillhütchen diese sanfte Massage der Brust behindert sein muß. Sie sollten folglich aus möglichst dünnem Material sein. Auch dann beeinträchtigen sie aber die unmittelbare Stimulation der Brust und damit ein effektives Stillen, der Milchspendereflex wird gestört, der direkte körperliche Kontakt ist behindert. Je nach Art des Brusthütchens geht die Milchmenge um 22–58 % zurück (4). Das Kind kann eine falsche Trinktechnik lernen, was sich auch auf die Zeit nach dem Absetzen des Hütchens auswirkt. Die Besiedelung der Brust mit Bakterien und Pilzen wird bei unsachgemäßer Anwendung begünstigt.

Manche Kinder wollen überhaupt nur noch mit Hütchen an die Brust. In diesem Fall lassen sich Latexhütchen von der Spitze her vorsichtig Millimeter um Millimeter abschneiden, bis das Kind direkt an der Brust saugt. Bei Silikonhütchen ist das nicht möglich, weil die Schnittkanten zu scharf sind. Manchmal hält die Mutter ihre Stillfähigkeit für eingeschränkt und glaubt, ohne Hütchen nicht stillen zu können.

Wenn Rhagaden nicht heilen wollen, stecken manchmal seelische Probleme dahinter, die mit Brusthütchen zugedeckt werden. Oft liegt es einfach daran, daß die Mutter das Kind falsch anlegt (s.S. 48 und S. 105). Brusthütchen sind im besten Fall Krücken, die nur in Ausnahmefällen benutzt werden sollten.

Brustwarzenschutz (Abb. 9.3)

Ein Brustwarzenschutz kann zwischen den Stillmahlzeiten zum Abheilen wunder Warzen getragen werden. Er sieht aus wie ein Brustwarzenformer, hat aber ein größeres Loch in der inneren Schale, so daß der Druck auf den Warzenhof vermindert ist. Der Warzenschutz verhindert, daß die Warze von der Kleidung gleich wieder zusammengedrückt wird, und hält sie trocken und luftig. Zum gleichen Zweck kann auch ein Teesieb ohne Griff in den BH eingelegt werden (der Rand darf nicht zu hart sein, damit kein Milchgang abgedrückt wird).

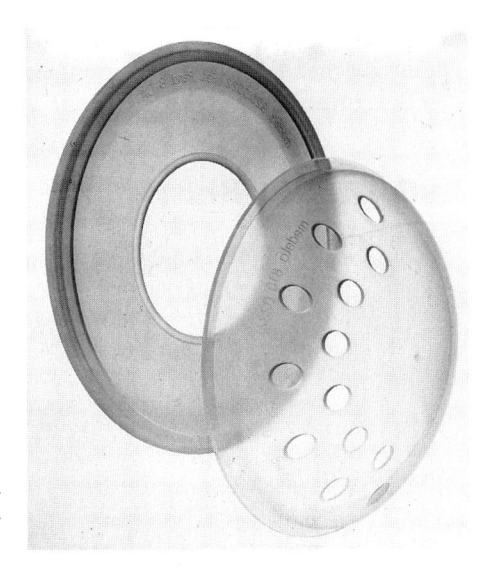

Abb. 9.3 Warzenschutz (mit freundlicher Genehmigung von Medela Medizintechnik, Oberschleißheim)

Auslaufende Milch

Milchauffangschalen

Sie sollen bei leicht fließenden Brüsten die Milch auffangen. Doch durch dauerndem Druck, den sie auf den Warzenhof ausüben, verstärken sie möglicherweise das Ausfließen der Milch. Hinter den Warzen sitzen Schließmuskeln, die allmählich kräftiger werden, so daß sich dieses Problem nach einigen Wochen oft von selbst erledigt. Läuft die Brust nur nach dem unwillkürlichen Auslösen des Milchspendereflexes, kann ein leichter Druck mit dem Daumenballen den Milchfluß stoppen.

Falls die in den Schalen aufgefangene Milch an das Kind verfüttert werden soll, muß die Brust sorgfältig gewaschen werden, und die Schalen müssen jedes Mal mindestens 10 Minuten ausgekocht werden.

Stilleinlagen

Stilleinlagen können ebenfalls auslaufende Milch auffangen. Am einfachsten und billigsten sind Stoffwindeln oder -taschentücher. Papiertaschentücher fusseln zu sehr. Einmal-Stilleinlagen bestehen aus mehreren Schichten; man muß darauf achten, daß sie atmungsaktiv sind, damit sich die Feuchtigkeit nicht staut. Unter dem Aspekt der Müllvermeidung sind sie als Einmalmaterialien nicht empfehlenswert.

Eine gute Lösung sind Stilleinlagen aus Wolle und Seide. Diese tierischen Fasern haben andere physikalische Eigenschaften als Baumwolle und Zellstoff: Sie ziehen die Feuchtigkeit in die Faser ein und halten sie nicht nur an der Oberfläche fest. Dadurch ist Bakterien und Pilzen die Feuchtigkeit entzogen. Eiweißfasern eignen sich auch nicht so gut als Nährböden wie die Fasern aus Kohlehydraten. Die ausgleichende Wärmeregulierung der Wollfasern kann sich auf den Milchspendereflex günstig auswirken.

Entleeren der Brust

Eine Stillbeziehung ist von der Natur so gedacht, daß sich Mutter und Kind nicht trennen. Ist dies dennoch erforderlich, weil das Kind krank ist und die Mutter nicht mit ihm auf derselben Station liegen kann, oder weil die Mutter einmal Freiraum für sich braucht oder erwerbstätig ist, so gibt es auch zum Abpumpen und Sammeln der Muttermilch zahlreiche Hilfen.

Stillschalen

Die schonendste und billigste Methode ist das Ausstreichen und Ausdrücken von Hand. Hierfür gibt es eine Stillschale, die es erlaubt, die oft aus mehreren Milchöffnungen spritzende Milch bequem aufzufangen.

Milchpumpen

Milchpumpen sind sehr unterschiedlich in ihrer Wirksamkeit. Ein kräftiges Baby saugt wirksamer als jede Pumpe. Da die Pumpe auch nicht die gleichen mütterlichen Gefühle auslöst wie das Baby, kann der Milchspendereflex beeinträchtigt sein oder ganz versagen. Die mit der Pumpe gewonnene Milchmenge besagt deshalb nichts über die Stillfähigkeit der Mutter. Der Mutter helfen beim Abpumpen Entspannung, ein Foto vom Kind und ein Getränk.

Da der Milchbildungsprozeß kontinuierlich abläuft, gibt es nie eine gänzlich geleerte Brust. Manchmal wird das Abpumpen dazu benutzt, um bei Frauen mit sehr viel Milch die überschüssige Milch zu entleeren. Dann darf nur so viel Milch abgepumpt werden, daß die Brust nicht mehr hart ist bzw. das Baby sie wieder fassen kann, denn durch das Abpumpen wird die Milchproduktion weiter angeregt.

Das Vakuum muß beim Pumpen rhythmisch auf- und abgebaut werden, entsprechend dem rhythmischen Saugen des Kindes, das dabei in etwa nachgeahmt wird. Bei zu starkem, kontinuierlichem Unterdruck können einzelne Gefäße verletzt werden. Dabei kann auch Blut in die Milch gelangen.

Der Ansaugtrichter sollte möglichst weich sein, um die sanfte Massage des Babys besser nachzuahmen. Der Trichter muß in der Größe genau passen – gute Pumpen haben ein Zusatzstück zum Verkleinern des Trichters. Je kleiner der Ansaugtrichter, desto größer ist der Druck, der direkt auf die Warzenspitze ausgeübt wird. Je breiter und tiefer die Auflagefläche des Trichters, desto größer ist die Anregung des Warzenhofes und damit des Milchspendereflexes. Je länger und breiter der Schaft des Trichters, desto besser kann sich die Warze ausdehnen, können die Milchgänge sich entfalten und die Milch abfließen lassen (2).

Handpumpen

Diese erfordern Geduld und Geschicklichkeit und eignen sich nur zur Gewinnung kleinerer Milchmengen. *Ballonpumpen* sind weniger zu empfehlen. Die Saugbälle können nicht sterilisiert werden. Das Zusammendrücken des Ballons ermüdet die Mutter. Die Milch muß meistens über den unsterilen Ansaugtrichter ausgegossen werden.

Kolbenpumpen erfüllen die oben genannten Kriterien eher. Man unterscheidet dabei zwei Bauarten: Bei Hubkolbenpumpen sind zwei Zylinder ineinandergeschoben. Der Unterdruck entsteht durch das Auseinanderziehen der beiden eng ineinanderpassenden Röhren. Die Milch fließt direkt in den Pumpzylinder. Das Vakuum ist gut, ihre Länge beeinträchtigt jedoch ihr Stehvermögen. Bei der anderen Form sitzt schräg auf der Sammelflasche eine Kolben- oder Hebelpumpe (Abb. 9.4). Durch bessere Handhabung und Standfestigkeit sind sie den Hubkolbenpumpen überlegen. Allerdings bauen diese Pumpen nicht alle ein gutes Vakuum auf. Bei allen Handpumpen muß der Ansaugtrichter mit Wasser angefeuchtet werden, damit er besser haftet.

Elektrische Milchpumpen

Sie erleichtern das Abpumpen größerer Mengen bzw. über längere Zeit. Bei guten Pumpen läßt sich die Saugstärke stufenlos regeln. Meistens haben die Pumpen nur eine Saugstärke, die sich allenfalls über die Leckstelle variieren läßt. Eine Intervallschaltung simuliert das Saugen des Kindes.

Mit einem *Doppelabpumpset* können, mit etwas Übung, beide Brüste gleichzeitig abgepumpt werden. Das verkürzt nicht nur den Zeitaufwand, sondern ermög-

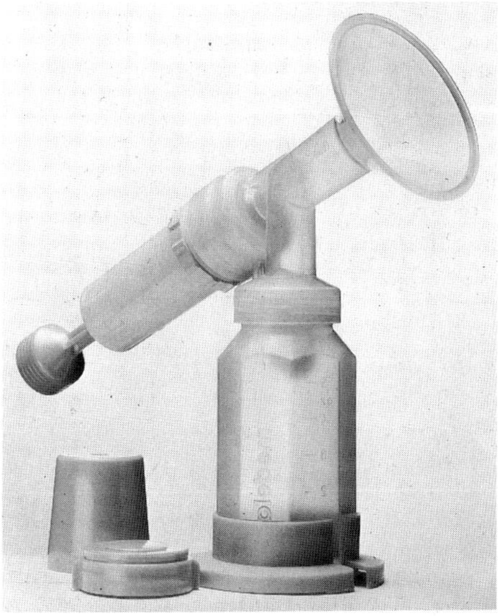

Abb. 9.4 Kolbenpumpe (mit freundlicher Genehmigung von Medela Medizintechnik, Oberschleißheim)

licht auch ein vollständigeres Entleeren der Brust. Der Prolaktinspiegel kann dadurch ebenfalls erhöht werden, was die Milchbildung verstärkt (3).

Zufüttern an der Brust (Abb. 9.5)

Das *Brusternährungsset* (Lact-Aid®) dient dem Zufüttern beim Stillen, unter Vermeidung der Fläschchenfütterung. Die Mutter braucht dabei große Geschicklichkeit und einen festen Stillwillen. Die Flasche mit der abgepumpten Milch oder der künstlichen Milch wird um den Hals gehängt und die Milch durch dünne Schläuche zu den Brustwarzen geführt. Beim Saugen an der Brust erhält das Kind so zusätzliche Nahrung. Ein schwach saugendes Kind holt nur wenig Milch aus der Brust und bekommt den Rest aus dem Schlauch. Wenn das Kind kräftig saugt und viel Milch aus der Brust kommt, erhält es praktisch nichts mehr aus dem Schlauch (1). Das Brusternährungsset kann bei trinkschwachen Kindern eingesetzt werden, z.B. bei Frühgeborenen, oder wenn die Mutter zu wenig Milch hat, auch bei Adoptivkindern.

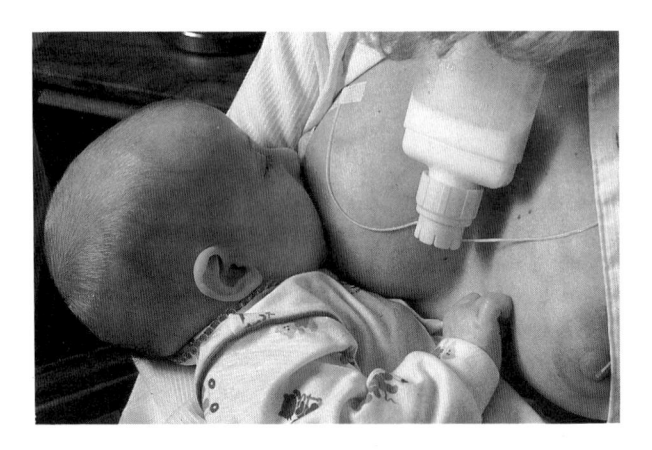

Abb. 9.5 Brusternährungsset in Anwendung (mit freundlicher Genehmigung von Medela Medizintechnik, Oberschleißheim)

Literatur

1 *Frantz, K.:* Wenn der Säugling schlecht gedeiht, was tun? Schweizer Hebamme Heft 11, (1989) 67–70
2 *Johnson, C.:* An evaluation of breast pumps currently available on the American market. Clin. Pediat. 22 (1983) 40
3 *Sollid, D., Evans, B., McClowry, S., Garrett, A.:* Breast-feeding multiples. J. Perinat. Neonatol. Nurs. 3 (1989) 46
4 *Woolridge, M.W.* et al.: Effect of a traditional and a new nipple shield on sucking patterns and milk flow. Early hum. Develop. 4/4, (1980) 357–364

Nach der Geburt

10 Das Anlegen des Kindes

10.1 Das erste Anlegen – Der Beginn der Stillbeziehung

Carla Ehlers

Wenn das Kind geboren ist und die Anstrengungen der Geburt vorbei sind, dann schließen die meisten Mütter ihr Kind überglücklich in die Arme. Mutter und Kind sind sehr sensibel füreinander und nehmen sich mit allen Sinnen wahr. Auch das Stillen ist in diesen Prozeß der Kontaktaufnahme einbezogen.

Die Bedeutung des ersten Anlegens

Mit der Geburt ist die körperliche Verbindung von Mutter und Kind getrennt worden. Durch das erste Anlegen findet diese Verbindung auf einer neuen Ebene ihre angemessene Fortsetzung.

Nasen- und Rachenraum des Kindes werden durch den direkten Kontakt mit Keimen der mütterlichen Haut besiedelt, so daß Krankenhauskeime weniger Chancen haben (1). Der Magen-Darm-Trakt wird durch die Immunglobuline des Kolostrums mit einem Schutzfilm ausgekleidet. Eine gesunde Darmflora wird angelegt. Das Mekonium und mit ihm das Bilirubin wird schneller ausgeschieden.

Schon bei diesem ersten Anlegen werden bei der Mutter Oxytocin und Prolaktin ausgeschüttet. Durch die vom Oxytocin bewirkten Uteruskontraktionen wird die Plazenta schneller abgelöst und der postpartale Blutverlust verringert. Durch den frühen Prolaktinanstieg kommt die Milchbildung rascher in Gang.

Mutter und Kind sind sich ganz nah und werden miteinander vertraut.

Der ungestörte Verlauf

Nach einer normalen Entbindung bleibt das Neugeborene am besten warm zugedeckt auf dem Bauch der Mutter. In der Regel dauert es ca. 20 Minuten, bis das Kind anfängt, die Brust zu suchen. Dabei bewegt es den Kopf hin und her und macht oft auch kriechende Bewegungen in Richtung Brust. Hat es die Brustwarze gefunden, schmust und leckt es häufig erst eine Weile, ehe es die Warze richtig in den Mund nimmt und anfängt zu saugen. Innerhalb der ersten zwei Stunden post partum haben die meisten Kinder das erste Mal an der Brust getrunken. In dieser Zeit erreicht auch der Saugreflex seinen ersten Höhepunkt.

Mutter und Kind sind für diese Phase im Grunde gut ausgerüstet. Die Hauptaufgabe der betreuenden Personen besteht darin, beide möglichst wenig zu stören, sie gegen äußere Störungen abzuschirmen, und nur soviel Hilfestellung zu leisten wie erforderlich ist. Da unser heutiger Medizinbetrieb auf aktives Eingreifen eingestellt ist, ist das eine besonders schwierige Aufgabe.

Störungen

Mutter und Kind sind in dieser ersten Phase der Kontaktaufnahme störanfällig. Auch zunächst unscheinbare Eingriffe können sich bereits auf die sich anbahnende Verständigung beider auswirken und das Stillen beeinträchtigen.

Unter der Geburt gegebene Schmerzmittel (Dolantin®) verringern die Fähigkeit des Kindes, beim ersten Anlegen wirksam zu saugen (3).

Oft wird das Kind nach einer kurzen Verweildauer bei der Mutter, aber noch vor dem ersten Trinken, von ihr weggenommen, gemessen, gewogen, vielleicht gebadet und angezogen. Anschließend klappt das Stillen bei vielen Kindern nicht mehr so problemlos wie beim ungestörten Verlauf (3): Die Mutter legt das Kind nicht mehr so entspannt an, häufig versucht sie, ihm die Brustwarze in den Mund zu schieben, bevor es diesen weit genug geöffnet hat, so daß es nur vorn an der Warze herumnuckelt. Das Kind nimmt die Brust nicht mehr so gut an und läßt sich oft nur schwer beruhigen. Die Mutter beginnt, an ihrer Fähigkeit zum Stillen zu zweifeln.

In dieser Situation wird leicht nach technischen Hilfsmitteln gegriffen, z.B. Brusthütchen. Das kann zwar eine unmittelbare Beruhigung herbeiführen, aber auf längere Sicht neue Probleme schaffen (s.S. 54).

Auch hier gilt: Vorbeugen ist besser als heilen.

Zur Gestaltung der Kreißsaalroutine

Bei normalen Geburten hilft die Beachtung folgender Punkte Mutter und Kind:
1. Das Kind erhält nach der Geburt als erstes die Brust und *nicht* die Flasche. Viele spätere Probleme lassen sich vermeiden, wenn das Kind von Anfang an nur die Brust kennt und gleich lernt, an der Brust richtig zu saugen. Die Aspirationsgefahr ist an der Brust nicht größer als an der Flasche, und im Gegensatz zu anderen Stoffen wirkt Kolostrum nicht reizend auf die Atemwege und wird von ihnen ohne weiteres resorbiert (2).
2. Das Kind wird nach der Geburt gleich auf den Körper der Mutter gelegt, bei Bedarf zugedeckt.
3. Mit dem Messen, Wiegen, Baden und Anziehen des Kindes wird bis nach dem ersten Stillen gewartet.
4. Mutter, Vater und Kind bleiben ungestört, ohne Zeit- und Leistungsdruck.
5. Das betreuende Personal gibt Hilfen nur bei Bedarf:
   – Der Mutter wird eine bequeme Körperhaltung ermöglicht – das verbessert ihre Entspannung und ihren Milchspendereflex.
   – Das Kind muß gegebenenfalls in eine günstige Körperhaltung gebracht und abgestützt werden (s.S. 48).

Manchmal kann ein Kind aus medizinischen Gründen nicht gleich angelegt werden, sondern erst Stunden, Tage oder sogar Wochen später. Dann ist es für die Mutter wichtig, ausgiebig darüber aufgeklärt zu werden, weshalb sie das Baby nicht anlegen darf, vielleicht nicht einmal im Arm halten kann. Und sie muß erfahren, daß das Stillen deswegen nicht zum Scheitern verurteilt ist. Durch den späteren Anfang bedingte Schwierigkeiten sind in den meisten Fällen überwindbar.

Die wichtigste Hilfe von Hebammen, Schwestern und Ärzten ist ihre positive Haltung zum Stillen und ihr Vertrauen darauf, daß Mutter und Kind das Stillen als natürlichen Vorgang miteinander lernen werden. Mit dieser Einstellung und individueller, ruhiger und geduldiger Unterstützung kann der Mutter am ehesten Vertrauen in ihre Fähigkeiten vermittelt werden.

Literatur

1 *Klaus, M., Kennell, J.:* Mutter-Kind-Bindung. Kösel, München 1983
2 *Lawrence, R.A.:* Breastfeeding: a guide for the medical profession. Mosby, St. Louis 1989, S. 187
3 *Righard, L., Alade, M.:* Effect of delivery room routines on success of first breast-feed. Lancet 336 (1990) 1105–1107

10.2 Stillpositionen von Mutter und Kind

Utta Reich-Schottky

Mit etwas Übung kann eine Mutter ihr Kind im Sitzen, Liegen und Stehen stillen, auch das Kind kann in ziemlich jeder Lage trinken. Unter verschiedenen Bedingungen können ganz unterschiedliche Positionen sinnvoll sein – richtig ist das, womit die betreffende Mutter *und* ihr Kind in der jeweiligen Situation am besten zurechtkommen.

Den Müttern sollten daher mehrere Stillpositionen gezeigt und einige Grundregeln erläutert werden, damit sie sich in verschiedenen Situationen helfen können.

Zum Anlegen des Kindes in jeder Lage

Die Regeln für das richtige Anlegen des Kindes gelten unabhängig von der eingenommenen Stillposition. Mutter und Kind können die Mahlzeiten in höherem Maße genießen, wenn das Kind richtig angelegt ist. Auch wunden Brustwarzen wird dadurch vorgebeugt.

1. Das Kind muß die Brust erreichen können, ohne den Kopf zu drehen. Mit verdrehtem Kopf zerrt es stärker an der Brustwarze. Außerdem ist eine solche Haltung sehr unbequem und ermüdend – versuchen Sie einmal, eine Mahlzeit zu sich zu nehmen mit seitwärts gewendetem Kopf!
   Das Kind liegt also immer *Bauch an Bauch* mit der Mutter. (Kommentar einer Mutter: „So ist es viel kuscheliger!", s. Abb. 10.3, 10.4).

2. Der Kopf des Kindes sollte nicht überdehnt sein, dann kann es schlecht schlucken. Ohr, Schulter und Oberarm bilden eine Linie.
3. Das Kind atmet beim Stillen durch die Nase. Die Nase eines Säuglings hat dafür die ideale Form. Drückt die Mutter mit dem Finger auf die Brust, um die Nase freizuhalten, kann sie dabei einen Milchgang abdrücken oder auch dem Kind die Warze aus dem Mund herausdrücken. Auch wird dabei leicht ein Gegenzug ausgeübt, wodurch die Warzen wund werden können.
    Je dichter Körper und Beine des Kindes am Körper der Mutter sind, desto günstiger ist der Winkel für die Nase des Kindes. Deshalb soll sie den *Po des Kindes ganz nah heranziehen* – dann hat das Kind die Nase frei (1).
4. Bei Berührung seines Kopfes sucht das Kind reflexmäßig in Richtung der Berührung nach der Brustwarze. Manchmal sucht es auf dem nackten Arm der Mutter – dann hilft es, ein Tuch unterzulegen. Versucht man, seinen Kopf zur Brust zu drücken, sucht es die Brustwarze dort, wo es gedrückt wird, und wendet sich von der Brust weg. Dieses Verhalten wird dann vielleicht fälschlich als Ablehnung der Brust interpretiert.
    Liegt das Kind mit seinem Körper der Mutter zugewandt, Bauch an Bauch, auf ihrem Arm, braucht der Kopf auch nicht mehr gedreht zu werden, und es kann ohne Anstrengung die Brustwarze erreichen.
5. Die Mutter berührt die Lippen des Kindes mit ihrer Brustwarze und wartet ab, bis das *Kind den Mund weit öffnet*. Dann zieht sie es ganz an die Brust heran, sodaß es nicht nur die Warze, sondern einen möglichst *großen Teil des Warzenhofes* mit im Mund hat. Vor allem im Bereich der Zunge, also auf der Seite des Unterkiefers, braucht das Kind viel Brustgewebe im Mund, um die Brust „melken" zu können (s.S. 54).
6. Die Mutter sollte wirklich das *Kind zur Brust* holen und nicht umgekehrt die Brust dem Kind in den Mund schieben – dabei käme sie in eine unbequeme, vornübergebeugte Haltung, und das Kind würde zu weit weg von ihr liegen.
7. Manchmal möchte die Mutter ihre Brust abstützen. Dabei darf kein Milchgang abgeklemmt werden und der Winkel der Brustwarze zum Kind nicht beeinträchtigt werden. Günstig ist es, die *Brust nur von unten zu stützen* (Abb. 10.1).
8. Um das Kind von der Brust abzunehmen, schiebt die Mutter vorsichtig ihren kleinen Finger zwischen seine Zahnleisten. Dadurch wird das Vakuum gelöst und die Brustwarze geschont.

Verschiedene Stillpositionen

Stillen im Liegen

„Rücklingsstillen" (Abb. 10.2)

Das erste Anlegen im Kreißsaal findet beim oben beschriebenen ungestörten Verlauf meistens in dieser Körperhaltung statt. Später bewährt sich diese Position bei übermäßigem Milchfluß (2).
    Die Mutter liegt auf dem Rücken, ihr Kopf auf einem Kissen, das Bettende kann etwas hochgestellt sein. Das Kind liegt bäuchlings der Länge nach auf ihrem

50 Das Anlegen des Kindes

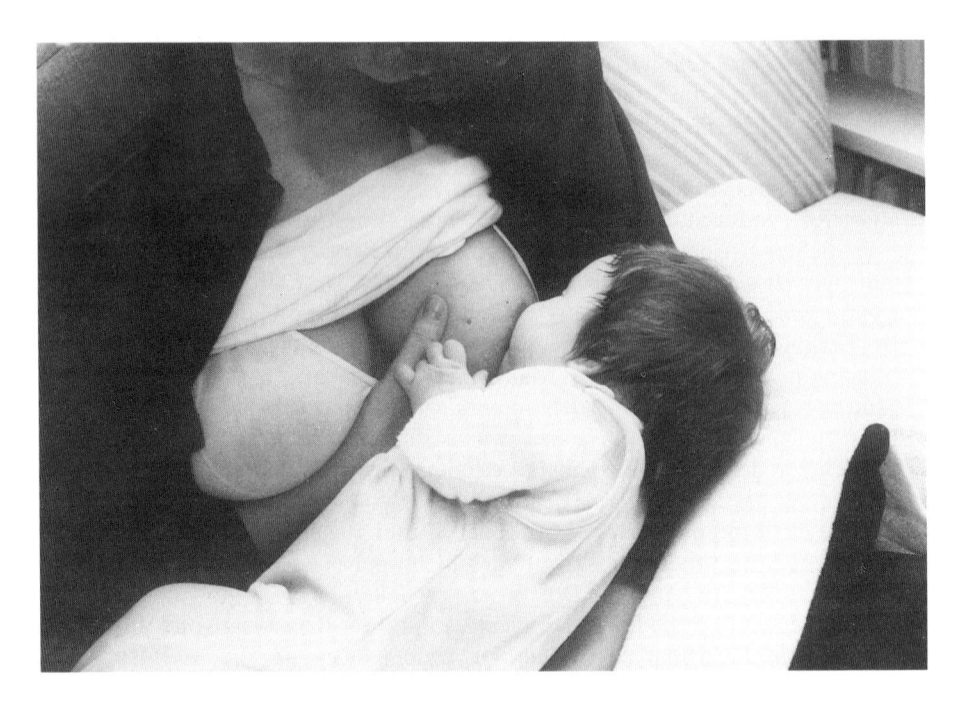

Abb. 10.1 Stützen der Brust beim Stillen (mit freundlicher Genehmigung von *Ines Thal*, Ritterhude-Ihlpohl)

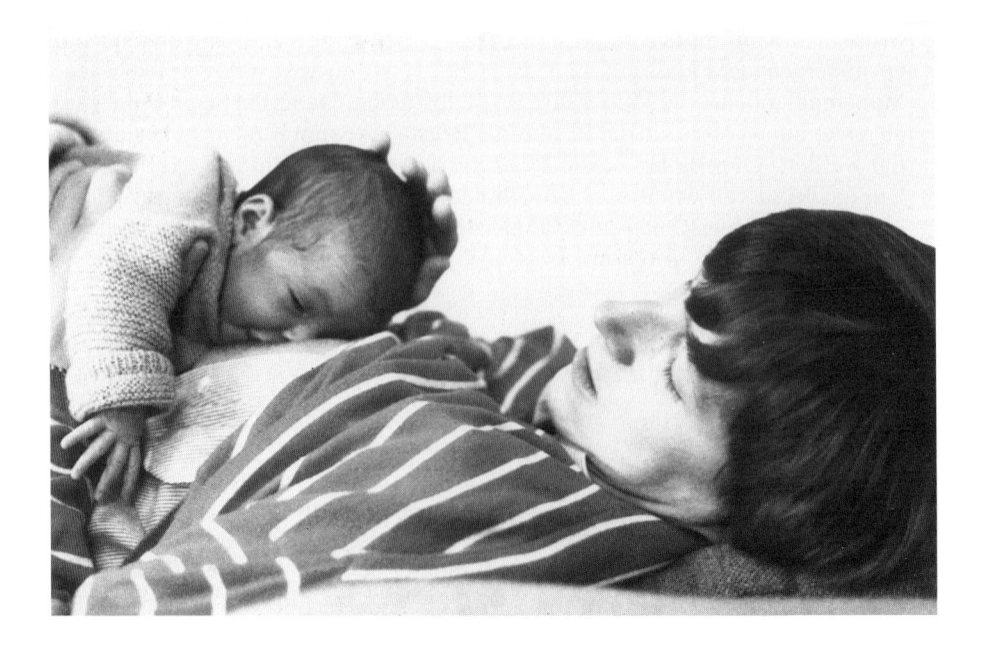

Abb. 10.2 Rücklingsstillen (mit freundlicher Genehmigung von *Mechthild Winkler*, Hildesheim)

Bauch, mit seinem Kopf direkt über ihrer Brust. Die Neugeborenen liegen meistens etwas schief auf der Brust, bei manchen von ihnen – und bei praktisch allen größeren Kindern – muß die Stirn abgestützt werden, damit die Nase beim Trinken frei bleibt. Die Mutter nimmt dazu ihre linke Hand, wenn das Kind an der linken Brust liegt, rechts die rechte Hand, und stützt ihrerseits ihren Ellenbogen ab.

Auf der Seite liegend stillen (Abb. 10.3)

Vor allem nachts spart das Stillen im Liegen Kräfte, Mutter und Kind können darüber sogar einschlafen. Manche Mütter können anfangs im Liegen nicht so gut stillen, aber es lohnt sich, es immer wieder zu probieren, zumal, wenn das Kind nachts häufiger wach wird. Nach einem Kaiserschnitt stillen viele Frauen die erste Zeit im Liegen.

Der Kopf der Mutter sollte dabei auf volle Schulterhöhe mit Kissen abgestützt sein, damit sie keinen steifen Hals bekommt. Ein festes Kissen im Rücken wird nicht von allen Müttern benötigt, erhöht aber gerade am Anfang die Bequemlichkeit und damit die Entspannung.

Das Kind liegt auf der Seite, dicht am Körper der Mutter, mit dem Kopf direkt vor ihrer Brust. Sein Kopf liegt entweder auf ihrem Arm oder unterhalb davon auf dem Bett. Sein Rücken muß eventuell etwas abgestützt werden, damit es auf der Seite liegen bleibt.

Meistens wird in dieser Position die untere Brust gegeben.

Die Mutter kann aber auch die obere Brust geben. Dazu muß sie sich etwas weiter nach vorn beugen und ihr Knie zum Abstützen nach vorn schieben.

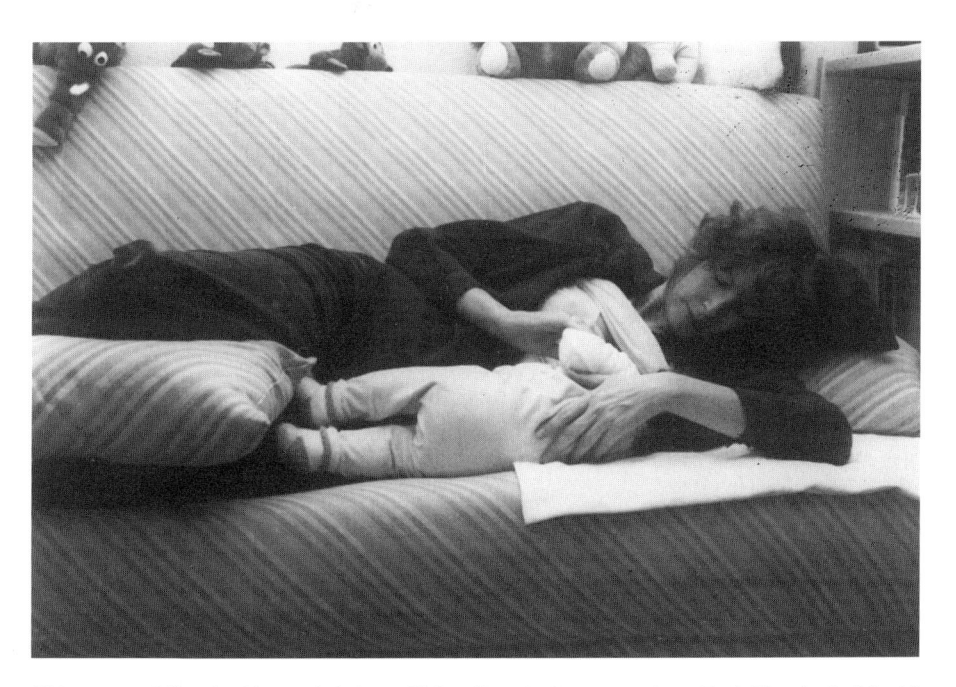

Abb. 10.3 Stillen im Liegen (mit freundlicher Genehmigung von *Ines Thal*, Ritterhude-Ihlpohl)

Stillen im Sitzen

Stillen nach Dammschnitt

In den Tagen nach der Geburt verhindert ein Dammschnitt häufig entspanntes Sitzen. Die Mutter kann in der Zeit auf das Stillen im Liegen ausweichen. Sie kann sich aber auch auf einen Schwimmring oder ähnliches setzen, oder in einen „halben" Schneidersitz, d.h. mit einem Fuß unter dem Oberschenkel des anderen Beines.

„Normale" Haltung (Abb. 10.4)

Auch in dieser Lage sollte die Mutter es sich möglichst bequem machen. Der Rücken kann durch Lehne, Kissen oder auch den Partner abgestützt werden. Armlehnen und/oder Kissen unter den Armen beugen Ermüdung vor. Eine Fußbank erleichtert die Haltung der Beine.

Das Kind liegt auf der Seite, Bauch an Bauch mit der Mutter, quer vor ihrem Bauch. Mit dem Arm stützt die Mutter den Rücken des Kindes, damit sein Po dicht an ihrem Körper bleibt und nicht halb den Schoß hinunterrutscht.

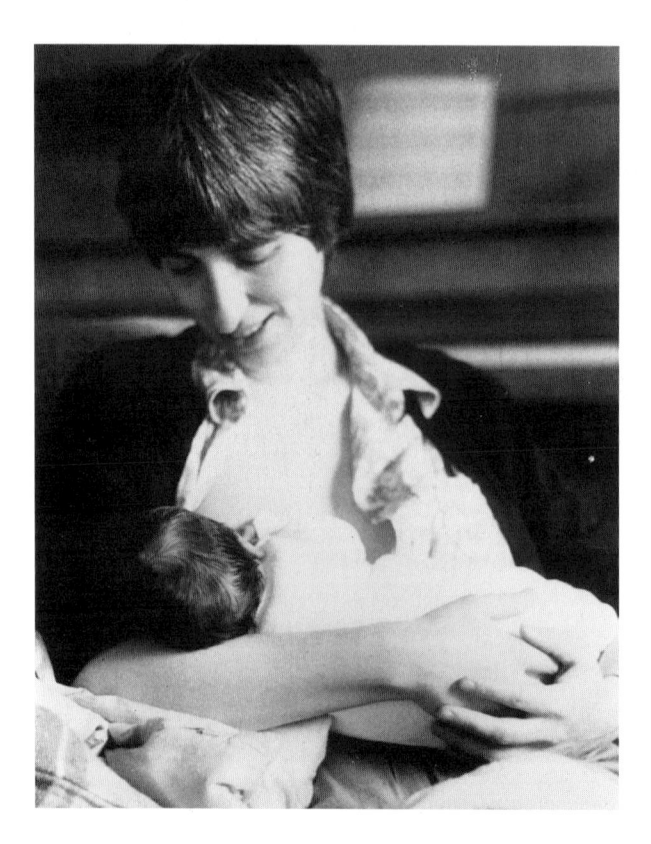

Abb. 10.4 Stillen im Sitzen (mit freundlicher Genehmigung von *Mechthild Winkler,* Hildesheim)

„Fußball"-Haltung (Abb. 10.5)

Hierbei liegen Körper und Beine des Kindes nicht vor dem Bauch der Mutter, sondern zeigen an ihrer Seite vorbei nach hinten – sie hat das Kind sozusagen wie einen Fußball unter den Arm geklemmt.

Diese Haltung ist in verschiedenen Situationen günstig:

— Wenn sich im äußeren Bereich der Brust eine verhärtete Stelle befindet, dann bewirkt dieses Anlegen, daß das Kind mit seiner Zunge den betroffenen Milchgang gründlich ausstreicht.
— Wenn eine Brustwarze wund ist, kann die betroffene Stelle durch Anlegen in unterschiedlichen Winkeln entlastet werden.
— Wenn das Kind eine Brust mehr oder weniger ablehnt, kann die Mutter es an der beliebten Seite anlegen und dann, ohne es herumzudrehen, zur anderen Seite hinüberschieben – manchmal klappt es.
— Zwillinge lassen sich so gleichzeitig anlegen.

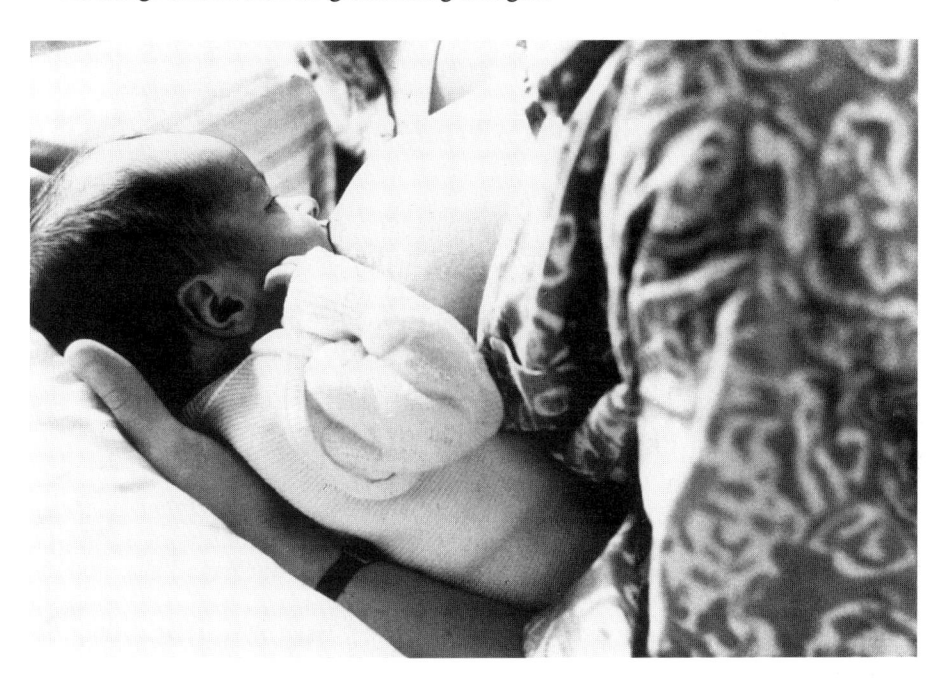

Abb. 10.5 Fußballhaltung (mit freundlicher Genehmigung von *Mechthild Winkler*, Hildesheim)

Stillen im Stehen

Manchmal läßt sich ein weinendes Kind durch Herumtragen beruhigen, aber sowie die Mutter sich hinsetzt, fängt es wieder an zu weinen und zu strampeln.

Solange es noch nicht zu schwer ist, kann die Mutter es beim Herumlaufen an die Brust ziehen, und oft fängt das Kind dann an zu trinken; meistens kann sie sich dann nach ein paar Minuten auch hinsetzen. Das Kind kann auch in aufrechter Haltung herumgetragen und angelegt werden, vielleicht unterstützt von einem Tragetuch, wenn es die „Stillposition" ablehnt.

Die Mutter kann auch beim Herumlaufen singen – das entspannt sie und das Kind, und sie denken nicht mehr ans Stillen.

Zwillinge

Günstige Positionen für das gleichzeitige Stillen von Zwillingen s.S. 85.

Literatur

1 *Frantz, K.:* Stilltechniken, die funktionieren. 1988. Bezug über LLL-Deutschland, Postfach 96, 8000 München 65 (neue PLZ: 81214 München)
2 *Nursing Mothers' Association of Australia:* Too much. Coping with an over-abundant milk supply (1992). *Nursing Mothers' Association of Australia,* 5 Glendale Street, Nunawading, Victoria, 3131, Australien

10.3 Saugen und Saugverwirrung

Utta Reich-Schottky

Auch in diesem Abschnitt geht es darum, wie natürliche Voraussetzungen und erlernte Verhaltensweisen beim Stillen zusammenwirken.

Die Verwendung von Fläschchen – und auch von Brusthütchen, manchmal sogar von Schnullern – kann den Stillerfolg entscheidend beeinträchtigen.

Der Saugvorgang beim Stillen (Abb. 10.6, 10.7)

1. Der Suchreflex des Neugeborenen besteht aus zwei Komponenten: Zunächst wird der Kopf in die Richtung der Berührung gedreht, dann wird der *Mund weit geöffnet*. In den ersten Tagen geschieht dies oft nur ganz kurz, und die Mutter muß lernen, diesen Augenblick abzupassen (4).
2. Die Brustwarze befindet sich – zumal bei relativ flachen Warzen – zunächst im vorderen Teil des Mundes und wird dann bis an den hinteren Teil des Gaumens gezogen (s. Abb. 10.6, 10.7). Die Länge der Brustwarze wird dabei verdreifacht, ihre Form paßt sich dem Mund des Kindes an und verändert sich entsprechend im Laufe des Saugzyklus (4). Der *Saugreflex* wird ausgelöst durch die *Berührung des Gaumens* mit der Brustwarze.
3. Die *Zunge* wird über die Zahnleiste nach außen geschoben. Dadurch kann sie mit wellenförmigen Bewegungen die *Milchseen* wirksam *ausstreichen* (2). Dies ist der für die Entleerung der Brust entscheidende Vorgang. Von der richtigen Lage der Zunge kann man sich überzeugen, indem man vorsichtig die Unterlippe des Kindes ein bißchen zur Seite schiebt; manchmal lugt die Zunge auch so hervor. Gleitet die Zunge nicht über die Zahnleiste, muß kontrolliert wer-

Saugen und Saugverwirrung 55

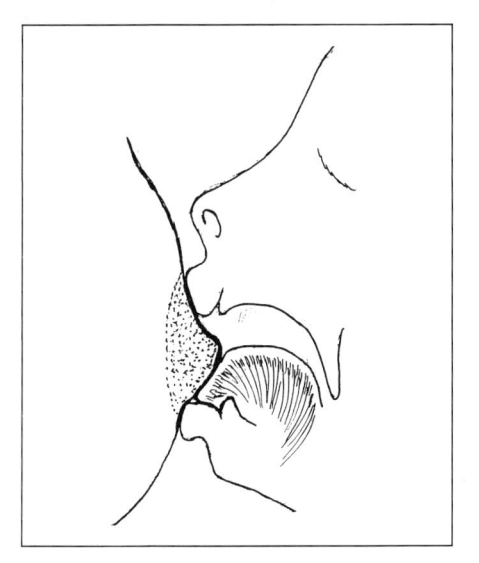

Abb. 10.6 Baby wird an der Brust angelegt (mit freundlicher Genehmigung von *Hans Schottky*, Bremen)

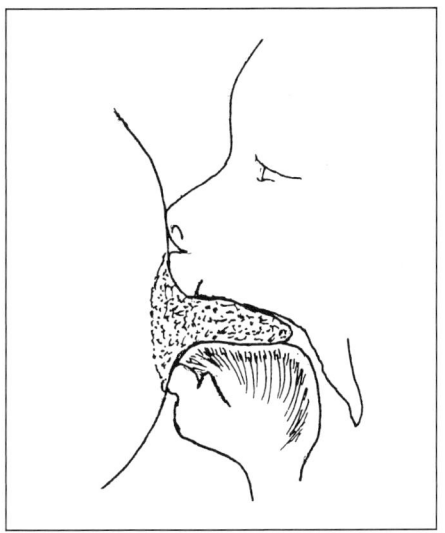

Abb. 10.7 Baby trinkt an der Brust (mit freundlicher Genehmigung von *Hans Schottky*, Bremen)

den, ob das *Zungenbändchen* zu kurz ist und ggf. durchtrennt werden muß (3). Sonst kann das Kind die Brust nicht wirksam entleeren und erhält nicht genügend Milch und die Brustwarze wird wund.

Bei einem Knoten in einem Milchgang leistet die *Zungenmassage* wirksame Abhilfe: Das Kind wird so angelegt, daß der Unterkiefer – und damit die Zunge – zur verhärteten Stelle zeigt. Liegt diese z.B. im äußeren Bereich der Brust, wird das Kind in der „Fußballhaltung" angelegt (s.S. 53).

4. Die Zunge muß die Milchseen erreichen, um sie ausstreichen zu können. Deshalb genügt es nicht, der Mutter zu sagen, das Baby müsse möglichst viel vom Warzenvorhof im Mund haben: Die Zunge befindet sich *unterhalb* der Warze, und *dieser Teil des Warzenvorhofes* muß im Mund des Babies verschwinden (4).
5. Wenn das Kind genügend Brustgewebe im Mund hat, dann wird das *Gewebe* beim normalen Saugen *nicht gezerrt*: Die Brustwarze rutscht nicht hinein und hinaus, nur die Milch wird aus der Brust in den Mund befördert (4).
6. Die *Zahnleisten* liegen hinter der Brustwarze auf dem Warzenvorhof. In dieser Lage können sie die Brustwarze nicht verletzen (2). Die obere Zahnleiste kann durch ihren Druck die Haut des Warzenvorhofes beanspruchen; durch unterschiedliche Stillpositionen läßt sich die Beanspruchung auf mehrere Bereiche verteilen. Die untere Zahnleiste kommt mit dem Warzenvorhof normalerweise kaum in Berührung, weil sie von der Zunge bedeckt ist.
7. Die *Kiefermuskulatur* wird beim Stillen kräftig beansprucht. Dadurch wird eine gute Kieferentwicklung gefördert.
8. Lippen, Zahnleiste und Zunge schließen die Mundhöhle des Kindes luftdicht ab, so daß ein *Vakuum* aufgebaut wird. Die Rolle des Vakuums ist noch nicht genau definiert, vermutlich hat es zwei Aufgaben (4):

- die Brustwarze im Mund in ihrer ausgestreckten „Sauger-Form" zu halten, da das Warzengewebe immer die Tendenz hat, in die Ruheform zurückzukehren; und
- den Milchspendereflex zu unterstützen, so daß die durch den Reflex in der Brust nach vorn gedrückte Milch weiter in die Warze gezogen wird.

Das Vakuum kann sehr unterschiedlich stark ausgeprägt sein; manche Kinder verlieren die Warze leicht und bedürfen besonders guten Haltes durch die Mutter.

Der Saugvorgang beim Trinken aus der Flasche (Abb. 10.8)

1. Beim Trinken aus der Flasche braucht das Baby den *Mund nur wenig zu öffnen,* der Sauger wird ihm hineingesteckt. Der Sauger kann nicht gedehnt und geformt werden, sondern berührt sofort den hinteren Teil des Gaumens und gibt dort das Signal für das Saugen.
2. *Lippenschluß* ist zum Halten der Flasche nicht erforderlich.
3. Die *Zahnleisten* brauchen die Flasche nicht auszupressen, die Nahrung fließt fast von allein heraus.
4. Die *Zunge* braucht keine rhythmischen Bewegungen zu machen, sie wird meistens oben an den Gaumen gedrückt (2).
5. Die *Kiefermuskulatur* wird wenig beansprucht, die Kieferentwicklung nicht gefördert.

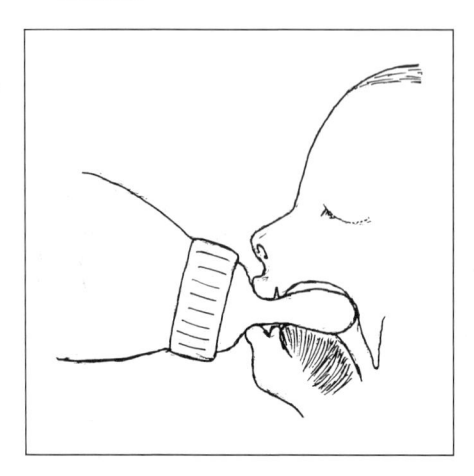

Abb. 10.8 Baby trinkt an der Flasche (mit freundlicher Genehmigung von *Hans Schottky,* Bremen)

Saugverwirrung

Viele Kinder saugen an allem, was sie zu fassen bekommen, und haben keine Schwierigkeiten mit dem Wechsel zwischen Brust und Flasche. Aber ein nicht unerheblicher Teil der Kinder kommt mit den verschiedenen Trinktechniken nicht zurecht und entwickelt Stillprobleme, die mit dem Begriff der Saugverwirrung zusammengefaßt werden.

1. An der Brust öffnet das Kind den Mund nicht genügend weit, um den Warzenvorhof ausreichend mit aufzunehmen. Das Kind kaut auf der Warze, diese wird wund.
2. Das Kind sucht mit der Zunge nach dem Fläschchensauger und stößt dabei u.U. die Brustwarze aus dem Mund anstatt sie hereinzuholen (2). Es wartet auf das Saugsignal hinten am Gaumen und wird quengelig, wenn dieses ausbleibt. Die Mutter wird immer angespannter, so daß ihr Milchspendereflex versagt und das Kind auch das Signal des Milchflusses nicht erhält. Auf diese Weise kann sich rasch ein Teufelskreis aufbauen.
3. Das Kind lehnt die Brust ganz ab. Das kann auch nach mehreren Wochen noch geschehen und zum vorzeitigen Abstillen führen.

Vermeidung und Behandlung der Saugverwirrung

1. Die Verwendung von *Fläschchen* sollte auf begründete Einzelfälle beschränkt werden.
2. *Brusthütchen* können zu Saugverwirrung führen, außerdem noch zu anderen Schwierigkeiten (s.S. 40). Bei bereits eingetretener Saugverwirrung können sie manchmal übergangsweise eingesetzt werden.
3. Der *Schnuller* kann in der ersten Lernphase ebenfalls zur Saugverwirrung beitragen. Weil das Kind mit dem Schnuller im Mund ruhig ist, kann es vorkommen, daß sein Hunger nicht sofort bemerkt wird, und es zu selten angelegt wird (s.S. 62).
4. Ein Zufüttern mit Löffel oder Pipette ist im Klinikalltag schwer durchführbar. Abgepumpte Muttermilch kann schon bei Neugeborenen mit einem kleinen *Becher* gegeben werden (Abb. 10.9). In Kenia z.B. werden Frühgeburten so ge-

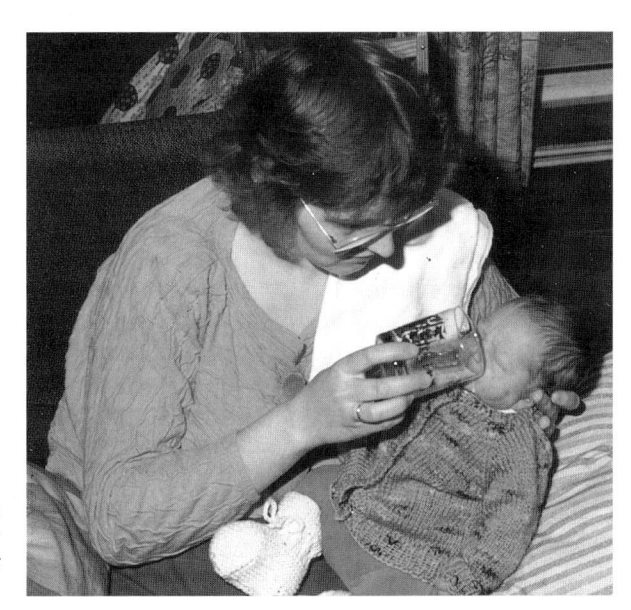

Abb. 10.9 Baby trinkt aus dem Becher (mit freundlicher Genehmigung von *Annegret Ellerbusch,* Lilienthal)

füttert (1). Auf diese Weise läßt sich Saugverwirrung sowohl vermeiden als auch behandeln, wenn ein Zufüttern unvermeidlich ist.

Die durch Saugverwirrung ausgelösten Schwierigkeiten werden häufig unterschätzt. Viele Stillbeziehungen hören deswegen auf, bevor sie richtig angefangen haben. Manche Mütter wenden sich an die Stillgruppen, und mit Geduld und Unterstützung läßt sich das Baby meistens wieder an die Brust gewöhnen. Die dafür erforderliche Zeit und Kraft fehlt dann anderswo. Besser ist es, es gar nicht erst zur Saugverwirrung kommen zu lassen.

Literatur

1 *Aktionsgruppe Babynahrung* (Hrsg.): Ernährung untergewichtig geborener Babies. Video-Film. Kenia 1988. Bezug über *AGB* Reinhäuser Landstr. 80, D-3400 Göttingen (neue PLZ: 37083 Göttingen)
2 *Frantz, K.:* Stilltechniken, die funktionieren. 1988. Bezug über *LLL-Deutschland*, Postfach 96, D-8000 München 65 (neue PLZ: 81214 München)
3 *Minchin, M.:* Breastfeeding Matters. Alma publications, Australien 1985, S. 118
4 *Woolridge, M.:* The „anatomy" of infant sucking. Midwifery 2 (1986) 164–171

10.4 Stilldauer und Stillrhythmus

Sibylle Chattopadhyay

Viele Jahre lang war es üblich, das Stillen auf 5 Mahlzeiten pro Tag zu beschränken, mit vierstündigem Abstand am Tage und einer achtstündigen Nachtpause. Jede Mahlzeit durfte nur 10 bis höchstens 20 Minuten dauern (z.B. [4]). Inzwischen ist weitgehend anerkannt, daß das *Stillen nach Bedarf* zu besseren Ergebnissen führt. Dabei wird der Säugling immer dann angelegt, wenn er Hunger hat, und darf trinken, solange er will.

Dauer der Stillmahlzeiten

Still-Temperamente

Schon die Neugeborenen zeigen ein ganz unterschiedliches Trinkverhalten. *Barnes* (2) hat die verschiedenen Still-Temperamente zu fünf „Typen" zusammengefaßt, die nicht streng aufgefaßt werden dürfen, sondern als Orientierungspunkte bei der Beobachtung der Kinder helfen können:

1. *Barrakudas:* Der Name dieses Raubfisches wurde von einer Mutter gewählt. Es handelt sich um kräftige, gierige Kinder, die die Brust sofort erfassen, gierig trinken und nach 10-20 Minuten fertig sind. Manchmal trinken sie derart gierig, daß es der Mutter weh tut.

2. *Erfolglose Hektiker:* Die Kinder sind beim Anlegen so aufgeregt, daß sie die Brust zwar fassen, aber gleich wieder verlieren und dann anfangen zu schreien. Sie müssen erst beruhigt werden, bevor sie angelegt werden können. Nach einigen Tagen kommen Mutter und Kind meistens besser zurecht.
3. *Zauderer:* Sie haben in den ersten Tagen kaum Interesse an der Brust oder am Saugen. Erst nach dem Milcheinschuß legen sie los und trinken von da an sehr gut. Der Versuch, diese Kinder zu drängen, führt nur zu Schweißausbrüchen. Wird die Zeit, die es bei jedem Anlegen dauert, bis sie anfangen zu trinken, als Schmusezeit und Kennenlernzeit aufgefaßt und genossen, finden Mutter und Kind leichter zueinander.
4. *Feinschmecker und Genießer:* Bevor diese Kinder anfangen zu trinken, spielen sie etwas mit der Brustwarze. Sie saugen, probieren ein bißchen, lassen wieder los, lecken sich die Lippen. Erst danach fangen sie an zu trinken, trinken dann aber gut. Werden sie in der Anfangsphase gedrängt, fangen sie an zu schreien und werden wütend.
5. *Träumer:* Diese Kinder trinken ein bißchen, ruhen sich aus und trinken dann wieder. Sie trinken gut, brauchen aber durch die immer wieder eingelegten Pausen sehr lange. Sie lassen sich nicht drängen.

Bei den meisten Kindern ist es nicht möglich, ihr Trinkverhalten umzukrempeln. Sie werden wütend, schreien, und sind nur schwer wieder an die Brust zu bekommen. Wird ein Kind wiederholt in seinem Stillverhalten gestört, kann das zur Ablehnung der Brust führen, zu unzureichender Trinkmenge, frühem Zufüttern und Abstillen. Eine gute Beobachtung des kindlichen Verhaltens und entsprechende Beratung der Mutter hilft beiden, sich beim Stillen aufeinander einzustimmen.

Wie lange anlegen?

Noch immer kann man die Empfehlung lesen, in den ersten Tagen nur 5–10min lang anzulegen und die Zeiten allmählich zu verlängern, damit die Brustwarzen nicht wund werden (z.B. [5]). Zwar sind die Brustwarzen in den ersten Tagen empfindlich und werden bei vielen Frauen wund, doch die beste Vorbeugung dagegen ist das richtige Anlegen (s.S. 48). Die Beschränkung der Stilldauer auf 5–10min verringert die Häufigkeit wunder Warzen nicht (7). Sie begünstigt aber frühes Abstillen (7).

Es besteht bei dieser Beschränkung die Gefahr, daß das Kind nicht genügend Muttermilch erhält und die Milchbildung verspätet in Gang kommt:

— Viele Kinder brauchen von ihrem Temperament her länger für eine Mahlzeit, s.o.
— Der Milchspendereflex ist in den ersten Tagen leicht störbar, und bei vielen Müttern dauert es einige Minuten, bis er ausgelöst wird. Wird das Kind schon vorher von der Brust genommen, hat es die zur Verfügung stehende Milch noch nicht trinken können.
— Bis die Laktation sich eingespielt hat, ist erst nach einer Stillzeit von ca. 20 Minuten genügend Prolaktin ausgeschüttet worden, um die weitere Milchbildung ausreichend zu fördern.

Am Anfang der Stillmahlzeit, bevor der Milchspendereflex ausgelöst ist, macht das Kind saugende Bewegungen. Wenn dann die Milch fließt, schluckt es, oft hörbar, nach jeweils 1–2 Saugbewegungen. Läßt nach einiger Zeit der Milchfluß nach, schluckt es erst nach mehreren Saugbewegungen. Ist es gesättigt, so nuckelt es nur noch. Bei empfindlichen Brustwarzen kann es, besonders in den ersten Tagen, sinnvoll sein, das Kind dann von der Brust zu nehmen.

An einer oder an beiden Seiten anlegen?

In der Neugeborenenzeit sollte das Kind jedesmal an beiden Seiten angelegt werden, damit sich die Milchbildung gut einspielen kann. Nach einigen Wochen kann es für manche Kinder und Mütter günstiger sein, das Kind manchmal oder bei jeder Mahlzeit nur an einer Seite anzulegen:
— Zu reichliche Milchbildung kann dadurch verringert werden (s.S. 122).
— Manchmal kann dadurch Blähungen und scheinbarer Laktoseintoleranz vorgebeugt werden (s.S. 74).
— Das Bedürfnis des Kindes, am Ende der Mahlzeit an einer weitgehend leeren Brust noch eine Weile zu nuckeln, kann gestillt werden.

In der Regel holt sich das Kind beim Stillen nach Bedarf genügend kalorienreiche Milch, unabhängig davon, ob es jedesmal an einer oder an beiden Seiten angelegt wird (8). Wenn das Kind nach einer Seite zufrieden ist, braucht es erst beim nächsten Mal an der anderen Seite angelegt zu werden. Hat es noch Hunger, kann es gleich die andere Seite bekommen.

Rhythmus der Stillmahlzeiten

Schwierigkeiten beim Stillen nach Bedarf

Die meisten Mütter und das betreuende medizinische Personal erwarten auch beim Stillen nach Bedarf, daß die Kinder ‚von sich aus' einen bestimmten Rhythmus einhalten. In den meisten Büchern liest man, daß die Kinder sich auf 5 bis höchstens 8 Mahlzeiten einstellen, entsprechend einem 3–4 stündigen Rhythmus mit längerer Nachtpause (z.B. [1]). Eine erfahrene englische Hebamme kommentiert ähnliche Erwartungen in bezug auf das Schlafen der Babies mit dem Satz: „Leider haben die Babies diese Bücher nie gelesen" (3).

Die Erwartung solcher Rhythmen führt manchmal dazu, daß das Kind mit Hilfe eines Schnullers oder Teefläschchens hingehalten wird. Wenn die Milchbildung der Mutter dadurch nicht ausreichend angeregt wird, nimmt das Kind ungenügend zu.

Manche Kinder melden sich nicht häufig genug. In den ersten Lebenstagen führt die Neugeborenengelbsucht oft zu vermehrter Schläfrigkeit. Stillen nach Bedarf reicht dann nicht aus, sondern das Kind muß auch zwischendurch zum Stillen geweckt werden. Bei einem Kind, das im ersten Vierteljahr nur 4 bis 5 Mahlzeiten pro Tag verlangt, muß die Gewichtsentwicklung sorgfältig kontrolliert werden. Nimmt es nicht genug zu, muß die Mutter es öfter anlegen.

„Normaler" Stillrhythmus

Im Laufe der Entwicklung im ersten Lebenshalbjahr ändert sich auch der Trinkrhythmus immer wieder. Häufig liegt er bei 2 1/2 – 3 Stunden. Er kann zwischen 1 1/2 und 5 Stunden schwanken und ist selten starr.

Die meisten Kinder halten am Vormittag und frühen Nachmittag längere Abstände ein und haben eine recht unruhige Phase am späten Nachmittag oder Abend, in der sie häufiger gestillt werden wollen. Das hängt zum Teil damit zusammen, daß die Mutter gegen Abend erschöpft und ihre Milchmenge verringert ist. Ein gemeinsamer Mittagsschlaf mit dem Baby, oder ggf. eine Ruhepause auf dem Sofa mit Vorlesen für das größere Kind, läßt alle den Abend besser überstehen.

Säuglinge schlafen oft weitaus weniger als von ihnen erwartet wird – auch die ganz kleinen sind manchmal 8–12 Stunden pro Tag wach. Dann wollen sie am Familienleben teilnehmen, schmusen, reden, schaukeln, getragen und gestillt werden.

Viele Kinder halten in den ersten Wochen keine längere Nachtpause ein oder sie legen ihre ‚längere' Pause auf einen anderen Zeitpunkt des Tages, bis sich der Tag-Nacht-Rhythmus eingespielt hat. Das „Durchschlafen" kann allerdings noch lange auf sich warten lassen.

Verkürzter Stillrhythmus

In verschiedenen Phasen verkürzt sich der Stillrhythmus deutlich:

1. *Wachstumsschübe:* Viele Säuglinge durchlaufen mehrere Wachstumsschübe, in denen ihr Nahrungsbedarf plötzlich steigt. Diese fallen etwa in folgende Zeiten: 6.–10. Tag (kurz nach der Klinikentlassung!), 5.–6. Woche, 3 Monate, 6 Monate. Die Kinder wollen plötzlich wesentlich öfter trinken und scheinen nicht richtig satt zu werden. Durch häufiges Anlegen wird die Milchmenge innerhalb von 2 bis 4 Tagen soweit gesteigert, daß die Kinder wieder seltener gestillt werden wollen.

    In diesen Tagen braucht auch die Mutter mehr Essen und Trinken; sie sollte sich ausreichend Ruhe gönnen und z.B. das Fensterputzen verschieben.
2. *Große Hitze:* Der erhöhte Flüssigkeitsbedarf der Kinder führt dazu, daß sie häufiger, aber kürzer trinken, sodaß sie mehr wässrige Vordermilch bekommen. Die Gabe von zusätzlichem Wasser oder Tee ist selbst in tropischen Sommern nicht nötig, kann sogar die Nahrungsaufnahme durch Muttermilch beeinträchtigen (6).
3. *Unruhe und Anspannung:* Säuglinge sind sehr feinfühlig für die Atmosphäre ihrer Umgebung und reagieren auf alle Stimmungsänderungen. Auch wenn die Mutter zum Beispiel erwartet, daß das Kind endlich durchschläft, kann es auf diese Anspannung mit häufigerem Aufwachen und vermehrtem Bedürfnis

nach Rückversicherung durch Stillen reagieren. Entlastung der Mutter vom Erwartungsdruck und Einbeziehung der anderen Familienmitglieder können hier helfen.

Bei allgemeiner Nervosität ist es wenig hilfreich, das Kind immer wieder anzulegen. Ein Spaziergang, eine Ablenkung oder ein Schläfchen sind sinnvoller, und vielleicht kann sich auch eine andere Person eine Weile um das Kind kümmern.

Achten Sie beim Stillen nicht auf die Uhr, sondern auf Mutter und Kind und deren Wohlbefinden. Damit verhelfen Sie beiden zu ihrem Rhythmus.

Literatur

1 *Bachmann, K.D.* et al: Pädiatrie in Praxis und Klinik. Bd. 1. G. Fischer und Thieme, Stuttgart 1989, S. 499
2 *Barnes, G.R., Lethin, A.N., Jackson, E.B.:* Management of breast feeding. J.A.M.A. 151 (1953) 192–199
3 *Kitzinger, S.:* Alles über das Stillen. Kösel, München 1983
4 *Martius, G.:* Lehrbuch der Geburtshilfe. Thieme, Stuttgart 1974, S. 387
5 *Peters, F.:* Laktation und Stillen. Enke, Stuttgart 1987, S. 31
6 *Sachdev, H.P.S., Krishna, J., Puri, R.K., Satyanarayana, L., Kumar, S.:* Water supplementation in exclusively breastfed infants during summer in the tropics. Lancet 337 (1991) 929–933
7 *Slaven, S., Harvey, D.:* Unlimited suckling time improves breast feeding. Lancet i (1981) 392–393
8 *Woolridge, M.W., Ingram, J.C., Baum, J.D.:* Do changes in pattern of breast usage alter the baby's nutrient intake? Lancet 336 (1990) 395–397

10.5 Reicht die Milch?

Utta Reich-Schottky

Ob genügend Muttermilch da sei, ist von Anfang an die große Sorge von Eltern, Ärzten und Pflegepersonal.

Die ersten Tage nach der Geburt

In den ersten Tagen nach der Geburt verlieren viele Säuglinge bis zu 10% ihres Geburtsgewichtes. Schwerere Kinder nehmen manchmal stärker ab und langsamer wieder zu.

Es ist sinnvoll, die Kinder *häufig anzulegen* ([2] u.a.). „Häufig" heißt im allgemeinen *8 mal in 24 Stunden*, jeweils an beiden Seiten. Auch anfangs schläfrige Kinder sollten sobald wie möglich ebenso oft angelegt werden. Viele Kinder wollen und dürfen auch häufiger gestillt werden, was sich auch günstig auf die Neugeborenengelbsucht auswirkt (s.S. 76). Dabei muß das Kind bei jeder Mahlzeit genügend Zeit haben, sich satt zu trinken (s.S. 59). Je öfter das Kind angelegt wird, desto eher kommt die Milchbildung in Gang, und desto weniger heftig verläuft der Milcheinschuß.

Testwiegen vor und nach der Mahlzeit setzt die Mutter unter erheblichen Druck, beeinträchtigt den Milchspendereflex und stört die Stillbeziehung. Gesunde Kinder sollten täglich nur einmal morgens gewogen werden (3).

Medikamente können den Stillanfang beeinträchtigen: Unter der Geburt gegebene Schmerzmittel (z.B. Dolantin®) beeinträchtigen das Saugen des Kindes (6), Methylergometrin (Methergin®) hemmt die Prolaktinausschüttung und damit die Milchbildung (1).

Ersatznahrung sollte bei gesunden, reifen Kindern in den ersten 72 Stunden grundsätzlich nicht eingesetzt werden (3). ,,Auch nach 72 Stunden soll nur dann eine Zufütternahrung *erwogen* (Hervorhebung von *U. R.-S.*) werden, wenn die Gewichtsabnahme des Neugeborenen 5 % des Körpergewichtes überschritten hat und weiter fallende Tendenz zeigt''(3). Hier muß ärztlicherseits individuell abgewogen werden, wie auch bei der Verordnung von Glukoselösungen.

Glukoselösungen werden häufig *routinemäßig* gegeben. Sie werden zwar als mögliche Zufütterung genannt (3), von anderer Seite wird davon jedoch abgeraten, weil sie zu einer Erhöhung des Bilirubinspiegels führen können (7). Außerdem geschieht es leicht, daß das Kind statt der Brust ein Glukosefläschchen bekommt, so daß es seltener an der Brust trinkt. Dadurch nimmt es weniger Milch auf, und die Milchbildung der Mutter wird weniger angeregt. Und schließlich kann das Saugen am Fläschchen beim Kind zur Saugverwirrung führen. Diese Schwierigkeiten lassen sich umgehen, indem das routinemäßige Glukosefläschchen ersetzt wird durch routinemäßiges häufiges Anlegen.

Auch das *Lernen der Mutter* wird dadurch beeinflußt. Wird regelmäßig ein Fläschchen dazugestellt, so lernt sie, ,,Muttermilch ist nicht genug'', was zu vorzeitigem Abstillen führen kann. Läßt man das Fläschchen weg und hilft der Mutter stattdessen beim Anlegen, so lernt sie, ,,Ich kann dafür sorgen, daß die Milch reicht''.

Unseres Erachtens darf eine Zufütterung nicht routinemäßig erfolgen, sondern sie bedarf der individuellen ärztlichen Indikation.

Die Angst der Mutter: ,,Ich habe zu wenig Milch''

Diese Aussage hört man immer wieder von Müttern. Folgende Anhaltspunkte helfen bei der Beurteilung dieser Frage:

Wenn das Kind
— 6 schwere Höschen- bzw. 8 nasse Stoffwindeln pro Tag hat,
— einen normalen Hautturgor hat,
— lebhaft ist,
— regelmäßig an Gewicht zunimmt,
dann erhält es genug Milch.

Auch wenn das Kind gesund ist, seine Entwicklung altersgemäß und seine Gewichtszunahme zufriedenstellend sind, gibt es immer wieder Phasen, in denen eine Mutter glaubt, sie hätte zu wenig Milch — was oft gar nicht zutrifft (4).

Auf die Frage ,,Woran merken Sie das?'' erhält man häufig folgende Antworten (s. [5]):

1. „Meine Brust war erst so groß, jetzt ist sie weich und klein."
   Dies ist eine physiologische Anpassung an die Laktation. Nach dem Milcheinschuß stellt sich die Brust allmählich auf die Milchbildung ein und wird trotz steigender Milchproduktion kleiner und weicher.
2. „Mein Kind will viel öfter an die Brust als das Kind meiner Bekannten."
   Kinder sind in Temperament und Saugbedürfnis sehr verschieden. Solange sie gut zunehmen und zufrieden sind, ist von 4 bis 14 Mahlzeiten pro Tag alles normal.
3. „Mein Kind will plötzlich viel öfter gestillt werden als sonst."
   Vielleicht hat es einen Wachstumsschub und benötigt mehr Milch. Das ist häufig im Alter von 6–10 Tagen, 5–6 Wochen und 3 Monaten der Fall, kann aber auch zu anderen Zeiten eintreten. Legt die Mutter es dann seinem Bedarf entsprechend häufiger an – und ißt und trinkt sie selber genug –, wird sich ihre Brust innerhalb weniger Tage auf den neuen Bedarf einstellen, und die Abstände zwischen den Mahlzeiten werden wieder größer.
4. „Mein Kind weint am Ende der Mahlzeit."
   Weint es, wenn es von der Brust genommen wird? Dann hat es möglicherweise noch Hunger, vielleicht will es nur noch saugen. Oder weint es, wenn es noch an der Brust ist? Dann will es möglicherweise noch nuckeln, aber keine Milch mehr trinken. In diesem Falle hilft es, das Kind an der ersten Brust zu lassen, bis es zufrieden ist – dann kann es zum Schluß nuckeln, ohne viel Milch schlucken zu müssen (s.S. 74).
5. „Mein Kind läßt sich abends nur an der Brust beruhigen."
   Viele Kinder sind abends quengelig. Auch die Mütter haben dann schon einen anstrengenden Tag hinter sich und sind müde. Die meisten Mütter haben abends weniger Milch als morgens. Gegen beides hilft z.B. ein Mittagsschlaf – oder wenigstens eine Weile die Beine hoch legen. Oder die Mutter macht es sich mit dem Kind an der Brust gemütlich. Sie kann dabei ein Buch lesen oder ausführlich zu Abend essen, so daß alle zufrieden sind.
6. „Mein Kind will nachts so häufig an die Brust."
   Das ist normal. Manchmal hat es Hunger, ein andermal will es sich der Nähe der Mutter vergewissern. Viele Kinder, die anfangs gut geschlafen haben, fangen mit etwa einem halben Jahr an, nachts häufiger wach zu werden.
7. „Mein Kind hört schon nach wenigen Minuten auf zu trinken."
   Ist es dann zufrieden, wenn es aufhört, oder noch unzufrieden? Kinder brauchen unterschiedlich lange für eine Mahlzeit. Bei älteren Säuglingen geht das Trinken oft schneller. Manche Kinder haben sich tatsächlich schon nach wenigen Minuten alles geholt, was sie brauchen. Wenn das Kind unzufrieden ist, kann die Mutter es noch einmal an der anderen Seite anlegen, oder auf andere Weise trösten und nach einer Weile wieder anlegen.
8. „Beim Wiegen vor und nach der Mahlzeit sehe ich, daß das Kind kaum etwas bekommen hat."
   Das Testwiegen mit nicht-elektronischen Waagen ist sehr ungenau und kann zu völlig falschen Ergebnissen führen. Kleinere Milchmengen werden dabei häufig unterschätzt. Zuverlässigere Aussagen darüber, ob das Kind genug bekommt, erhält man, indem man das Kind einmal am Tag zur gleichen Tageszeit oder 1–2 mal in der Woche wiegt.

9. „Mein Kind hat nur alle drei Tage Stuhlgang."
   Es ist völlig normal, wenn die Kinder alle paar Tage oder nur einmal in der Woche Stuhlgang haben, solange sie munter sind und der Stuhl weich, gelb bis grün und säuerlich bzw. nicht übelriechend ist.

Die Milchmenge ist zu gering und muß gesteigert werden

Wenn das Kind zuwenig Milch erhält, kann das verschiedene Ursachen haben:
- Das Kind ist nicht gesund und kann sich nicht genug Milch holen.
- Die Mutter ist aus körperlichen oder seelischen Gründen nicht in der Lage, genügend Milch zu bilden – das sind möglicherweise bis zu 5% der Mütter.
- Die Handhabung des Stillens muß verbessert werden – das ist die häufigste Ursache.

Ansatzpunkte zur Steigerung der Milchmenge ergeben sich aus der Betrachtung der körperlichen und seelischen Verfassung der Mutter sowie der Handhabung des Stillens:

Die körperliche und seelische Verfassung der Mutter

1. *Trinkt* sie genug? Etwa 1 Liter pro Tag zusätzlich, evtl. Milchbildungstee (davon höchstens 3–4 Tassen!)?
2. *Ißt* sie genug? Ist die Qualität ihrer Nahrung ausreichend? Viele Frauen denken zu wenig an sich selbst.
3. Nimmt sie *Medikamente* (die Pille)? *Raucht* sie? Das kann die Milchproduktion verringern.
4. Kann sie sich entspannen, ausruhen, die Beine hochlegen? Welche *Hilfsmöglichkeiten* für den Haushalt und ggf. größere Kinder stehen ihr zur Verfügung?
5. Ist ihr *Milchspendereflex* beeinträchtigt? Da helfen manchmal gezielte Entspannungs- oder Atemübungen, eine Rückenmassage vom Partner oder ein Schaukelstuhl.
   Die Mutter kann auch die Brust warm abduschen und kann sie mit einem Hautöl (z.B. Oleum lactagogum®) sanft massieren.
6. Hat sie besondere *Belastungen*? Manchmal kann schon ein Gespräch den Druck und die Spannung so weit lösen, daß die Milch wieder fließen kann.
7. Ist ihr *Partner* gegen das Stillen? Das kann eine kaum überwindbare Barriere sein.

Die Handhabung des Stillens

1. *Korrektes Anlegen:* Bauch an Bauch, und viel vom Warzenhof in den Mund des Kindes (Einzelheiten s.S. 48 sowie Tab. 11.2, S. 72).

2. *Häufiges Anlegen:* Das Kind muß alle 2–3 Stunden angelegt werden, tagsüber bei Bedarf noch öfter. Schläfrige Kinder müssen geweckt werden. Manchmal hat eine Mutter die Möglichkeit, sich auch am Tage mit dem Kind ins Bett zu legen und es immer wieder zu stillen.
3. *Wechselstillen:* Das heißt, wenn das Kind an der ersten Seite nicht mehr richtig trinkt, es an der zweiten anlegen; wenn es dort nicht mehr richtig trinkt, wieder zur ersten Seite, und noch einmal zur zweiten Seite. Dieser Vorgang wird mehrfach wiederholt. Während das Kind an einer Brust trinkt, sammelt sich in der anderen Brust Milch, die das Kind dann noch trinken kann.
4. *Schnuller* und *Fläschchen* soweit wie möglich vermeiden: Das Kind soll seinen Hunger nicht „wegschnullern", sondern oft genug an die Brust kommen. Auch sollte die Gefahr der Saugverwirrung minimiert werden.

Meistens läßt sich die Milchmenge durch geeignete Maßnahmen ausreichend steigern. Gelingt dies nicht, bedarf die Mutter besonderer Betreuung und Beratung, nicht nur für die Ernährung des Kindes, sondern auch, um Trauer über den Verlust der Stillbeziehung und Gefühle des Versagens aufzufangen.

Literatur

1 *Arabin, B., Rüttgers, H.:* Methergin und Stillen – verträgt sich das? Pädiat. prax. 37 (1988) 206
2 *De Carvalho, M., Robertson, S.* et al: Effect of frequent breast-feeding on early milk production and infant weight gain. Pediatrics 72 (1983) 307–311
3 *Ernährungskommission der Deutschen Gesellschaft für Kinderheilkunde:* Empfehlungen zum Stillen in den ersten Lebenstagen. Der Kinderarzt 20/10 (1989) 1429
4 *Hillervik-Lindquist, C., Hofvander, Y., Sjölin, S.:* Studies on perceived breast milk insufficiency. Acta paediat. scand. 80 (1991) 297–303
5 *Minchin, M.:* Breastfeeding matters. Alma Publications, Australien 1985
6 *Righard, L., Alade, M.:* Effect of delivery room routines on success of first breast-feed. Lancet 336 (1990) 1105–1107
7 *Storm, W.:* Muttermilchernährung und Ikterus des Neugeborenen. Kinderkrankenschwester 9/2 (1990) 52–53

Besondere Stillsituationen

11 Schwierigkeiten des Kindes

11.1 Gedeihen und Gedeihstörungen

Elien Rouw

Vollgestillte Kinder gedeihen in der Regel sehr gut. Wachstumsstörungen können aber auftreten und sollten rechtzeitig erkannt und behandelt werden. Wichtig ist dabei der Unterschied zwischen einem langsam wachsenden Kind und einer richtigen Wachstumsstörung.

Normales Wachstum

Die Wachstumskurven, von denen „normales" Wachstum abgelesen wird, sind überwiegend anhand von Flaschenkindern erstellt worden. Ob es sich dabei um optimales Wachstum handelt, ist fraglich, da bei Flaschenkindern die Gefahr der Überfütterung droht. Gestillte Kinder haben manchmal eine etwas andere Wachstumskurve (12). Auch die Erbanlage des Säuglings spielt eine Rolle. So wachsen Kinder kleiner Eltern oder anderer ethnischer Gruppen (z.B. Asiaten) meistens weniger schnell.

Nimmt ein Kind nur langsam zu, muß untersucht werden, ob es, bei guter Gesundheit, normalem Entwicklungsstand und Lebhaftigkeit, z.B. wegen zierlicher Statur langsam zunimmt, oder ob eine richtige Gedeihstörung vorliegt. Langsa-

Tabelle 11.1   Kriterien für die Beurteilung des Gedeihens gestillter Kinder (aus: *Lawrence, R.A.*: Breastfeeding: a guide for the medical profession. Mosby, St. Louis 1989, S. 290)

Kind mit langsamer Gewichtszunahme	Kind mit Gedeihstörung
gesundes, munteres Aussehen	apathisch oder weinend
guter Muskeltonus	schlaffer Tonus
guter Hautturgor	schlechter Hautturgor
mindestens 6 nasse Windeln pro Tag	wenige nasse Windeln
heller, dünner Urin	konzentrierter Urin
Stuhlgang häufig, sämig (wenn selten, dann voluminös und weich)	Stuhlgang selten, spärlich
8 oder mehr Stillmahlzeiten pro Tag von 15-20 Minuten Dauer	weniger als 8 Mahlzeiten oft von kurzer Dauer
gut funktionierender Milchspendereflex	kein erkennbarer Milchspendereflex
Gewichtszunahme langsam, aber stetig	Gewicht wechselnd – manchmal Gewichtsabnahme

mes Wachstum an sich ist kein Grund einzugreifen (6). Ein Wachstumsstillstand oder sogar Gewichtsabnahme ist immer ein Alarmsignal.

Unterscheidung von normalem Wachstum und Gedeihstörung

Lawrence (10) hat einige Kriterien für die Beurteilung dieser Frage zusammengestellt (Tab. 11.1).

Gedeihstörungen

Eine Gedeihstörung kann akut einsetzen oder sich schleichend entwickeln.

Akut: Das Kind nimmt nach der Geburt stark ab (mehr als 10 % des Geburtsgewichts) und nimmt danach nicht oder nicht genügend zu. Es besteht Austrocknungsgefahr. Das Kind ist apathisch und schläft viel, was die Situation noch verschlimmert, da es sich nicht für die nächste Stillmahlzeit meldet. Hier ist rasches Eingreifen erforderlich, oft auch die Aufnahme des Säuglings in einem Krankenhaus, möglichst zusammen mit der Mutter (7).

Schleichend: Das Kind wächst äußerst langsam. Manchmal tritt sogar ein Wachstumsstillstand ein. Diese Säuglinge sind meistens über einen Monat alt (1). Verschiedene Ursachen können eine Gedeihstörung bewirken.

Mütterliche Ursachen

Die körperliche und seelische Verfassung der Mutter beeinflussen die dem Kind zur Verfügung stehende Milchmenge (s.S. 65).

Bei regelrechten Gedeihstörungen sind folgende Punkte hervorzuheben:

Milchspendereflex: Vor allem bei Erstgebärenden dauert es oft einige Zeit, bis der Reflex sich richtig eingespielt hat. In der Kliniksituation oder/und bei zu großen häuslichen Belastungen kann es dazu kommen, daß er verzögert oder gar nicht einsetzt. Auch durch Rauchen oder Medikamente kann er beeinträchtigt werden. Sowohl der Milchspendereflex als auch der Prolaktinreflex werden durch Brusthütchen abgeschwächt, da der auslösende Reiz an der Brustwarze geringer ist.

Ohne Milchspendereflex erhält das Kind nur die erste, durststillende, wässrige Milch und nicht genügend nahrhafte, fettreiche Milch. Und je weniger Milch getrunken wird, desto weniger wird nachgebildet, nach dem Prinzip von Angebot und Nachfrage.

Nicht alle Mütter spüren den Milchspendereflex. Man kann aber das Trinkverhalten des Kindes beobachten: Wenn der Reflex einsetzt, schluckt es regelmäßig (s. Tab. 11.2, S. 72).

Zu geringe Milchbildung ist häufig zurückzuführen auf:
- zu seltenes Anlegen – weniger als 8 mal pro Tag,
- zu lange Nachtpause,
- Müdigkeit, Erschöpfung,
- Krankheit,
- Rauchen,
- Ernährungsfehler,

sehr selten auch auf:
- anlagebedingte Anomalien der Brust oder
- Hormonstörungen, z.B. Hypothyreose.

Es kommt vor, daß der *Mineralgehalt der Muttermilch* gestört ist. Beschrieben sind Hypernaträmie (2) und Hypochlorämie (8). Die Ursachen dafür sind unklar, eine zu geringe Milchproduktion mag eine Rolle spielen (4). Das Kind trocknet aus und muß umgehend – möglichst zusammen mit der Mutter – stationär aufgenommen werden.

Medikamente der Mutter können in die Milch übergehen und beim Kind Appetitlosigkeit und Müdigkeit hervorrufen. Koffein kann zu Hyperaktivität des Kindes und dadurch übermäßigem Energieverbrauch beitragen (3).

Kindliche Ursachen

1. Manche Ursachen für Gedeihstörungen sind *angeboren*: z.B.
   - metabolische Störungen (Hypothyreose),
   - neurologische Störungen, die zu Trinkschwäche führen,
   - Herzfehler, die den Energieverbrauch erhöhen,
   - Mukoviszidose (S.a.S. 96).
2. Chronische und akute *Infektionen* erhöhen den Energiebedarf und verringern Saugkraft und Appetit. Derart erkrankte Kinder mögen nur wenig essen und trinken; an der Brust saugen sie aber. Dadurch nehmen sie beim Stillen mehr Flüssigkeit und Nahrung auf und sind schneller wiederhergestellt als bei anderer Ernährung (10).
3. *Magen-Darm Erkrankungen* sieht man bei vollgestillten Säuglingen äußerst selten. Die beste Heilnahrung ist Muttermilch (9).
4. Frühgeborene, Babies mit Trinkschwäche oder Saugproblemen bedürfen sorgfältiger Beobachtung.
5. Manche Kinder verlieren viel Wärme durch zu dünne Bekleidung *außerhalb des Bettes*, vor allem am Kopf. Eine Mütze, auch im Haus, und wollene Unterhemden können den Wärmeverlust verringern und die Gewichtszunahme verbessern. Das Kind darf aber keinen Wärmestau entwickeln!
6. *Gefährdet sind "ruhige", "brave" Kinder!*
   In den ersten Tagen kann eine Gelbsucht die Kinder schläfrig und trinkfaul machen (s.S. 75).
   Andere Kinder scheinen auch später ruhig und zufrieden mit dem, was sie bekommen, und melden sich viel zu selten. Manche werden auch mit einem

Schnuller ruhig gehalten. Sie bekommen nur 4 oder 5 Stillmahlzeiten pro Tag, und manche Eltern berichten stolz, daß ihr Kind „schon durchschläft". Dabei brauchen Säuglinge in den ersten Lebenswochen noch unbedingt eine oder mehrere nächtliche Stillmahlzeiten. (Es gibt Kinder, die mit 4 Mahlzeiten hervorragend gedeihen, aber diese sind eher die Ausnahmen!)

Behandlung

Je nach Zustand des Kindes wird man zusätzlich enteral oder sogar parenteral Nahrung und Flüssigkeit geben. Auch abgepumpte Muttermilch kann mit Fläschchen, Becher oder Lact-aid® gegeben werden. Das Lact-aid® hat den Vorteil, daß die Milchproduktion auch beim Zufüttern stimuliert wird und daß keine Saugverwirrung eintritt. Die Milchproduktion der Mutter muß gesteigert werden (s.S. 65). Manchmal muß zusätzlich zum häufigen Anlegen abgepumpt werden, vor allem bei Kindern, die nicht kräftig genug saugen. Ab dem 4. Monat kann auch in Abstimmung mit dem Kinderarzt neben dem Stillen frühzeitig kalorienreiche Zusatznahrung gegeben werden (11), z.B. in Form einer geschlagenen Banane.

Zum besseren Verständnis der Ursachen sollte der Stillvorgang selbst beobachtet werden (s. Tab. 11.2). Die Mutter braucht am Anfang Unterstützung, vor allem weil ihr Selbstvertrauen manchmal stark angeschlagen ist.

Einige Kinder mit angeborenen oder perinatal erworbenen Störungen saugen und gedeihen schlecht, ob sie mit der Flasche gefüttert oder gestillt werden. Wenn die Mutter weiß, daß die Gedeihstörung auf die Behinderung des Kindes zurückzuführen ist, kann sie es leichter betreuen und seine Eigenheiten gelassener hinnehmen. Gerade in dieser Situation ist es nicht zu empfehlen, gleich abzustillen, sondern abzuwarten und der Mutter Mut zu machen. Die seelische Entlastung kann auch den Milchspendereflex fördern und damit das Stillen verbessern. Gegebenenfalls kann abgepumpte Muttermilch (über Sonde) zugefüttert werden. Durch das Abpumpen wird gleichzeitig die Milchproduktion gesteigert.

Sind solche Kinder erst abgestillt, bedauern die Mütter das Abstillen oft, wenn ihr Kind dann auch nicht mehr trinkt und nicht besser zunimmt. Auch bedürfen gerade solche Kinder der vielfältigen Sinnesreize beim Stillen.

Prävention

Ein guter Teil der Gedeihstörungen ist vermeidbar.

Die Mütter brauchen Unterstützung und Information zum Stillen selbst (Tab. 11.2) – zum richtigen Anlegen, zu Zahl und Dauer der Stillmahlzeiten (5), zur Bedeutung nächtlicher Mahlzeiten, zum zurückhaltenden Umgang mit Fläschchen, Schnullern und Brusthütchen.

Die Mütter brauchen Bemutterung – sie brauchen genügend Essen, Trinken, Ruhe und Hilfe.

Die Kinder müssen regelmäßig gewogen werden (aber nicht vor und nach dem Stillen). Das Fühlen bzw. Wiegen der nassen Windeln ist auch eine zuverlässige Methode, wenn das Kind keinen Tee erhält.

Die Still-Informationen in diesem Buch sollen dazu beitragen, Gedeihstörungen zu verhindern.

Tabelle 11.2 Checkliste zur Beobachtung des Stillens

Bei Stillschwierigkeiten kann neben den Fragen zu Häufigkeit und Dauer der Stillmahlzeiten eine Beobachtung des Stillens selbst weiterführen.

Wie hält die Mutter das Kind?
Hält sie es nah oder weit von sich weg?
Macht sie es sich bequem?
Macht sie es dem Kind bequem?

Wie legt die Mutter das Kind an?
Liegt es Bauch an Bauch oder dreht es den Kopf?
Hat es den Mund genügend weit geöffnet?
Hat es im Bereich des Unterkiefers genügend vom Warzenvorhof im Mund?
Kann es die Warze im Mund halten oder braucht es mehr Unterstützung?

Wie saugt das Kind?
Ist seine Zunge unterhalb der Brustwarze?
Ist die Zunge weit genug vorgeschoben?
Schiebt es die Warze mit der Zunge wieder aus dem Mund?
Macht es kräftige oder kurze, ineffektive Saugbewegungen?
Sind Schluckbewegungen zu sehen oder zu hören? Wie oft?

Gibt es Anzeichen für Saugverwirrung?
Fängt das Kind an zu saugen, wenn es die Warze im Mund hat, oder wartet es?
Wird ein Brusthütchen benutzt?
Wird ein Schnuller benutzt?
Erhält das Kind zwischendurch Tee im Fläschchen statt die Brust?

Literatur

1 *American Academy of Pediatrics, Committee on Nutrition:* Nutrition and Lactation. Pediatrics 68 (1981) 435–442
2 *Anand, S.K., Sondborg, C., Robinson, R.G., Lieberman, E.:* Neonatal hypernatremia associated with elevated sodium concentration of breast milk. J. Pediat. 96 (1980) 66–68
3 *Berlin, C.M.:* Excretion of the methylxanthines in human milk. Simin. Perinatol. 5 (1981) 389–392
4 *Clarke, T.A.,* et al: Hypernatremic dehydration resulting from inadequate breastfeeding. Pediatrics 63 (1979) 931–932
5 *De Carvalho, M., Robertson, S., Friedman, A., Klaus, M.:* Effect of frequent breast-feeding on early milk production and infant weight gain. Pediatrics 72 (1983) 307–311
6 *Dewey, K.G., Lönnerdal, B.:* Infant self-regulation of breast milk intake. Acta paediat. scand. 75 (1986) 893–898
7 *Gilmore, H.E., Rowland, T.W.:* Critical malnutrition in breast-fed infants. Amer. J. Dis. Child. 132 (1978) 885–887
8 *Hill, I.D., Bowie, M.D.:* Chloride deficiency syndrome due to chloride-deficient breast milk. Arch. Dis. Childh. 58 (1983) 224–226

9 *Khin-Maung-U., Nyunt-Nyunt-Wai, Myo-Khin* et al.: Effect on clinical outcome of breastfeeding during acute diarrhoea. Brit. med. J. 290 (1985) 587–589
10 *Lawrence, R.A.:* Breastfeeding: a guide for the medical profession. Mosby, St. Louis 1989
11 *Rowland, M.G.M.:* The „why" and „when" of introducing food to infants: growth in young breast-fed infants and some nutritional implications. Amer. J. clin. Nutr. 41 (1985) 459–463
12 *Salmenperä, L., Perheentupa, J., Siimes, M.A.:* Exclusively breast-fed healthy infants grow slower than reference infants. Pediat. Res. 19 (1985) 307–312

11.2 Koliken

Utta Reich-Schottky

In den ersten Lebensmonaten leiden viele Babies unter sogenannten Koliken: Sie schreien, ziehen die Beine an, verkrampfen sich vor Schmerzen und sind nur schwer zu beruhigen. Manchmal gelingt es, eine Ursache zu finden und zu beheben. Oft hilft nur symptomatische Behandlung sowie der Trost, daß das Baby aus dieser Phase herauswachsen wird.

Ursachen

Nach dem Ausschluß von Erkrankungen können folgende Ursachen in Frage kommen:

1. Das Kind verträgt bestimmte *Speisen der Mutter* nicht. Frische Kuhmilch, die die Mutter trinkt, wird von einigen Babies nicht vertragen, während Käse in der Regel vertragen wird, oft auch Sauermilchprodukte. Reaktionen auf Fisch und Eier kommen ebenfalls häufig vor. Sowohl Kuhmilchproteine als auch Eiproteine wurden in Muttermilch nachgewiesen (1, 2, 3).
   Auch andere Nahrungsmittel können Unverträglichkeitsreaktionen auslösen, inklusive kohlensäurehaltiges Mineralwasser. Bei einem bestimmten Verdacht sollte die Mutter das bzw. die Nahrungsmittel 1–2 Wochen lang weglassen und das Kind beobachten. Mit zunehmendem Alter des Kindes nehmen die Reaktionen auf die meisten Nahrungsmittel ab.
2. Wenn in der Wohnung *geraucht* wird, können die Babies darauf mit gastrointestinalen Symptomen reagieren (4).
3. Manches Baby schluckt zu viel *Luft*. Wenn der Milchspendereflex sehr heftig ist, kommt die Milch im Schwall, das Baby verschluckt sich. Dagegen hilft, das Baby vor dem Einsetzen des Reflexes noch einmal von der Brust zu nehmen und zu warten, bis die Milch aufhört zu spritzen. Wenn das Baby dagegen zu sehr protestiert, kann die Mutter vor dem Anlegen den Milchspendereflex manuell auslösen. Auch das „Rücklingsstillen" (s.S. 49) kann helfen.
   Gierige und hastige Trinker, die sich leicht verschlucken, sollten etwas eher angelegt werden, bevor ihr Hunger ganz so groß ist. Wenn das Baby nicht dicht genug an den Körper der Mutter gezogen wird, kann es die Brustwarze nicht so gut halten und schluckt möglicherweise zwischendurch Luft.

4. Manches Baby schluckt zu viel *Milch*. Manche Mutter hat reichlich Milch. Nimmt sie ihr Kind bei jeder Mahlzeit von der ersten Brust ab, bevor es fertig ist, und legt es an der anderen Seite an, dann muß es dort wieder erst viel fettarme Milch trinken, bevor es genügend fettreiche Milch bekommt, die seinen Hunger stillt. Für manches Kind ist das vom Volumen und vom Laktosegehalt her zu viel, es bekommt Verdauungsstörungen. Diese Kinder sollten an der ersten Seite bleiben, bis sie zufrieden sind, und erst zur nächsten Mahlzeit an der anderen Seite angelegt werden, es sei denn, sie hätten nach der ersten Seite noch Hunger. (6)
   Auch für das Trösten zwischen den Mahlzeiten empfiehlt es sich bei diesen Kindern, sie an der „leeren" Brust anzulegen, um ihren Magen nicht zu überfordern.
5. Unruhe und *familiäre Spannungen* übertragen sich auf das Baby. Manches Kind reagiert darauf mit Bauchschmerzen. Hier können Gespräche helfen, Spannungen abzubauen.

Symptomatische Behandlung

Läßt sich keine Ursache finden, bleibt nur die symptomatische Behandlung. Sie erfordert Phantasie und Geduld und kann zu vielfältigen Lösungen führen.

1. Viele Babies werden beim *Herumtragen* ruhig, besonders, wenn sie aufrecht gehalten werden – möglicherweise wird dadurch Reflux aus dem Magen verringert (5) –, oder in Bauchlage. Wenn das Kind dann weiterweint, kann man die Eltern damit trösten, daß es sich auf ihrem Arm wenigstens nicht verlassen fühlt, wenn es schon Schmerzen hat.
2. Oft hilft *Wärme*: ein warmes Bad, ein Wollhemd oder ein Lammfell im Bett.
3. Andere Möglichkeiten sind *Massage*, Einreibungen mit Kümmelöl, oder Übungen auf dem Wickeltisch, z.B. die Oberschenkel des Kindes leicht gegen seinen Bauch drücken.
4. Blähungslösende *Tropfen* helfen bei manchen Babies. Viele Tropfen enthalten allerdings erhebliche Mengen Alkohol. Manchmal reicht es, wenn die Mutter Fenchel-, Anis- oder Kümmeltee trinkt.

Teufelskreise

Manchmal bauen sich Teufelskreise auf zwischen dem schreienden Kind und der entnervten Mutter. In der Beratung sollte frühzeitig darauf eingegangen und die Mutter entlastet werden. Die unablässige Suche nach Ursachen, z.B. das Weglassen von immer mehr Nahrungsmitteln, kann ein zusätzlicher Streß sein und die Situation verschlimmern. Wenn die Eltern sich beim Trösten und Versorgen des Kindes ablösen können, und vielleicht noch jemand einspringen kann, der sich mit frischen Kräften dem Baby widmet, können solche Teufelskreise durchbrochen werden.

Literatur

1 *Cant, A., Marsden, R.A., Kilshaw, P.J.:* Egg and cows' milk hypersensitivity in exclusively breast-fed infants with eczema, and detection of egg protein in breast milk. Brit. med. J. 291 (1985) 932–935
2 *Clyne, P.S., Kulczycki, J.:* Human breast milk contains bovine IgG. Relationship to infant colic? Pediatrics 87 (1991) 439–444
3 *Harmatz, P., Bloch, K.:* Transfer of dietary protein in breast milk. Ann. Allergy. 61/2 (1988) 21–24
4 *Said, G., Patois, E., Lellouch, J.:* Infantile colic and parental smoking. Brit. med. J. 289 (1984) 660
5 *Straßburg, H.M., Müller, H., Greiner, P.:* Chronische Unruhe und gastro-ösophagealer Reflux beim Säugling. Pädiat. prax. 37 (1988) 1–9
6 *Woolridge, M.W., Fisher, C.:* Colic, „overfeeding", and symptoms of lactose malabsorption in the breast-fed baby: a possible artifact of feed management? Lancet 2 (1988) 382–384

11.3 Neugeborenengelbsucht

Utta Reich-Schottky

Neugeborenengelbsucht und Phototherapie gehören zum Klinikalltag. Etwa jedes zweite Neugeborene hat am 3.–4. Tag auf 6–12mg% erhöhte Bilirubinwerte, die sich nach 8–14 Tagen normalisieren. Dies gilt als physiologische Gelbsucht (13). Höhere Werte beruhen häufig auf bestimmten Erkrankungen, Blutgruppenunverträglichkeit oder mütterlichem Diabetes. Kinder asiatischer Herkunft haben tendenziell höhere Bilirubinwerte als weiße Kinder (19).

Ursachen der Hyperbilirubinämie

Wir beschränken uns hier auf die Hauptgruppe der gesunden, reifen Neugeborenen.

Physiologische Gelbsucht

Für seine Sauerstoffversorgung benötigt das Kind im Mutterleib wesentlich mehr Hämoglobin als nach der Geburt. In den ersten Lebenstagen wird das jetzt überflüssige Hämoglobin abgebaut, und das Abbauprodukt Bilirubin tritt in größerer Menge auf. Bilirubin ist schlecht wasserlöslich und kann von der Niere nicht ausgeschieden werden. Es wird in der Leber mittels des Enzyms Glukuronyltransferase mit Glukuronsäure gekoppelt („konjugiert"). Dadurch wird es wasserlöslich und ausscheidungsfähig. Die Leber des Neugeborenen ist aber zunächst noch nicht in der Lage, das Bilirubin rasch genug zu konjugieren.

Konjugiertes Bilirubin gelangt über die Galle in den Darm und wird mit dem Stuhl ausgeschieden. Es kann im Darm auch wieder zu unkonjugiertem Bilirubin gespalten und wieder in den kindlichen Kreislauf aufgenommen werden, wodurch der Bilirubinwert im Blut weiter ansteigt.

Stillen und Gelbsucht

Gestillte Kinder haben bereits in den ersten Lebenstagen im Durchschnitt höhere Bilirubinwerte als mit Kuhmilchpräparaten ernährte Kinder (2, 13, 15, 19). (Dazu trägt auch bei, daß Kinder von Raucherinnen niedrigere Bilirubinwerte haben; diese Kinder werden seltener gestillt, so daß sie überwiegend zur Gruppe der künstlich ernährten Kinder zählen (15).

Die 97. Percentile der maximalen Bilirubinwerte liegt für
- gestillte Kinder   bei 15,7 mg%
- mit Kuhmilchpräparaten ernährte Kinder   bei 12,4 mg%

und die 99. Percentile liegt für
- gestillte Kinder   bei 17,0 mg%
- mit Kuhmilchpräparaten ernährte Kinder   bei 15,6 mg%,

d.h. nur jeweils ein Prozent der Kinder erreichen höhere Werte (15).

Liegen die Werte über der 97. Percentile oder dauert die Gelbsucht länger als 14 Tage, muß untersucht werden, ob pathologische Ursachen vorliegen.

Bei den meisten gestillten Kindern tritt das Maximum am 4.–5. Tag auf, bei manchen erst am 10.–15. Tag. Bei letzteren kann es bis zu 3 Monaten dauern, bis sich die Werte normalisiert haben (13). Man spricht in diesem Zusammenhang von frühem und spätem Brustmilchikterus (21 u.a.).

„Frühe Muttermilchgelbsucht" oder „Fütterungsgelbsucht" (2)?

Beim frühen Anstieg der Bilirubinwerte spielen Inhaltsstoffe der Muttermilch praktisch keine Rolle, so daß es sich eigentlich nicht um eine *Muttermilch-Gelbsucht* handelt (2). Vielmehr konnte gezeigt werden, daß die *Durchführung* des Stillens und damit die Krankenhausroutine an diesem frühen Anstieg maßgeblichen Anteil hat. *Auerbach* und *Gartner* (2) prägten deshalb den Begriff der *„Fütterungsgelbsucht"*.

Die Ursachen sind miteinander korreliert:
- *zu seltenes Anlegen* (2, 4, 13, 22)
- geringe Darmmotilität (4)
- kalorische Unterversorgung (13, 15).

Eine Klinikroutine mit angemessener Handhabung des Stillens beugt der frühen Gelbsucht vor:
1. *Frühes Anlegen*, gleich nach der Geburt, fördert die Ausscheidung des Mekoniums. Je eher das Mekonium ausgeschieden wird, desto niedriger bleibt der Bilirubinwert (4, 15).

2. *Häufiges Anlegen, mindestens 8 mal in 24 Stunden*, auch nachts, hat gleich mehrere Vorteile:
   - Die Darmmotilität wird gefördert, so daß das Bilirubin schneller ausgeschieden und weniger rückresorbiert wird (4).
   - Die Milchbildung der Mutter wird gefördert, das Kind erhält mehr Flüssigkeit und mehr Kalorien.

   Die Kinder erreichen umso niedrigere maximale Bilirubinwerte, je häufiger sie in den ersten drei Tagen gestillt werden. (2, 4, 22).

   Dieses häufige Anlegen läßt sich nur durchführen, wenn praktisch vollständiges Rooming-in üblich ist, und wenn die Pflegekräfte die Mütter dazu anregen.
3. *Keine Glukoselösungen* geben! Soweit diese sich überhaupt auf den Bilirubinwert auswirken, erhöhen sie ihn, statt ihn zu erniedrigen (18, 21). Auch zusätzliches Wasser senkt den Bilirubinwert nicht (3). Die Zufütterungen interferieren mit dem Stillen und verringern die Aufnahme von Muttermilch (2).

Während frühes Anlegen heute fast überall Routine sein dürfte, sieht die Praxis in bezug auf die anderen beiden Punkte anders aus. Engagierte Pflegekräfte können hier für Mütter und Kinder hilfreich sein.

Späte Muttermilchgelbsucht

Diese Form der Gelbsucht wird durch besondere Inhaltsstoffe der Muttermilch verursacht. Diese
- hemmen die Glukuronyltransferase und damit die Konjugation des Bilirubins (13) und
- fördern die Rückresorption des Bilirubins in den enterohepatischen Kreislauf (9).

Folgende Bestandteile der Muttermilch werden dafür verantwortlich gemacht:
- ein erhöhter Fettgehalt (1).
- ein erhöhter Gehalt an Lipoproteinlipase (13),
- langkettige freie Fettsäuren (9),
- erhöhte β-Glucuronidase-Aktivität (21).

Entgegen früheren Annahmen scheinen Pregnandiole keine wesentliche Rolle zu spielen (16). Für die Beteiligung eines oder mehrerer Enzyme spricht die Tatsache, daß auf 56 °C erhitzte Muttermilch nicht zu Muttermilchgelbsucht führt (21).

Muttermilch-Gelbsucht ist eine *Ausschluß-Diagnose*, die dann gestellt wird, wenn eingehende Untersuchungen keinen anderen Grund für die Gelbsucht haben erkennen lassen. In verschiedenen Untersuchungen wurde festgestellt, daß 20–25 % der gestillten Kinder Bilirubinwerte über 12 mg% bekommen (19). Bei dieser großen Zahl erhebt sich die Frage, ob es sich hier um eine behandlungsbedürftige *Krankheit* handelt, oder um eine *„Nicht-Krankheit"* (15), die im Bereich der biologischen Variation liegt.

Risiken der Hyperbilirubinämie

Erhöhte Bilirubinwerte müssen dann gesenkt werden, wenn andernfalls die Gefahr von Gesundheitsschäden droht: Kernikterus, neurologische Störungen, Hörschäden.

Ob es zu bleibenden Schäden kommt, hängt nicht nur von der Höhe der Bilirubinwerte ab, sondern von einer Reihe weiterer Faktoren, wie Konzentration und Bindungskapazität des Albumins (10), Permeabilität der Blut-Hirn-Schranke (10), Hirnblutungen (5), Blutgruppenunverträglichkeiten, geringes Gestationsalter.

Frühere Untersuchungen ergaben für Kinder mit Rhesus- Unverträglichkeit die Gefahr eines *Kernikterus* bei Werten über 20 mg% (17), bei Frühgeburten auch schon bei niedrigeren Werten (5). Bei Muttermilchgelbsucht wurde noch nie ein Kernikterus beschrieben (13).

In Untersuchungen zur *Hörfähigkeit* wurde keine Beeinträchtigung durch erhöhte Bilirubinwerte ohne zusätzliche Komplikationen gefunden (17).

Auch die Frage *neurologischer Störungen* wurde vielfach untersucht. Bei reifen Neugeborenen ohne hämolytische Erkrankung scheint ein erhöhter Bilirubinwert kein Risikofaktor für neurologische Schäden zu sein (17).

Behandeln oder nicht behandeln?

Jede Behandlung der Neugeborenengelbsucht hat Nebenwirkungen und Risiken. Diese müssen sorgfältig abgewogen werden gegen die Risiken der unbehandelten Hyperbilirubinämie.

1. Eine *Austauschtransfusion* bleibt deshalb den Fällen vorbehalten, wo unmittelbar ein Kernikterus droht.
2. Häufig wird eine *Stillunterbrechung* empfohlen, um bei reifen Neugeborenen die Diagnose „Muttermilchgelbsucht" abzusichern und um die Bilirubinwerte abzusenken. Dabei wird das Stillen für 24 bis maximal 48 Stunden ganz unterbrochen, oder es wird abwechselnd Brust und Flasche gegeben. Die Flasche kann mit einem Kuhmilchpräparat oder mit abgepumpter und auf 56 °C erhitzter Muttermilch gefüllt werden (13). *Storm* (21) empfiehlt, mit dieser Maßnahme bei gesunden, reifen Neugeborenen bis zu einem Bilirubin-Wert von 20 mg% zu warten.
   Eine Stillunterbrechung ist keine nebenwirkungsfreie Behandlungsform:
   − Kuhmilchpräparate können zur Sensibilisierung des Kindes und späterer Allergie führen.
   − Der Wechsel von der Brust zur Flasche kann zu Saugverwirrung und vorzeitigem Abstillen führen.
   − Die Milchproduktion der Mutter wird in der kritischen Aufbauphase gehemmt.
   − Die Mutter verliert Selbstvertrauen und Vertrauen in ihre Milch.

3. Die *Phototherapie* ist für viele die Behandlung der Wahl. Sie kann einen Großteil der Austauschtransfusionen überflüssig machen, gilt als zuverlässig und sicher und zumindest nebenwirkungsarm, wenn nicht nebenwirkungsfrei.

In vielen Kliniken gelten ähnliche Grenzwerte wie bei *Sitzmann* (20): Er empfiehlt Phototherapie bei gesunden, reifen Neugeborenen, wenn sie nach 72 Stunden 13 mg% Bilirubin, nach 96 Stunden 14 mg% Bilirubin erreichen; er unterscheidet dabei nicht zwischen gestillten und mit Kuhmilch-Präparaten ernährten Kindern. Die Risiken der Hyperbilirubinämie werden bei solchen Grenzwerten sehr hoch eingeschätzt, die der Phototherapie sehr niedrig. Dadurch erhalten ganz viele Kinder Phototherapie, auch solche, bei denen es nicht nötig wäre. *Fischer* und *Schellong* (8) nennen für Kinder ohne Risikofaktoren als Grenzwerte 15–18 mg% bei einem Geburtsgewicht über 2500 g, und 12–15 mg% bei einem Geburtsgewicht von 1500–2500 g. Die Indikation ist altersabhängig, am 5. Tag können höhere Bilirubinwerte hingenommen werden als am 2. Tag.

In einer Untersuchung ambulanter Geburten bzw. solchen mit stationärem Aufenthalt erhöhte der Klinikaufenthalt den Anteil der phototherapierten Kinder erheblich, ohne ihren Gesundheitszustand gegenüber dem anderer Kinder zu verbessern (7).

Sind die *Nebenwirkungen der Phototherapie* tatsächlich so gering, daß eine unnötig breite Anwendung ethisch vertretbar ist?

Schon seit längerem wurde mit Unbehagen angemerkt, daß das Verbinden der Augen zu sensorischer Deprivation führt (14). Auch stört jegliche Trennung von Mutter und Kind während der ersten Tage den Aufbau der Beziehung und das Stillen (6).

Die Auswirkungen der Phototherapie auf die Mutter und ihr Verhalten sind zu den Nebenwirkungen unbedingt hinzuzurechnen. Während Phototherapie für das Klinikpersonal eine Routinemaßnahme darstellt, ist sie für viele Mütter äußerst beunruhigend. Sie kann dazu führen, daß sie ihr Kind als ernsthaft krank und gefährdet erleben. In einer Untersuchung dazu erlebten in den folgenden Monaten diese Mütter leichtere Erkrankungen des Kindes als schwere Erkrankungen und suchten deswegen wesentlich häufiger einen Arzt auf als die Mütter, deren Kinder nicht phototherapiert wurden. Auch das Stillverhalten der Mütter wurde beeinflußt: Nach einem Monat hatten 42% der Mütter, deren Kinder phototherapiert worden waren, ganz abgestillt, von den anderen Müttern waren es 19%. Noch nach einem halben Jahr waren deutliche Unterschiede im Trennungsverhalten und bei der Ernährung feststellbar (11, 12).

Phototherapie ist eine einschneidende Maßnahme. Sie führt zur Trennung von Mutter und Kind während der wichtigen ersten Tage und hat langfristige negative Auswirkungen auf die Mutter-Kind-Beziehung. Phototherapie kann deshalb nicht als indifferente Routinemaßnahme behandelt werden, sondern ihre Anwendung sollte sorgfältig abgewogen und begrenzt werden.

Zusammenfassung

Newman und *Maisels* (17) kommen zu dem Schluß, durch eine Behandlung der Hyperbilirubinämie bei reifen Neugeborenen ohne hämolytische Erkrankung sei "so wenig zu gewinnen, daß die Behandlung nur dann ethisch vertretbar wäre, wenn ihre Nebenwirkungen praktisch gleich null wären".

Literatur

1. *Amato, M., Howald, H., von Muralt, G.:* Fat content of human milk and breast milk jaundice. Acta paediat. scand. 74 (1985) 805–806
2. *Auerbach, K.G., Gartner, L.M.:* Breastfeeding and human milk: their association with jaundice in the neonate. Clin. Perinatol. 14 (1987) 89–107
3. *De Carvalho, M., Hall, M., Harvey, D.:* Effects of water supplementation on physiological jaundice in breast-fed babies. Arch. Dis. Childh. 56 (1981) 568–569
4. *De Carvalho, M., Robertson, S., Klaus, M.:* Fecal bilirubin excretion and serum bilirubin concentrations in breast-fed and bottle-fed infants. J. Pediat. 107 (1985) 786–790
5. *Editorial:* Moderate neonatal hyperbilirubinaemia: hold tight. Lancet 338 (1991) 1242–1243
6. *Elander, G., Lindberg, T.:* Short mother-infant separation during first week of life influences the duration of breastfeeding. Acta paediatr. scand. 73 (1984) 237–240
7. *Van Enk, A., de Leeuw, R.:* Phototherapy: the hospital as risk factor. Brit. med. J. 294 (1987) 747–749
8. *Fischer, K., Schellong, G.:* Hyperbilirubinämie. In: *Reinhardt, D., von Harnack, G.A.* (Hrsg.): Therapie der Krankheiten des Kindesalters. Springer, Heidelberg 1990
9. *Gartner, L.M., Kwang-Sun, L., Moscioni, A.D.:* Effect of milk feeding on intestinal bilirubin absorption in the rat. J. Pediat. 103 (1983) 464–471
10. *Hansen, T.W.R., Bratlid, D.:* Bilirubin and brain toxicity. Acta paediat. scand. 75 (1986) 513–522
11. *Kemper, K., Forsyth, B., McCarthy, P.:* Jaundice, terminating breastfeeding, and the vulnerable child. Pediatrics 84 (1989) 773–778
12. *Kemper, K., Forsyth, B., McCarthy, P.:* Persistent perceptions of vulnerability following neonatal jaundice. Amer. J. Dis. Child. 144 (1990) 238–241
13. *Lascari, A.D.:* "Early" breast-feeding jaundice: clinical significance. J. Pediat. 108 (1986) 156–158
14. *Lewis, H.M., Campbell, R.H., Hambleton, G.:* Use or abuse of phototherapy for physiological jaundice of newborn infants. Lancet ii (1982) 408–410
15. *Maisels, M.J., Gifford, K.:* Normal serum bilirubin levels in the newborn and the effect of breastfeeding. Pediatrics 78 (1986) 837–843
16. *Murphy, J.F., Hughes, I., Verrier Jones, E.R., Gaskell, S., Pike, A.W.:* Pregnanediols and breast milk jaundice. Arch. Dis. Childh. 56 (1981) 474–476
17. *Newman, T., Maisels, T.M.J.:* Does hyperbilirubinemia damage the brain of healthy full-term infants? Clin. Perinatol. 17 (1990) 331–358
18. *Nicoll, A., Ginsburg, R., Tripp, J.H.:* Supplementary feeding and jaundice in newborns. Acta paediat. scand. 71 (1982) 759–761
19. *Schneider, A.P.:* Breast milk jaundice in the newborn. A real entity. JAMA 255 (1986) 3270–3274
20. *Sitzmann, F.C.:* Kinderheilkunde. 6. Aufl., Hippokrates, Stuttgart 1988
21. *Storm, W.:* Muttermilchernährung und Ikterus des Neugeborenen. Kinderkrankenschwester 9 (1990) 52–53
22. *Yamauchi, Y., Yamanouchi, I.:* Breast-feeding frequency during the first 24 hours after birth in full-term neonates. Pediatrics 86 (1990) 171–175

11.4 Zwillinge

Erika Fischer

Da Zwillinge nun einmal zu zweit sind, wird in diesem Kapitel häufig von *Kind A* und *Kind B* die Rede sein. Wir haben sie, zur besseren Lesbarkeit, „*Anna*" und „*Bernd*" getauft.

Anna und Bernd können beide gestillt werden. Bei Zwillingsmüttern wurden durchschnittlich 1–2 Liter Milch pro Tag gemessen, wobei die Menge abhing von der Größe der Kinder und der Anzahl der Stillmahlzeiten (6). Jedes Kind wurde im Schnitt 8 mal in 24 Stunden gestillt.

Die Vorbereitung in der Schwangerschaft

Heute werden Zwillingsschwangerschaften so früh festgestellt, daß die Eltern sich auf die Situation einstellen können. Sie sollten auf *Zwillingsclubs*, Stillgruppen, Frühgeborenen-Initiativen oder neonatologische Elterngruppen hingewiesen werden, damit sie schon in der Schwangerschaft Kontakt zu stillerfahrenen Zwillings- oder Frühgeboreneneltern aufnehmen können.

Ideal wäre es, wenn ihnen in den Geburtsvorbereitungskursen *Literatur* zur Verfügung stünde, und zwar nicht nur über Zwillinge, sondern auch über die häufigen Komplikationen Frühgeburt und Kaiserschnitt (s.S. 168 und [1]).

Gute Bilder mit den verschiedenen Stillpositionen oder ein Videoband und die Demonstration der verschiedenen Positionen mit zwei Puppen wären ebenfalls wünschenswert.

Zu *Gesprächen* über das Stillen gehören speziell für Zwillingsmütter folgende Aspekte:

– die Betonung der Vorteile des Stillens gerade auch für zu früh und zu klein geborene Kinder,
– der besondere Vorteil, daß die Mutter beim Stillen zusätzliche Nähe zu jedem Kind hat, gerade bei ihrer knappen Zeit,
– die Ermutigung, daß sie genügend Milch für zwei Kinder bilden kann.

Falsch wäre es, ihr einzureden, daß das Stillen von Zwillingen leicht und einfach sei. In den ersten Wochen kann es mit einem enormen Zeitaufwand und Problemen verbunden sein. Andererseits benötigen alle Alternativen zum Stillen Vor- und Nachbereitungszeit (zubereiten, aufwärmen, reinigen). Wenn sich das Stillen eingespielt hat, ist es deshalb einfacher und läßt der Mutter mehr Zeit, sich mit ihren Babies zu entspannen.

Mütter, die ihre Zwillinge stillen wollen, bekommen von ihrer Umgebung viele Widerstände zu spüren – mehr noch als bei Einzelkindern. Auch darauf sollte in den Gesprächen eingegangen werden.

Startprobleme

Die Geburt von Zwillingen allein braucht keine Stillprobleme mit sich zu bringen. Allerdings enden die meisten Zwillingsschwangerschaften vorzeitig:

15 % nach der 36.   Schwangerschaftswoche
35 % in der   35.–36. Schwangerschaftswoche
18 % in der   33.–34. Schwangerschaftswoche
32 % vor der   33.   Schwangerschaftswoche (3).

Kaiserschnitt, Frühgeburten, Mangelgeburten und Verlegung in die Kinderklinik erschweren häufig den Beginn des Stillens.

Für beide Kinder abpumpen

Häufig müssen beide Kinder verlegt werden. Durch das Abpumpen von Muttermilch hat die Mutter eine Möglichkeit, sich an der Betreuung ihrer Kinder zu beteiligen. Sie sollte so bald wie möglich mit dem Abpumpen beginnen (s.S. 125). Gerade für Zwillingsmütter ist ein *Doppelabpump-Set* hilfreich. Die Milch wird schneller und vollständiger abgepumpt, und die Milchbildung wird besser angeregt als beim einzelnen Abpumpen (7).

Ein Kind stillen – für ein Kind abpumpen

Manchmal kann ein Kind schon gestillt werden, während für das andere Kind noch abgepumpt werden muß. Hier gibt es verschiedene Möglichkeiten:

1. Zunächst wird Anna an einer Brust gestillt, anschließend pumpt die Mutter für Bernd an der anderen Seite ab.
2. Wenn die Mutter schon etwas Übung beim Anlegen und Abpumpen hat, kann sie Anna an einer Seite stillen und gleichzeitig für Bernd an der anderen Seite abpumpen. Dafür braucht sie allerdings eine elektrische Pumpe.
3. Wenn Anna saugschwach und schläfrig ist, kann die Mutter mit dem Abpumpen für Bernd beginnen, und nach dem Einsetzen des Milchspendereflexes Anna an der anderen Seite anlegen, da der Milchspendereflex auf beiden Seiten gleichzeitig wirkt.

Die Brustseiten sollten dabei immer gewechselt werden, um die Milchbildung auf beiden Seiten gleich anzuregen.

Wenn die Mutter versucht, ein strenges Still- und Pumpprogramm aufrechtzuerhalten, kann sie das sehr erschöpfen. Wenn sie nicht in der Lage ist, von Anfang an nebeneinander zu stillen und zu pumpen, kann man ihr folgende Alternativen vorschlagen:

1. Sie kann einige Tage, bevor Bernd nach Hause kommt, anfangen abzupumpen, um ihre Milchproduktion zu steigern. Oder
2. sie pumpt nicht zusätzlich ab, sondern legt Anna einige Tage vor dem Stillbeginn von Bernd häufiger an. Bei dieser Methode wird die Milchmenge jedoch weniger gesteigert, so daß anfangs für Bernd nicht genug Milch da ist. Die Mutter könnte dann auf ein Lact-aid® zurückgreifen, um Bernd an das Stillen zu gewöhnen.

Welche Methode die Mutter wählt, wird mit davon abhängen, wie sie vom Klinikpersonal unterstützt wird. Sorgfältige Erklärungen ermöglichen ihr, zu entscheiden, was sie bewältigen kann. Sie muß über die jeweiligen Vor- und Nachteile informiert werden und die Alternative wählen, die für sie in ihrer Situation die beste ist (7).

Ein Kind stillen — ein Kind mit der Flasche ernähren?

In manchen Kliniken ist diese Praxis heute noch an der Tagesordnung. Dabei gibt es verschiedene Vorgehensweisen:

1. Anna wird gestillt, Bernd bekommt die Flasche. Bei der nächsten Mahlzeit wird gewechselt, d.h. Anna bekommt die Flasche und Bernd wird gestillt. Diese Methode führt zu Saugverwirrung bei den Kindern und Unsicherheit bei der Mutter, welches Kind zuletzt die Flasche bekommen hat oder zuletzt an der Brust war. Die Milchproduktion läßt sich so nicht steigern.
2. Anna wird immer gestillt, Bernd bekommt immer die Flasche. Das ist keine gute Idee: Nicht nur, daß Anna die perfekte Ernährung und immunologischen Vorteile erhalten würde, während Bernd eine weniger ausgewogene Ernährung und keinen Krankheitsschutz hätte. Vor allem hätten beide unterschiedlich viel hautnahen Kontakt zu ihrer Mutter, die Mutter-Kind-Bindung wäre belastet. Es ist schwierig genug für die Mutter, zu zwei Kindern gleichzeitig eine Beziehung aufzubauen. Diese Aufgabe wird durch eine solch unterschiedliche Handhabung unnötig erschwert.

Stillen ist ein Geschenk für das Baby, Nahrung und Nähe. Deshalb ist es besser, beide soviel wie möglich zu stillen und beiden Zusatznahrung zu geben, wenn das notwendig ist. Manchmal braucht nur ein Baby Zusatznahrung, wird aber auch gestillt, bis die Milchproduktion aufgebaut ist. Daraus sollte keine „Alles-oder-Nichts"-Situation entstehen (2).

Beide Kinder stillen

Alle Zwillingsmütter, die stillen möchten, sollten von Anfang an vom Klinikpersonal und von einer erfahrenen Zwillingsmutter unterstützt und ermutigt werden.

Da Zwillinge ihren Milchbedarf in der Regel aus einer Brust decken, müssen sie in kürzeren Abständen gestillt werden als Einzelkinder. Die Mütter müssen damit rechnen, daß auch nach der Neugeborenenzeit jedes Kind 8—10 mal pro Tag gestillt werden will.

Gleichzeitig oder einzeln Stillen?

Ob eine Mutter ihre Zwillinge gleichzeitig stillt oder nacheinander, hängt von verschiedenen Faktoren ab. Das Klinikpersonal muß den Zustand der Mutter und ihrer Kinder einschätzen können, wenn es ihr bei ihrer Entscheidung helfen will.

Zustand der Mutter:
— guter Stand der Genesung nach der Geburt,
— hoher Aktivitätsgrad,
— vorhergehende gute Stillerfahrung,
— gute vorgeburtliche Vorbereitung auf das Stillen,
— positive Gefühle zum Stillen,
— Offenheit für neue Ideen,
— gute Unterstützung durch das Klinikpersonal.

Zustand der Kinder:
- etwas größere und schwerere Kinder,
- gute Saugfähigkeit,
- keine medizinischen Bedenken.

Kann bei der Mutter mindestens ein Punkt mit „ja" beantwortet werden und bei den Kindern mindestens zwei, besser alle, dann kann versucht werden, die Kinder gleichzeitig anzulegen (7).

Stillen eines jeden Kindes nach Bedarf

Wird jedes Kind einzeln nach Bedarf gestillt, hat die Mutter die Möglichkeit, sich beim Stillen intensiv um jedes Kind zu kümmern und dem jeweiligen Kind entsprechend zu reagieren. Es gibt Babies, die schnell und hastig saugen und andere, die sehr langsam und schläfrig, ja fast genüßlich trinken (s.S. 58). Da kann individuelles Stillen angebracht sein. Die Abstände zwischen dem Stillen der Zwillinge können bei dieser Vorgehensweise sehr kurz sein.

Auch wenn die Mutter sich für das individuelle Stillen eines jeden Kindes nach Bedarf entscheidet, sollten ihr in der Klinik von Anfang an beide Kinder gebracht werden. Sie kann dann Anna anlegen, und Bernd kann ihr auf das Bett gelegt werden. So kann sie von Anfang an versuchen, Bernd zu trösten, während sie Anna stillt. Zu Hause wird sich oft eine Mischung aus gleichzeitigem Stillen und individuellem Stillen nach Bedarf herauskristallisieren.

Gleichzeitiges Stillen

Gleichzeitiges Stillen hat verschiedene *Vorteile*:
- Die Mutter spart Zeit.
- Das kräftigere Baby löst den Milchspendereflex für das schwächere Baby mit aus.
- Der Prolaktinspiegel der Mutter steigt durch gleichzeitiges Stillen höher an, was die Milchproduktion verstärkt (4).
- Wenn beide Babies hungrig sind, braucht keins zu warten.

Gleichzeitiges Stillen ist auch mit *Schwierigkeiten* verbunden:
- Die Mutter kann ihre ungeteilte Aufmerksamkeit nicht einem Kind zukommen lassen. Sie ist „geteilt".
- Manche Kinder wollen nicht gleichzeitig gestillt werden oder trinken nur solange gemeinsam mit ihrem Zwilling, bis der erste Hunger gestillt ist, und wollen dann allein weitertrinken.
- Wenn eine Mutter noch keine Stillerfahrung hat, braucht sie in den ersten Tagen meist beide Hände, um ein Kind richtig anzulegen, so daß sie nur dann gleichzeitig stillen kann, wenn eine stillerfahrene Kinderkrankenschwester, Hebamme oder Zwillingsmutter ihr dabei hilft.

Da es am Anfang immer wieder vorkommt, daß ein Kind von der Brustwarze abrutscht, sich verschluckt, hochgenommen werden muß zum Aufstoßen, sollte während der gesamten Stillmahlzeit jemand zur Verfügung stehen, um beim erneuten Anlegen oder Hochnehmen der Babies zu helfen.
— Wenn nur Anna hungrig ist, kann die Mutter Bernd zwar zum Stillen wecken. Sie riskiert dabei allerdings, daß Bernd nicht kräftig und ausdauernd trinkt, weil er noch im Halbschlaf oder noch nicht richtig hungrig ist.

Gleichzeitiges Stillen muß *gelernt* werden. Im Krankenhaus sollte die Zwillingsmutter die Gelegenheit und die Voraussetzungen haben, alle sie interessierenden Positionen für das gleichzeitige Stillen von Zwillingen unter Anleitung stillerfahrenen Personals auszuprobieren.

Dies auf der Bettkante sitzend und die Kinder im Arm balancierend zu versuchen, ist der denkbar schlechteste Weg. Ein großer, gepolsterter Sessel mit vielen Kissen sollte dafür zur Verfügung stehen. Sehr hilfreich kann ein sogenanntes Gesundheits- oder Stillkissen sein, das mittlerweile in vielen Kreißsälen und Wochenbettstationen vorhanden ist.

Die Mutter muß bequem sitzen, mit Rücken-, Arm-, Kopf- und Beinunterstützung. Und sie sollte entspannt sein. Mit dem Stillkissen oder mehreren anderen Kissen hat die Mutter bei Bedarf beide Arme und Hände frei und kann dann die Kinder nach einiger Übung selbst anlegen, hochnehmen und an die andere Brust wechseln. Sicher plazierte Kissen sind wichtig, weil sie es der Mutter erlauben, bei Bedarf dort ein Kind hinzulegen.

Stillpositionen beim gleichzeitigen Stillen

Die Zwillingsmutter sollte sich diejenigen Positionen heraussuchen, die sich am besten für sie und ihre Kinder eignen. Manche Positionen werden nur am Anfang der Stillzeit angewandt, wenn die Kinder noch sehr klein sind, andere sind nur mit älteren Zwillingen möglich.

Gleichzeitiges Stillen im Sitzen

Fußball-Position (Abb. 11.1)

Die Mutter hat die Körper der Babies wie Fußbälle unter den Armen. Am besten legt sie sich ein großes Kissen auf ihren Schoß und die Babies fast Kopf an Kopf in die Mitte. Die Beine gehen unter den Armen der Mutter durch, und die Körper sind leicht zur Brust der Mutter gedreht. Mit ihren Händen kann die Mutter die Köpfe der Babies unterstützen. Sie kann stattdessen aber auch das Kissen halten; dann hat sie bei Bedarf die Hände frei, um ein Kind wieder richtig anzulegen, es hochzunehmen oder aufstoßen zu lassen.

Die Babies sollen zur Brust gebracht werden. Die Mutter sollte sich nicht vornüberbeugen und den Babies die Brust in den Mund „hineinstopfen".

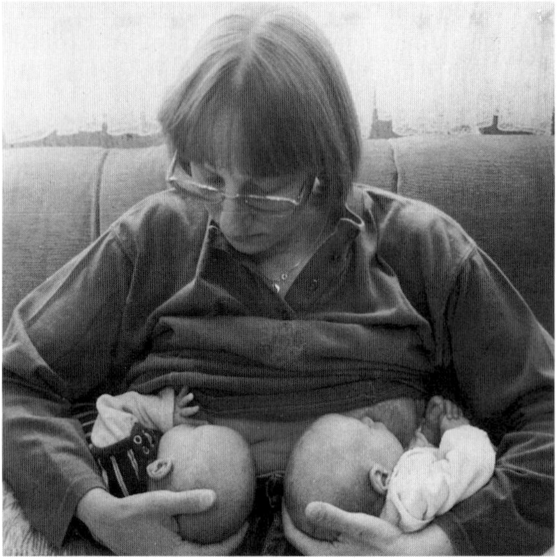

Abb. 11.1 Fußballhaltung (mit freundlicher Genehmigung von *Sabine Lipsz,* Westhausen)

Diese Position ist geeignet für Kinder, die Saugprobleme haben oder trinkschwach sind, weil die Mutter die Brustwarze und den Mund der Kinder gut sehen kann. Sie kann, von Anfang an, während der gesamten Stillzeit angewandt werden.

V-Position (Abb. 11.2)

Die Mutter hat in jeder Armbeuge den Kopf eines Babies, und die Beine der Babies zeigen zueinander wie ein V, überkreuzen sich aber nicht. Die Kinder liegen mit dem Bauch zum Bauch der Mutter. Die Hände der Mutter stützen die Kinder am Po. Ihre Arme müssen gut mit Kissen unterstützt werden. Die Mutter kann die Köpfe der Babies nicht halten. Wenn ein Baby von der Brustwarze abrutscht oder es Schwierigkeiten beim Ansaugen hat, kann es für die Mutter schwierig sein, das Kind wieder richtig anzulegen.

Da sich die Mutter bei dieser Haltung gut zurücklehnen kann, kann sie vielleicht sogar beim Stillen ein wenig schlafen, z.B. nachts. Diese Position ist nicht zu empfehlen für Mütter mit wunden Brustwarzen.

X-Position (Abb. 11.3)

Auch bei dieser Haltung liegen die Köpfe der Kinder in den Armbeugen der Mutter. Der Bauch von Anna liegt eng am Bauch der Mutter. Bernd kreuzt mit seinen Beinen die Beine von Anna. Die Mutter stützt die Babies am Po.

Diese Haltung ist schonender für die Brustwarzen, weil die Babies näher am Bauch der Mutter sind. Sie ist nur möglich, solange die Kinder ganz klein sind.

Zwillinge 87

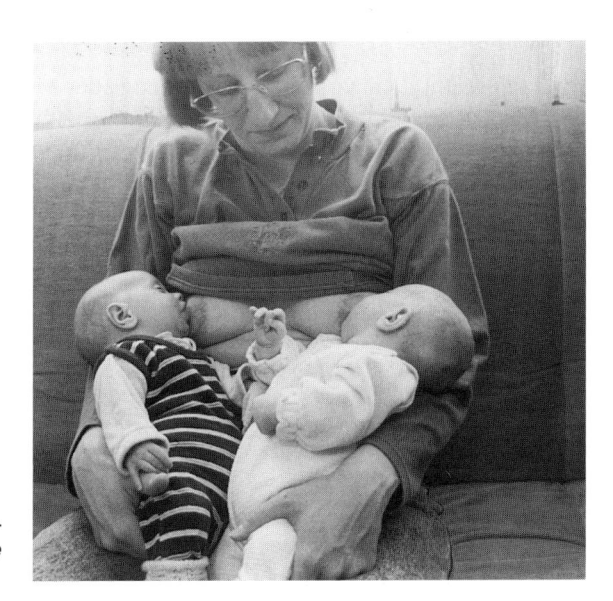

Abb. 11.2 V-Haltung (mit freundlicher Genehmigung von *Sabine Lipsz*, Westhausen)

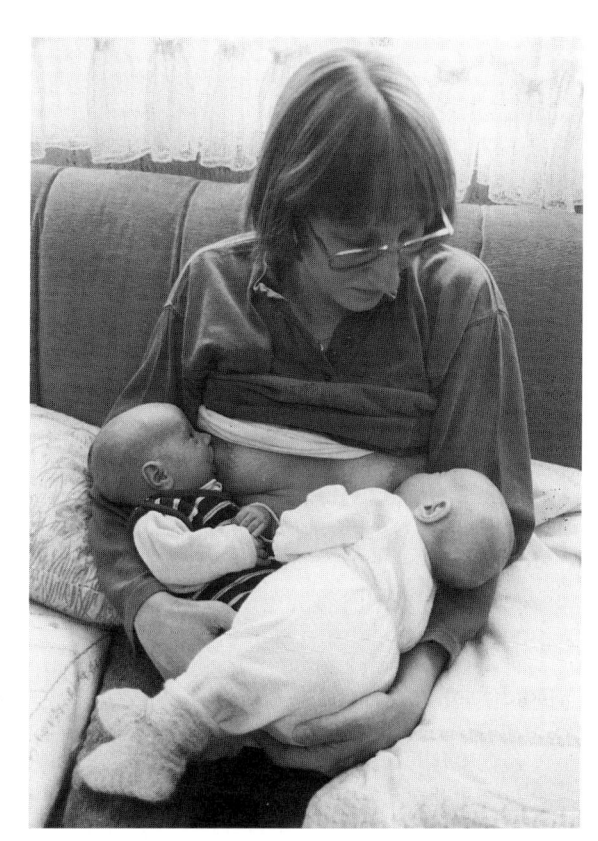

Abb. 11.3 X-Haltung (mit freundlicher Genehmigung von *Sabine Lipsz*, Westhausen)

Y-Position (Abb. 11.4)

Anna liegt mit dem Kopf in der Armbeuge der Mutter, ihr Bauch liegt am Bauch der Mutter. Bernd liegt wie bei der Fußball-Position, sein Kopf auf Annas Bauch bzw. Beinen, sein Bauch an der Seite der Mutter, seine Beine zeigen nach hinten zum Rücken der Mutter. Die Hand der Mutter hält Anna am Po und Bernd am Kopf. Ihr Ellenbogen ist an Bernds Po. Das kräftigere Kind liegt unten.

Bei dieser Haltung kann immer wieder anders angelegt werden, so daß wunde Stellen an der Brustwarze entlastet werden.

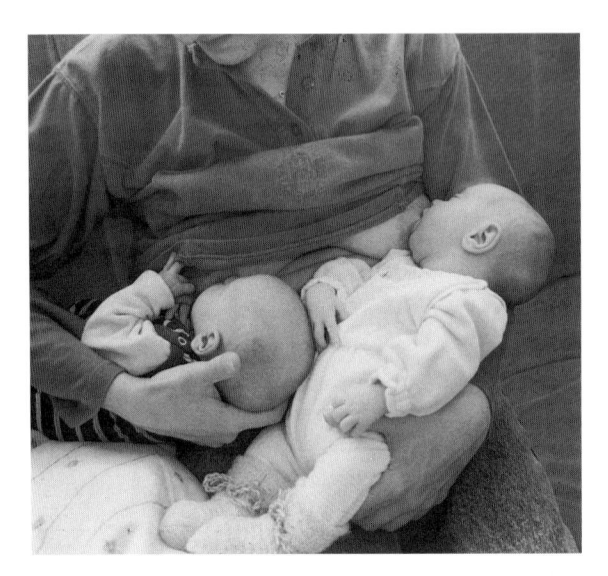

Abb. 11.4 Y-Haltung (mit freundlicher Genehmigung von *Sabine Lipsz,* Westhausen)

Gleichzeitiges Stillen im Liegen

Auf dem Rücken liegend

— „Rücklingsstillen": Die Mutter liegt auf dem Rücken, die Kinder liegen auf ihrem Bauch. Sie stützt mit jeder Hand die Stirn eines Kindes ab, damit die Babies ihr Gesicht nicht in die Brust der Mutter graben. Die Ellenbogen der Mutter müssen gut abgestützt sein (5).

  Diese Position kann nur angewandt werden, solange die Zwillinge noch klein und relativ leicht sind.

— Wenn die Zwillinge älter sind, eignet sich folgende Position: Die Mutter liegt auf dem Rücken, ihr Kopf und Oberkörper sind etwas erhöht und durch Kissen abgestützt. Die Kinder sind auf dem Bauch der Mutter oder neben ihr in der Hocke.

Jedem Kind seine Brust?

Dieselbe Brust für ein Kind

Die Zwillingsmutter kann immer dieselbe Brust demselben Kind geben. Es kann auch sein, daß sich jedes Kind seine Brustseite aussucht, abhängig vom Herzschlag der Mutter, der Gängigkeit der Brust, der Fließgeschwindigkeit der Milch oder der Form der Brustwarze. Trinkt ein Kind immer an derselben Brust, kann es seine Milchmenge selbst regulieren und hat sie dann auch immer für sich zur Verfügung. Das geht allerdings nur, wenn beide Kinder kräftig sind und gut saugen.

Jedes Kind an beiden Brüsten

Saugt ein Kind immer zu schwach und zu kurz an seiner Brust, geht auf dieser Seite die Milchmenge rasch zurück. Wenn das kräftigere Kind regelmäßig an beiden Seiten trinkt, hilft dies, in beiden Brüsten ausreichend Milch zu produzieren. Auch vorausgegangene Brustoperationen, asymmetrische Entwicklung oder andere Gründe können bewirken, daß die Mutter in den beiden Brüsten ungleiche Milchmengen hat. Der Wechsel hilft, sicherzustellen, daß nicht ein Kind zu wenig bekommt (4).

Bei wunden Brustwarzen tragen das Wechseln der Brüste und wechselnde Positionen zur Heilung bei, zumal wenn das Saugverhalten eines der Kinder die Brustwarze stärker beansprucht (7).

Die Mutter kann die Seiten *bei jeder Mahlzeit wechseln*: Sie kann Anna an der rechten Seite ca. 10 Minuten lang anlegen und dann an die linke Seite wechseln. Bernd würde entsprechend an der linken Seite ca. 10 Minuten lang trinken und dann auf die rechte Seite wechseln. Beim Anlegen des zweiten Kindes wird der Milchspendereflex ein weiteres Mal ausgelöst (2).

Wenn sich die Milchproduktion gut eingespielt hat, kann es sinnvoller sein, jedes Kind bei jeder Mahlzeit nur an einer Brust anzulegen. Die Mutter kann die Seiten dann *tageweise wechseln*: Heute trinkt Anna links und Bernd rechts, morgen wird Anna rechts und Bernd links trinken. Auch dadurch stimulieren beide Babies die Milchbildung in beiden Brüsten.

Von der Klinik nach Hause

— Eine Zwillingsmutter, die bei der Entlassung aus der Klinik ihre Zwillinge voll stillt, braucht als Reserve *keine Ersatznahrung oder Fläschchen*. Die Erfahrung hat gezeigt, daß Krisensituationen (abendliche Unruhe, Wachstumsschübe, usw.) dann von den Zwillingseltern auch ohne Zusatznahrung gemeistert werden.

— Wenn möglich, sollten die Zwillinge *gemeinsam* aus der Klinik *entlassen* werden. Häufig werden sie nacheinander entlassen, damit sich die Mutter erst einmal an ein Kind gewöhnen kann. Es ist aber sehr anstrengend, ein Kind zu Hause zu versorgen und das andere im Krankenhaus zu besuchen.

- Genügend *Schlaf* zu bekommen, ist bei Zwillingen schwierig. Am bequemsten ist es für die Mutter, wenn die Kinder bei ihr im Bett liegen. Ein beigestelltes Kinderbett kann das Elternbett vergrößern. Jedes Kind liegt auf der Seite, an der es auch angelegt wird. Die Mutter braucht sich dann nur auf die entsprechende Seite zu drehen und kann das Kind stillen, das gerade Hunger hat. Das minimiert die Schlafunterbrechung. Ausreichender Schlaf erhöht die Milchmenge.
- Die Mutter darf ihre eigene *Ernährung* nicht vergessen. Sie benötigt ca. 1300 kcal (entsprechend ca. 5600 kJ) zusätzlich.
- Der *Vater sollte auch in der Klinik möglichst weitgehend in die Versorgung der Babies einbezogen* werden, beim Anlegen helfen, die Babies aufstoßen lassen, wickeln und tragen. Seine Beteiligung an den Familienaufgaben ist von unschätzbarem Wert.

Literatur

1 *Gratkowski, M.v.:* „Zwillinge" (Zeitschrift) und mehrere Bücher. Postfach 1717, D-8910 Landsberg (neue PLZ: D-86887 Landsberg)
2 *Gromada, K.:* Mothering multiples. La Leche League 1985. Bezug: *LLL Deutschland,* Postfach 96, D-8000 München 65 (neue PLZ: D-81214 München)
3 *Karcher, H.L.:* Wie ein Ei dem anderen. Piper, München 1975
4 *Neifert, M., Thorpe, J.:* Twins: Family adjustment, parenting, and infant feeding in the fourth trimester. Clin. Obstet. Gynecol. 33 (1990) 102–113
5 *Nursing Mothers' Association of Australia:* Too much. Coping with an over-abundant milk supply. (1992). *Nursing Mothers' Association of Australia,* 5 Glendale street, Nunawading, Victoria, 3131, Australien
6 *Saint, L., Maggiore, P., Hartmann, P.E.:* Yield and nutrient content in eight women breastfeeding twins and one woman breastfeeding triplets. Brit. J. Nutr. 56 (1986) 49–58
7 *Sollid, D., Evans, B., McClowry, S., Garrett, A.:* Breast-feeding multiples. J. perinatal. neonat. Nurs. 3 (1989) 46–65

11.5 Frühgeborene

Elien Rouw

Wenn ein Kind zu früh und mit geringem Gewicht geboren wird, tauchen viele Probleme auf. Sehr kleine Frühgeborene haben noch keinen Saugreflex und noch nicht die Kraft, selbst zu saugen. Sie müssen sehr oft, mit ganz kleinen Mengen, gefüttert werden, und die Nahrung muß an ihren spezifischen Bedarf angepaßt sein.

Als „Frühgeburt" gilt jedes Kind, das vor Ende der 37. Schwangerschaftswoche geboren wird. Damit ist die Spannbreite in dieser Gruppe erheblich. Sie reicht von Kindern, die z.B. in der 36. Schwangerschaftswoche mit mehr als 2500 g zur Welt kommen, bis zu solchen, die nach ca. 26 Schwangerschaftswochen geboren werden und weniger als 1000 g wiegen. Hier gilt für das Stillen wie ganz allgemein: Je höher das Geburtsgewicht und je länger die Schwangerschaftsdauer, desto weniger Probleme treten auf.

Ernährung von Frühgeborenen mit Muttermilch

Bei zu früh geborenen Säuglingen ist das Wachstum besonders wichtig. Als optimal gilt das Wachstum, welches das Kind bei normaler Entwicklung in der Gebärmutter gehabt hätte (18). Dafür braucht das Neugeborene sehr energiereiche Nahrung, zumal es nur geringe Portionen verträgt (22). Dazu kann man eine künstlich adaptierte Nahrung speziell für Frühgeborene verwenden. Man kann aber auch als Basis die Muttermilch der eigenen Mutter nehmen (16).

Nährwert der Muttermilch

Nach einer Frühgeburt ist die Muttermilch anders zusammengesetzt als nach einer Geburt am Termin.

1. *Proteine:* Nach Frühgeburten enthält die Muttermilch deutlich mehr Proteine. Der Anteil an essentiellen Aminosäuren, aber auch z.B. an Cystin und Taurin, ist hoch. Bemerkenswert ist die niedrige Methionin-Konzentration (3). Die Proteinkonzentration entspricht dem Bedarf der Frühgeborenen über 1500 g (5). Kinder unter 1500 g brauchen noch einen besonderen Zusatz an Proteinen (20, 22).
2. *Fette:* Frühgeborenenmilch enthält genausoviel Fett wie reife Muttermilch, aber mehr ungesättigte Fettsäuren und Fettsäuren mittlerer Länge, die leicht resorbiert werden. Frühgeborene bilden nur geringe Mengen an Gallensäuren, und auch die Lipase-Aktivität ist noch verringert, so daß ihre Fettaufnahme gering ist. Muttermilch enthält Lipase und ermöglicht dem Kind damit eine bessere Fettresorption (3, 21).
3. *Mineralien und Spurenelemente: Kalzium* und *Phosphat* sind etwa in der gleichen Menge vorhanden wie in reifer Muttermilch. Das Frühgeborene kommt ohne Reserven an diesen Mineralien zur Welt. Da das Knochenwachstum vor allem im letzten Schwangerschaftsdrittel stattfindet, reichen die Mengen an Kalzium und Phosphat in der Muttermilch für seinen erhöhten Bedarf nicht aus. Sie müssen unbedingt zusätzlich gegeben werden (2, 18).

    Auch das *Eisen* der Muttermilch reicht nicht so lange wie sonst, weil frühgeborene Kinder keine Vorräte mitbringen. Grundsätzlich wird nach 2 Monaten zusätzliches Eisen gegeben bzw. dann, wenn sich das Geburtsgewicht verdoppelt hat (8, 18).

    Die Spurenelemente in der Muttermilch decken nicht immer den Bedarf. So ist bei Frühgeborenen Zinkmangel festgestellt worden (15). Deswegen soll Zink ergänzt werden.
4. *Vitamine:* Da Frühgeborene einen erhöhten Bedarf an einzelnen Vitaminen haben, reicht deren Konzentration in der Muttermilch nicht aus (17). Es handelt sich dabei um Vitamin A und die B-Vitamine, aber auch um Vitamin C, besonders dann, wenn zusätzlich noch Proteine gegeben werden.

Die allerkleinsten Frühgeborenen können zunächst nicht *ausschließlich* mit Muttermilch versorgt werden. Die Menge reicht häufig nicht aus, und der Nährwert ist für sie zu gering. Die Muttermilch läßt sich jedoch mit Proteinen,

Vitaminen und Mineralien anreichern (16, 22). Meistens wird die Muttermilch zunächst mit adaptierter Nahrung ergänzt. Später kann dann ganz auf Muttermilch übergegangen werden, wobei die notwendigen zusätzlichen Vitamine und Mineralien als Multipräparat gegeben werden.

Vorteile der Muttermilch bei Frühgeborenen

Selbst wenn die Muttermilch bei kleinen Frühgeborenen noch ergänzt werden muß, bietet sie gegenüber adaptierter Nahrung Vorteile. Manchmal läßt sich sogar eine Dosisabhängigkeit feststellen: Je höher der Anteil an Muttermilch in der Nahrung, desto größer der Vorteil (z.B. 11, 12). Daher ist es wichtig, daß Frühgeborene möglichst bei jeder Mahlzeit Muttermilch bekommen.

Die Muttermilch enthält einen hohen Anteil an Abwehrstoffen (13). Auch die Lymphozyten sind gegenüber „normaler" Muttermilch noch vermehrt (6). Dadurch haben die Frühgeborenen einen hervorragenden Infektionsschutz (8, 21) und bessere Überlebenschancen. Nekrotisierende Enterocolitis wird bei Kindern, die mit Muttermilch ernährt werden, viel seltener gesehen (11). Bei Frühgeborenen aus allergiebelasteten Familien sinkt das Risiko, an einer Allergie zu erkranken, wenn nur Muttermilch gegeben wird (10).

Auch für die Entwicklung des Frühgeborenen ist Muttermilch von Bedeutung. Mit Muttermilch ernährte Frühgeborene wiesen nach 7–8 Jahren eine deutlich höhere Intelligenz auf als mit künstlicher Nahrung ernährte Kinder (12). Möglicherweise wirken sich Hormone, Wachstumsfaktoren und andere Inhaltsstoffe auf die Entwicklung des Gehirns günstig aus.

Die Bedeutung der Muttermilchernährung für die Mutter und die Konsequenzen für das Pflegepersonal

Ein zu früh geborenes Kind ruft bei der Mutter manchmal ein Gefühl von Versagen und sogar Schuld hervor. Die Geburt setzt meist unerwartet ein und ist oft sehr schnell vorbei. Danach werden Mutter und Kind meistens getrennt, weil das Kind in eine Kinderklinik verlegt wird. Oft hat die Mutter nicht einmal die Gelegenheit gehabt, ihr eigenes Kind zu sehen oder zu berühren. Das alles trägt dazu bei, daß das „Bonding", das seelische Zusammenwachsen von Mutter und Kind, kaum oder gar nicht zustande kommt.

Viele Schwestern auf Frühgeborenen-Stationen kennen die traurige Erfahrung, daß sie sich mit viel Liebe und Mühe erfolgreich um ein kleines Frühchen bemühen – aber die Eltern können wenig mit dem Kind anfangen, besuchen es kaum und stehen ihrer elterlichen Rolle hilflos gegenüber, sodaß die Schwestern ihnen dieses Kind nur schweren Herzens mit nach Hause geben.

Das Stillen – bzw. zunächst „nur" das Abpumpen – kann einen wichtigen Beitrag dazu liefern, daß das zerbrechliche Wesen im Inkubator für die Mutter zu *ihrem* Kind wird, daß sie es annehmen und aufnehmen kann. Durch das Abpumpen ihrer Milch wird die Mutter zum Wohle des Kindes aktiv eingebunden in seine

Versorgung – sie kann etwas tun. Später kann der körperliche Kontakt mit dem Kind während des Stillens eine Hilfe sein, das Kind besser kennenzulernen (8).

Für die Mutter ist der Stillbeginn in dieser Situation nicht einfach. Sie hat Angst um das Kind, und sie hat zunächst nicht den unmittelbaren körperlichen Kontakt, der die Milch zum Fließen bringt. Wenn gleich zu Beginn der Stillzeit Schwierigkeiten auftreten, kommt die Milchproduktion nicht so leicht in Gang. Die Mutter braucht sowohl seelische als auch tatkräftige Unterstützung – was für überlastete Schwestern keine leichte Aufgabe ist. Die Unterstützung der Mutter beim Aufbau ihrer Beziehung zum Kind ist für beide über die Zeit auf der Frühgeborenenstation hinaus hilfreich – auch wenn das Stillen nachher nicht gelingt. Wichtig ist es, der Mutter Mut zu machen und ihr klar zu machen, daß jeder Tropfen Muttermilch wichtig ist, auch wenn anfangs nur wenig Milch kommt. Jeder Tropfen Muttermilch trägt bei zur Förderung der Milchproduktion und zum Gedeihen des Kindes (8, 11).

Vom Abpumpen der Muttermilch zum Stillen

Viele Mütter haben sich schon vor der Geburt entschlossen zu stillen. Nach einer Frühgeburt sollten diese Mütter besonders ermutigt werden, auch in der jetzigen Situation bei ihrem Entschluß zu bleiben. In der von Apparaten beherrschten Atmosphäre einer Frühgeborenenstation wagen viele Eltern nicht, ihren Stillwunsch deutlich zu machen und die Schwestern um Unterstützung zu bitten.

Abpumpen

Nach der Geburt sollte so bald wie möglich mit dem Abpumpen angefangen werden. Es sollte mindestens 6–8 mal pro Tag abgepumpt werden. Dadurch wird die Milchproduktion in Gang gebracht (4). Die Milch muß sauber gewonnen werden, da an ihre Sterilität strenge Anforderungen gestellt werden (s.S. 125).

Känguruh-Methode (Abb. 11.5)

Sobald die Mutter imstande ist, ihr Kind zu besuchen, soll ihr das ermöglicht werden. Nach ihrer eigenen Entlassung aus dem Krankenhaus ist es manchmal möglich, ganztags oder sogar nachts bei dem Kind in der Klinik zu bleiben. Das Abpumpen fällt in der Nähe des Kindes oft leichter. Eine moderne Entwicklung in der Versorgung Frühgeborener ist die sogenannte Känguruh-Methode. Dabei werden schon allerkleinste Säuglinge, sofern ihr Zustand stabil ist, zeitweise aus dem Brutkasten geholt und der Mutter oder dem Vater unter die Kleidung auf die Brust gelegt.

Der vermehrte Hautkontakt hat direkte Auswirkungen auf die Entwicklung des Kindes. Es trinkt besser und wächst schneller, es ist häufiger aufmerksam, schläft tiefer und weint weniger. Die Bindung zwischen Eltern und Kind wird vertieft, die Mütter können ihre Ängste und Sorgen besser verarbeiten. Die Mütter haben

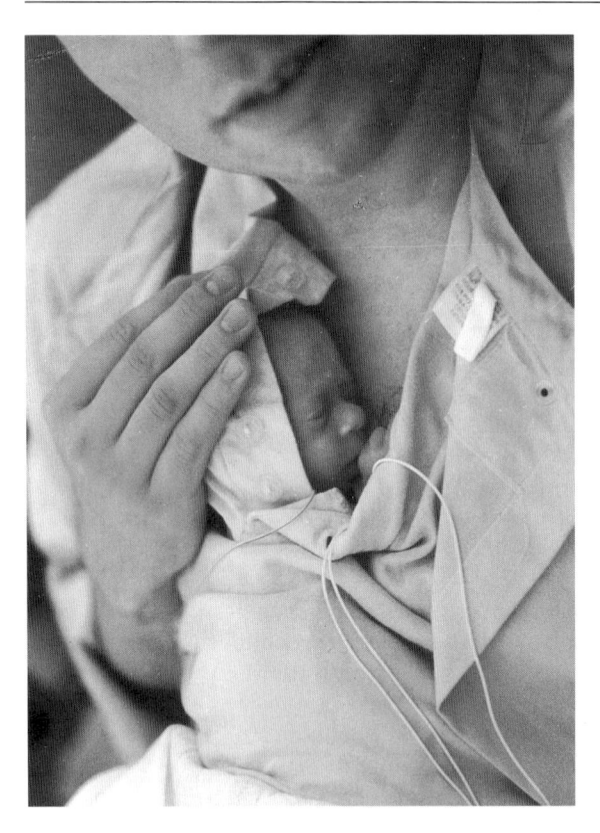

Abb. 11.5 Känguruh-Methode (mit freundlicher Genehmigung von *Christiane Saladin*, Leimen)

deutlich mehr Milch, und ein wesentlich größerer Teil von ihnen schafft den Übergang vom Abpumpen zum Stillen an der Brust (19, 23). Die Känguruh-Methode hat sich schon vielfach bewährt, auch in Deutschland (z.B. 19).

Stillen

In vielen Kliniken ist es üblich, das Baby zunächst aus der Flasche trinken zu lassen und erst später anzulegen. Dahinter steht die Annahme, daß das Trinken aus der Brust zu anstrengend und schwieriger sei als das Trinken aus der Flasche. Kinder mit einem Gewicht unter 1500 g wachsen aber genauso schnell, wenn sie an der Brust trinken, wie wenn sie abgepumpte Milch aus der Flasche erhalten (21). Und eine transkutane Sauerstoffmessung wies beim Stillen Schwankungen um den Ruhewert herum auf; bei der Flaschenfütterung traten erhebliche Absenkungen auf, mit anschließender Erholung, aber nie stieg der Sauerstoff über den Ruhewert (14). Verschiedene Vergleichsdaten legen den Schluß nahe, daß sowohl das Saugen am Schnuller als auch an der Flasche anstrengender sind als das Saugen an der Brust (21).

Deshalb ist es günstig, das Kind von vornherein anzulegen, sobald es kräftig genug ist. Nach 34 Wochen Schwangerschaftsdauer ist ein koordiniertes Trinken möglich, aber auch zuvor kann das Kind schon an die Brust gelegt werden, während über die Nasensonde Milch fließt (9). Das Nuckeln des Kindes beschleunigt die Entleerung des Magens und verbessert die Verdauung (1). Allmählich wird das Kind immer mehr direkt durch das Stillen ernährt. Eine Zeitlang sollte die Mutter noch nach dem Stillen zusätzlich abpumpen, bis die Milchbildung ausreicht und das Kind kräftig genug saugt.

Trotzdem kann es schwierig sein, das Kind voll zu stillen. Vor allem, wenn der Krankenhausaufenthalt des Kindes lange dauert und lange abgepumpt werden muß, kann die Milchproduktion zurückgehen. Unterstützung des Pflegepersonals kann dabei entscheidend sein. Oft reicht die Milch noch nicht aus, wenn das Kind mit nach Hause genommen werden darf. Dann bedeuten die ersten anstrengenden Tage allein mit dem eigenen Kind eine zusätzliche Belastung für die Milchproduktion. Das Lact-aid® (s.S. 44) kann in solchen Fällen eine große Hilfe sein. Die Mutter braucht Ermutigung und die Erklärung, daß sie nicht deshalb Schwierigkeiten hat, weil ihre eigenen Fähigkeiten mangelhaft sind, sondern weil sich ihr Kind wie eine typische Frühgeburt benimmt (7). Mit Geduld und Durchhaltevermögen ist es im Laufe einiger Tage oder Wochen durchaus möglich, voll zu stillen.

Literatur

1 *Bernbaum, J.C., Pereira, G.R., Watkins, J.B.* et al: Nonnutritive sucking during gavage feeding enhances growth and maturation in premature infants. Pediatrics 71 (1983) 41–46
2 *Chan, G.M., Mileur, L.J.:* Posthospitalization growth and bone mineral status of normal preterm infants. Amer. J. Dis. Childh. 139 (1985) 896–898
3 *Gross, S.J., Geller, J., Tomarelli, R.M.:* Composition of breast milk from mothers of preterm infants. Pediatrics 68 (1981) 490–493
4 *Hopkinson, J.M., Schanler, R.J., Garza, C.:* Milk production by mothers of premature infants. Pediatrics 81 (1988) 815–820
5 *Järvenpää, A., Räihä, N.C.R., Rassin, D.K., Gaull, G.E.:* Preterm infants fed human milk attain intrauterine weight gain. Acta paediat. scand. 72 (1983) 239–243
6 *Jain, N., Mathur, N.B., Sharma, V.K.:* Cellular composition including lymphocyte subsets in preterm and full term human colostrum and milk. Acta paediat. scand. 80 (1991) 395–399
7 *Lefebre, F.:* Incidence and duration of lactation and lactation performance among mothers of low-birth-weight and term infants. Canad. med. Ass. J., 140 (1989) 1159–1164
8 *Lemons, P., Stuart, M., Lemons, J.A.:* Breast-feeding the premature infant. Clin. in Perinatol. 13 (1986) 111–122
9 *Lentze, M.J.:* Die Ernährung von Frühgeborenen unter 1500 g: enterale Voraussetzungen. Mschr. Kinderheilk. 134 (1986) 502–507
10 Lucas, A., Brooke, O.G., Morley, R., Cole, T.J., Bamford, M.F.: Early diet of preterm infants and development of allergic or atopic disease: randomised prospective study. Brit. med. J. 300 (1990) 837–840
11 *Lucas, A., Cole, T.J.:* Breast milk and neonatal necrotising enterocolitis. Lancet 336 (1990) 1519–1523
12 *Lucas, A., Morley, R., Cole, T.H., Lister, G., Leeson-Payne, C.:* Breast milk and subsequent intelligence quotient in children born preterm. Lancet 339 (1992) 261–264
13 *Mathur, N.B., Dwarkas, A.M., Sharma, V.K., Saha, K., Jain, N.:* Antiinfective factors in preterm human colostrum. Acta paediat. scand. 79 (1990) 1039–1044
14 *Meier, P.:* Bottle- and breast-feeding: effects on transcutaneous oxygen pressure and temperature in preterm infants. Nurs. Res. 37 (1988) 36
15 *Murphy, J.F., Gray, O.P., Rendall, J.R., Hann, S.:* Zinc deficiency: a problem with preterm breast milk. Early hum. Develop. 10 (1985) 303–307

16 *Nars, P.W.:* Ernährung des sehr kleinen Frühgeborenen mit konzentrierter Frauenmilch. Mschr. Kinderheilkd 132 (1984) 233–237
17 *Orzalesi, M., Colarizi, P.:* Critical vitamins for low birthweight infants. Acta paediat. scand. Suppl. 296 (1982) 104–109
18 *Pereira, G.R., Barbosa, N.M.M.:* Controversies in Neonatal Nutrition. Pediat. Clin. N. Amer. (1986) 65–89
19 *Schmidt, E., Wittreich, G.:* Care of the abnormal newborn: A random controlled trial study of the „Kangaroo-method" of care for low birth-weight newborns. Vortrag beim Euro-Amro Symposium on Appropiate Technology Following Birth. Triest, 1986
20 *Schnarz, R., Braun, O.H.:* Über die Ernährung von Früh- und Neugeborenen mit nativer Muttermilch. Mschr. Kinderheilkd. 1131 (1983) 497–501
21 *Steichen, J.J., Krug-Wispé, S.K., Tsang, R.C.:* Breast-feeding the low birth weight preterm infant. Clin. in Perinatol. 14 (1987) 131–171
22 *Tönz, O., Schubiger, G.:* Feeding of very-low-birth-weight infants with breast milk enriched by energy, nitrogen and minerals. Helv. paediat. Acta 40 (1985) 235–247
23 *Whitelaw, A.:* Kangaroo baby care: just a nice experience or an important advance for preterm infants? Pediatrics 85 (1990) 604–605

11.6 Behinderte Kinder

Sibylle Chattopadhyay

Behinderte Kinder unterscheiden sich sehr in Art und Ausmaß ihrer Behinderung. Einige Punkte lassen sich dennoch allgemein erörtern, auf einige Behinderungen wird speziell eingegangen.

Allgemeine Gesichtspunkte

Besondere Probleme

1. Behinderten Kindern fällt das Saugen oft schwerer; sie brauchen länger, um das Stillen zu lernen. Das vergrößert die Angst, das Kind könnte zusätzlich zu seiner Behinderung noch unterernährt werden.
2. Behinderte Kinder werden häufig in die Kinderklinik verlegt. Die räumliche Trennung erschwert das Stillen.
3. Oft weiß man in den ersten Lebenstagen noch nicht, ob das Kind überhaupt lebensfähig sein wird. Daher wollen viele Mütter – oft unbewußt – keine zu enge Beziehung zu dem Kind aufbauen und es deshalb auch nicht stillen. Auch Ärzte und Pflegepersonal beraten sie manchmal in dieser Richtung.
4. Es ist für die Mutter immer ein Schock, ein behindertes Kind zu haben und nicht das Wunschkind, das sie sich in der Schwangerschaft vorgestellt hat. Das Pflegepersonal möchte der Mutter diesen Schock erleichtern, indem es sie nicht so oft damit konfrontiert. Das Kind wird deshalb oft vom Pflegepersonal mit der Flasche gefüttert.

Besondere Vorteile

1. Die Mutter erlebt durch das Stillen und auch schon durch Abpumpen der Milch, daß sie für das Kind etwas tun kann. Das Stillen schafft eine besondere Nähe zum Kind und überbrückt den Schock über die Behinderung oft am besten.
2. Die Nähe der Mutter beim Stillen gibt dem Kind Trost und kann eventuell Schmerzen lindern.
3. Viele behinderte Kinder sind infektanfälliger als gesunde Kinder. Ihnen kommen die Immunstoffe in der Muttermilch besonders zugute.
4. Die Koordination von Saugen, Schlucken und Atmen ist beim Stillen günstiger als beim Trinken aus der Flasche. Gerade Kinder mit Koordinationsproblemen der Muskulatur profitieren davon und erlernen das Stillen leichter als das Trinken aus einer Flasche (3).
5. Verschluckt sich ein Kind, so ist das relativ ungefährlich, da Muttermilch den Bronchialbaum im Gegensatz zu Glukoselösung oder Ersatznahrung nur mäßig reizt und keine Aspirationspneumonie verursacht.

Allgemeines Vorgehen

Die *Lernphase* des Stillens benötigt besonders viel Geduld. Fähigkeiten und Bedürfnisse des Säuglings sollten von geschulten Pflegepersonen genau beobachtet werden. Aus dieser Beobachtung kann dann abgeleitet werden, wie der Säugling am besten trinkt und welche Hilfestellungen er eventuell benötigt.

Der *Milchspendereflex* wird durch die Ängste und die Enttäuschung der Mutter oft gar nicht oder verspätet ausgelöst. Behinderte Kinder haben oft nicht die Kraft, lange zu saugen. Sie sind dann erschöpft, bevor sie genügend getrunken haben und verlieren an Gewicht. Bis sich der Milchspendereflex gut eingespielt hat, sollte er z.B. durch Brustmassage (s.S. 116) oder Anpumpen der Brust ausgelöst werden, damit die Milch möglichst rasch fließt, eventuell auch mit einem Oxytocin-Spray.

Die *Mahlzeiten* müssen häufig und kurz sein, mit Ruhepausen dazwischen, da die Kinder rasch ermüden. Anfangs muß durch tägliches Wiegen (gegebenenfalls sogar vor und nach den Mahlzeiten) sichergestellt werden, daß das Kind genügend Nahrung erhält. Muß das Kind mit der Sonde ernährt werden, kann abgepumpte Muttermilch in die Sonde gegeben werden (zum Abpumpen s.S. 125). Es empfiehlt sich, das Kind zwischendurch an die Brust zu legen, damit es sie kennenlernt und sich daran gewöhnt. Auch wenn es nur nuckelt, wird dadurch die Verdauung angeregt (2).

Die Mutter soll möglichst viel mit dem Kind *zusammensein*, damit sie es rasch kennenlernt und eine Beziehung zu ihm entwickeln kann. Manchmal braucht die Mutter Ermutigung vom Pflegepersonal, das Kind zu betrachten, anzufassen und zu streicheln. Am besten wäre es, wenn Mutter und Kind auch dann zusammenbleiben und gemeinsam versorgt werden könnten, wenn das Kind intensive kinderärztliche Betreuung braucht. Wo Rooming-in nicht möglich ist, sollten zumindest häufige Besuche in der Kinderklinik stattfinden.

Saugtraining

Der Saugreflex ist bei manchen Behinderungen unkontrolliert, zu schwach, oder er kommt aus anderen Gründen nicht zustande (Lippen-Kiefer-Gaumenspalten). Bei diesen Kindern ist ein Saugtraining förderlich.
Das Saugtraining ist eine manuelle Therapie. Sie bedarf einer manuellen Anleitung und Ausbildung, bevor jemand sie anwendet. Wir geben hier eine theoretische Beschreibung:
Der Finger wird sanft im Mund des Kindes hin und her bewegt. Dabei werden verschiedene Teile der Zunge, die Wangenschleimhaut und der Gaumen berührt und sanft massiert, bis das Kind anfängt, zu saugen. Da der Saugreflex leichter ausgelöst wird, wenn die Kinder etwas Süßes schmecken, kann der Finger zwischendurch in Muttermilch getaucht werden. Fängt das Kind nicht an zu saugen, wird die periorale Region durch leichtes Umkreisen des Mundes mit einem Finger stimuliert und dann erneut Zunge, Gaumen und Wangenschleimhaut massiert.
Dieses Training kann mehrere Minuten lang mehrmals täglich erfolgen, bis das Kind es gelernt hat, einigermaßen koordiniert am Finger zu saugen (5).
Gleichzeitig kann damit begonnen werden, das Kind an der weitgehend leeren, vor kurzem abgepumpten Brust saugen zu lassen, wobei über eine Sonde Nahrung zugeführt wird. Das hat den Vorteil, daß geringe Mengen Milch für das Kind den Zusammenhang zwischen Saugen und Nahrungsaufnahme herstellen, aber einen noch mangelhaften Schluckreflex nicht überfordern. Außerdem wird dadurch die Verdauung des Kindes gefördert (2). Mit dieser Technik wird auch einer späteren Saugverwirrung vorgebeugt.

„DanCer"-Griff (Abb. 11.6)

Manchen Kindern fällt es schwer, die Brustwarze im Mund festzuhalten (neurologisch behinderte Kinder, Kinder mit Lippen/Kiefer/Gaumenspalten oder fliehendem Kinn, auch kleine Frühgeborene). Für sie haben *Danner* und *Cerutti* (3) einen besonderen Griff entwickelt: Die Mutter umfaßt die Brust von unten mit Daumen, Zeige- und Mittelfinger. Sie hilft dem Kind, die Brustwarze zu fassen und unterstützt mit Daumen und Zeigefinger das Kinn des Kindes von unten, um den Mund geschlossen zu halten. Eventuell muß anfänglich jede Saugbewegung des Kindes durch einen sanften Druck mit der Hand nach oben unterstützt werden.

Bestimmte Behinderungen

Neurologisch behinderte Kinder

Erfolgreiches Saugen setzt ein kompliziertes Zusammenspiel von Gesichts-, Kau- und Schlundmuskulatur über die zugehörigen Hirnzentren voraus. Bei neurologisch behinderten Kindern ist diese Harmonie häufig an einer oder mehreren Stellen gestört. Die Kinder brauchen Zeit und Geduld, um das Saugen überhaupt zu

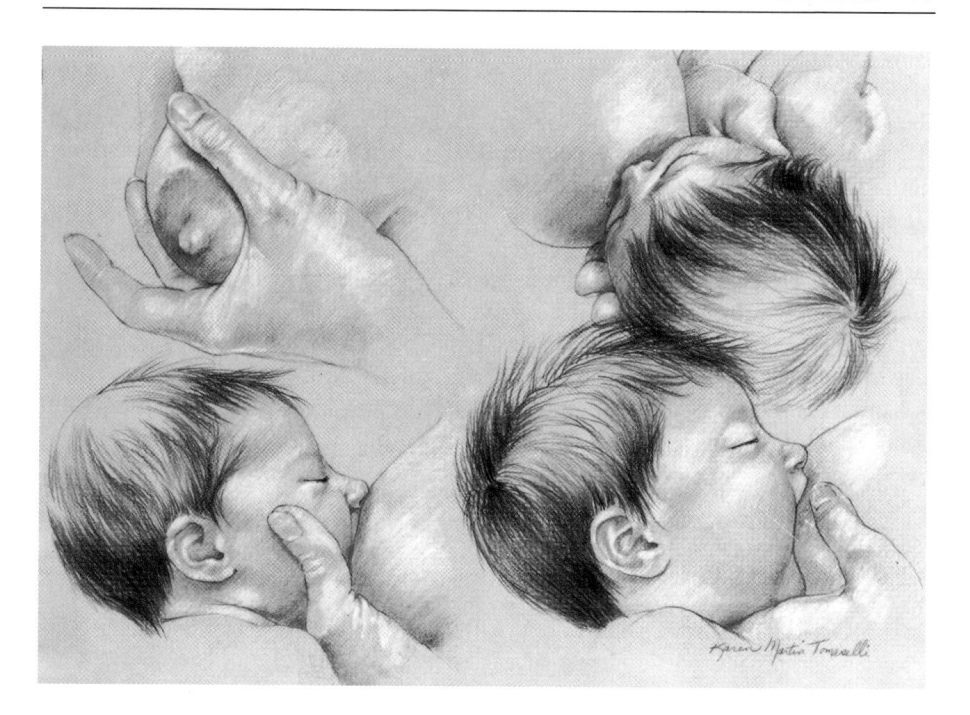

Abb. 11.6 Stützen des Kinns mit dem DanCer-Handgriff (mit freundlicher Genehmigung von Childbirth Graphics Rochester, New Nork 1992)

lernen. Das Stillen ist für sie nicht schwieriger zu lernen als das Trinken aus der Flasche.

Die Stillposition muß für Mutter und Kind bequem sein. Das Kind sollte in einer leichten Beugehaltung gelagert werden.

Hypotone Kinder müssen mit milden Reizen, wie geringerer Außentemperatur und wenig Bekleidung, sanftem Sprechen und Streicheln, geweckt und wach gehalten werden. Säuglingen mit schwachem Muskeltonus fällt es oft schwer, die Brust fest zu umfassen und den Mund richtig zu schließen. Der DanCer-Griff (s.o.) unterstützt sie dabei.

Hypertone Kinder, die zur Spastik neigen, brauchen eine reizarme Umgebung: Der Raum muß sehr ruhig sein und nur mäßig hell.

Spastische Kinder leiden manchmal unter einem so starken *Würgereflex*, daß sie kaum trinken können. Um sie daran zu gewöhnen, daß beim Stillen die Zunge und der Gaumen berührt werden, kann die Mutter mit dem Finger ganz leicht zuerst die Zungenspitze berühren und dann immer weiter nach hinten gehen und die Zunge leicht drücken. Dabei sollte sie bei dem leisesten Anzeichen des Würgereflexes aufhören und dann von vorne anfangen. Dadurch lernt es das Kind allmählich, auf die Berührung der Zunge nicht mehr mit einem Würgereflex zu reagieren (4)

Down-Syndrom

Bei Babies mit Down-Syndrom können die große Zunge und die schwache Gesichtsmuskulatur zu Problemen führen. Beim Stillen ist die große Zunge nicht hinderlich (5). Dem Ausstoßen der Zunge wird durch das Stillen vorgebeugt, und die Gesichtsmuskulatur wird dadurch trainiert. Beides erleichtert das spätere Sprechenlernen. Diese Kinder (wie auch andere geistig behinderte Kinder) entwickeln sich besser, wenn sie stimuliert und angeregt werden. Körperkontakt und Kommunikation während des Stillens geben diese Anregung beiläufig (9).

Die Kinder sind meistens hypoton. Der DanCer-Griff leistet bei ihnen gute Dienste. Manche Kinder haben beim Saugen allerdings keine Probleme (4).

Kinder mit Down-Syndrom sind wenig anfällig für Saugverwirrung; man kann auch nach anfänglicher Flaschenfütterung noch mit dem Stillen beginnen (4).

Lippen-Kiefer-Gaumenspalten

Spaltbildungen erschweren das Stillen. Auf der anderen Seite beugt das Stillen Mittelohrentzündungen und anderen Infektionen der oberen Luftwege vor, die bei diesen Kindern häufig auftreten. Das Training der Gesichtsmuskulatur beim Stillen begünstigt die Sprachentwicklung.

Je nach Ausmaß der Spaltbildung ist es für das Kind schwierig bis unmöglich, den für das Stillen erforderlichen Saugschluß herzustellen. Trinkt es an der Brust nicht genug, sollte die Milchbildung durch zusätzliches Abpumpen angeregt und diese Milch über Sonde verfüttert werden. Infolge ihrer Behinderung haben diese Kinder einen erhöhten Kalorienbedarf. Sie neigen zu Wachstumsstörungen, so daß regelmäßige Gewichtskontrollen unerläßlich sind (8).

Eine Gaumenspalte kann oft mit einer Platte abgedeckt werden. Dies ermöglicht ein normales Saugen. Die Platte muß jeweils an das Wachstum des Kindes angepaßt werden. Die Kinder sollten nur in aufrechter Haltung gestillt werden, da sonst die Milch in die Nase fließen kann. Kissen zur Unterstützung ermöglichen eine bequeme Haltung (6).

Eine Lippenspalte kann die Mutter mit dem Daumen abdecken. Sie sollte verschiedene Stillhaltungen und auch den DanCer-Griff ausprobieren, bis sie eine günstige Haltung gefunden hat. Oft spürt die Mutter selbst am genauesten, in welcher Position das Kind am besten trinkt.

Es ist schwierig und verlangt viel Geduld und Durchhaltevermögen von der Mutter, ein Kind mit einer solchen Behinderung zu stillen. Doch sollte es ihr nicht von vornherein ausgeredet werden. Wenn eine Mutter hier stillen möchte, braucht sie unbedingt die Unterstützung des Pflegepersonals. Erfahrungsberichte (1, 7) zeigen, wie wertvoll solche Unterstützung für die Mutter ist, und wie sehr das Stillen sie und das Kind bereichert.

Eine der ganz wenigen Mißbildungen, bei denen fast nie gestillt werden kann, ist das Pierre-Robin-Syndrom, eine kombinierte Fehlbildung der Kiefer mit einer sehr breiten Lippen-Kiefer-Gaumen-Spalte und Mikrognathie.

Das herzkranke Kind

Kinder mit Herzfehlern werden meistens gleich nach der Geburt zur Überwachung auf die Intensivstation verlegt. Sie sind häufig sehr schwach und werden bei der kleinsten Anstrengung zyanotisch. Daher müssen viele von ihnen zunächst mit der Sonde ernährt werden. Wenn sie nach einigen Tagen kräftig genug sind, kann man versuchen, sie saugen zu lassen. Da die Koordination von Saugen, Schlucken und Atmen beim Trinken an der Brust günstiger ist als beim Trinken aus der Flasche, empfiehlt es sich, die Kinder zu stillen (3, 4).

Damit die Mutter bei den ersten Trinkversuchen des Kindes genügend Milch hat, sollte sie von Anfang an regelmäßig für die Sondenfütterung abpumpen. Außerdem sollte die Milch rasch fließen; gegebenenfalls kann der Milchspendereflex schon vorher ausgelöst werden (s.o. „Allgemeines Vorgehen").

Bei den ersten Stillversuchen sollte geschultes Pflegepersonal das Kind beim Stillen beobachten, eventuell auch ein Monitor angeschlossen sein. Das erhöht die Sicherheit bei allen, daß das Kind sich nicht zu sehr anstrengt. Die Mutter kann vom Pflegepersonal lernen, auf Cyanose und angestrengte Atmung zu achten, um ihr Kind nicht zu überfordern.

Andere Behinderungen

— *Stoffwechselstörungen:* Diese sind meistens kein Stillhindernis. Nur bei *Galaktosämie* kann überhaupt nicht gestillt werden. Bei *Phenylketonurie (PKU)* kann teilgestillt werden mit zusätzlicher Spezialnahrung. Vollstillen ist nicht möglich (5). Bei *Mukoviszidose* (zystischer Fibrose) ist das Stillen besonders empfehlenswert, da es den bei diesen Kindern häufigen Infektionen vorbeugt bzw. sie lindert (4).
— *Hypothyreose:* Stillen ist vorteilhaft. Schilddrüsenhormon muß jedoch substituiert werden.
— *Mißbildungen des Magen-Darm-Traktes:* Muttermilch ist ideal wegen ihrer besseren Verdaulichkeit und der Immunstoffe. Bei Operationen an Oesophagus und Pylorus kann meistens innerhalb von 10 Stunden gestillt werden. Bei Morbus Hirschsprung (kongenitales Megacolon) und Anus imperforatus (Analatresie) muß nach der Operation mit dem Stillen gewartet werden, bis die Darmentleerung wieder normal ist.
— *Stillen bei anderen operativen Eingriffen:* Wegen der raschen Verdauung der Muttermilch kann bis zu 4 Stunden vor der Operation gestillt werden. Auch nach der Operation kann das Kind bald wieder angelegt werden (4). Das Stillen beruhigt das Kind und mildert Schmerzen und Operationstrauma.

In all diesen Fällen braucht die Mutter Unterstützung und Begleitung. Sie sollte ermuntert werden, abzupumpen, um die Milchproduktion in Gang zu halten, und ihr sollte gezeigt werden, wie sie das Kind nach einer Operation halten soll. Am besten sollte auf jeder Säuglingsabteilung ein Stillraum oder wenigstens ein bequemer Sessel sein, wo sich die Mutter mit ihrem Kind in aller Ruhe hinsetzen kann, um zu stillen.

Literatur

1 *Arbeitsgemeinschaft Freier Stillgruppen:* Rundbrief 10/11 1992. Schwerpunktthema: Das Stillen von kranken und behinderten Kindern. Bezugsadresse: Gertraud Azar, Zieblandstr. 14, D-8707 Veitshöchheim (neue PLZ: D-97209 Veitshöchheim)
2 *Bernbaum, J.C., Pereira, G.R., Watkins, J.B., Peckham, G.J.:* Nonnutritive sucking during gavage feeding enhances growth and maturation in premature infants. Pediatrics 71 (1983) 41–45
3 *Coulter-McBride, M., Coulter-Danner, S.:* Sucking Disorders in Neurologically Impaired Infants. Clin. in Perinat. 14 (1987) 19–130
4 *Lawrence, R.A.:* Breastfeeding: a guide for the medical profession. Mosby, St. Louis 1989
5 *Nehlsen, E.:* Anleitung zum erfolgreichen Stillen. Hrsg: *IBCLC (International Board of Certified Lactation Consultants)* Bezug: *E. Nehlsen*, Südhang 4, D-4952 Porta Westfalica (neue PLZ: D-32457 Porta Westfalica)
6 *Neville, M.C., Neifert, M.R.:* Lactation. Plenum Press New York, London 1983
7 *Nursing Mothers' Association of Australia:* Breastfeeding babies with clefts of lip and/or palate. 5 Glendale Street, Nunawading, Victoria 3131, Australien 1990
8 *Riordan, J.:* A Practical Guide to Breastfeeding. Jones and Bartlett Publishers, Boston 1991
9 *Storm, W.:* Ernährung mit Muttermilch bei Kindern mit Down-Syndrom. Der Kinderarzt 20 (1989) 371–374

11.7 Wenn ein Baby stirbt

Brigitte Benkert

Der Tod eines Babies ist nicht nur für die Eltern ein schwerer Schock, sondern stellt auch für die Betreuungspersonen in der Klinik ein großes emotionales Problem dar. Eigene Todesängste und Trennungserlebnisse werden wach, und die Betreuer brauchen Schulung und Hilfestellung für den angemessenen Umgang mit den trauernden Eltern. Die Betreuer können in dieser Situation eine wertvolle Hilfe sein, und wir möchten Ihnen aus eigener Erfahrung heraus ans Herz legen, Supervision und Gespräche im Team zu suchen.

Da eine ausführliche Besprechung den Rahmen dieser Still-Informationen sprengen würde, verweisen wir auf die Literatur (1, 2, 3, 4, 5, 6).

In ihrer Trauer kommt für die Mutter als weitere seelische und körperliche Belastung hinzu, daß sie plötzlich abstillen muß. Zu den praktischen Aspekten dieses Problems s.S. 136.

Literatur

1 *AFS-Rundbrief „Glücklose Schwangerschaft".* 2. Aufl. (1991) Bezugsadresse: Gertraud Azar, Zieblandstr. 14, D-8707 Veitshöchheim (neue PLZ: D-97209 Veitshöchheim)
2 *Goldmann-Posch, U.:* Wenn Mütter trauern – Erinnerungen an das verlorene Kind. Kindler, München 1988
3 *Klaus, M.H., Kennell, J.H.:* Mutter-Kind-Bindung. Über die Folgen einer frühen Trennung. DTV, München 1987
4 *Langer, M., Ringler, M.:* Kindliche Mißbildung oder Totgeburt: Reaktionen des Klinik-Personals und ihre Auswirkungen auf die Betreuung. In: *L. Beck* u.a.: Psychosomatische Gynäkologie und Geburtshilfe. Springer, Berlin, Heidelberg 1989/90, S. 87–93
5 *Lothrop, H.:* Gute Hoffnung, jähes Ende. Ein Begleitbuch für Eltern, die ihr Baby verlieren, und alle, die sie unterstützen wollen. Kösel, München 1991, Pb
6 *Lutz, G., Künzer-Riebel, B.:* Nur ein Hauch von Leben. Eltern berichten vom Tod ihres Babies und von der Zeit der Trauer. Ernst Kaufmann, Lahr 1988

12 Schwierigkeiten der Mutter

12.1 Kaiserschnitt

Utta Reich-Schottky

Nach Kaiserschnittgeburten stillen in vielen Kliniken weniger Mütter als nach Spontangeburten. Der Kaiserschnitt selbst scheint dafür nicht verantwortlich zu sein: Stillhäufigkeit und Stilldauer lassen sich bei beiden Geburtsarten auf praktisch die gleiche Höhe bringen (4). Kindliche und mütterliche Komplikationen, die zum Kaiserschnitt geführt haben, können auch das Stillen beeinträchtigen. In den ersten Tagen nach der Operation treten vermehrt Stillprobleme auf, aber bei guter Unterstützung stillen diese Mütter danach genauso gut wie Mütter mit Spontangeburten (4). Für den Stillerfolg hat sich als wesentlich herausgeschält:

Keine Trennung von Mutter und Kind!

In vielen Kliniken ist es üblich, nach einem Kaiserschnitt Mutter und Kind für einige Zeit zu trennen, auch wenn beide gesund sind. Jede Trennung in den ersten Tagen verringert den Stillerfolg (1).

Bei einer Spinalanästhesie kann die Mutter das Kind sofort halten und stillen, während dies nach Vollnarkose erst später möglich ist. Dieser Unterschied kann bereits zu einem besseren Stillerfolg nach Spinalanästhesie führen (2). Dürfen die Mütter nach Vollnarkose noch im Aufwachraum das Kind halten, und bleiben sie von Anfang an mit ihm zusammen, werden sie genauso erfolgreich stillen wie Mütter mit Spinalanästhesie bzw. Spontangeburten (4).

Mutter und Kind gehören auch nach einer Kaiserschnittgeburt zusammen und dürfen nur in unvermeidbaren Fällen getrennt werden.

Unterstützung der Mutter

Nach der Operation ist die Mutter körperlich und seelisch beeinträchtigt und bedarf in größerem Umfang als nach einer Spontangeburt der Hilfe des Pflegepersonals.

Glücklicherweise wird der Vater in vielen Kliniken schon mit einbezogen. Für ihn ist dies eine ideale Gelegenheit, das Kind viel zu halten und kennenzulernen. Seine praktische und moralische Unterstützung ist für die Mutter noch wichtiger als nach einer Spontangeburt und hilft allen Beteiligten, die Operation und die Umstellung auf das Kind besser zu verkraften.

Viele Mütter erleben den Kaiserschnitt als persönliches Versagen, oft fühlen sie sich um das Erlebnis der Geburt betrogen. Das Stillen kann ihnen das Vertrauen in ihre körperlichen Fähigkeiten zurückgeben und die verlorene Nähe zum Kind wieder herstellen.

Praktische Hilfestellung beim Stillen

1. Sobald die Mutter wach genug ist, kann sie das Kind anlegen.
2. In den ersten Tagen braucht sie dabei Hilfe, bis sie sich wieder frei bewegen kann. Vor allem das Heben des Kindes ist anfangs schwierig. Mit einem *seitlichen Bettgitter* kann die Mutter das Kind neben sich liegen lassen und beim nächsten Mal ohne Inanspruchnahme des Personals wieder anlegen. Ein seitliches Gitter kann auch nach einer Spontangeburt der Mutter entspanntes Stillen ermöglichen, weil es ihr die Angst nimmt, daß das Kind herausfallen könnte.
3. Die Mutter kann *das Kind auch selbst auf die andere Seite legen*: Sie wendet sich dazu zum Kind, schiebt ihren Arm unter seinen Körper und zieht es dicht an sich. Dann dreht sie sich mitsamt dem Kind auf ihrem Bauch zur anderen Seite hinüber und läßt es dort wieder auf das Bett gleiten. Falls ein Aufstoßen überhaupt nötig ist, kann das Kind das genausogut auf dem Bauch der Mutter liegend erledigen wie über der Schulter.
4. Einige *zusätzliche Kissen* sind hilfreich. Beim Stillen im Sitzen kann das Kind auf ein Kissen gelegt werden, so daß die Narbe entlastet wird. Das Tablett des Nachttisches kann dabei als Unterlage benutzt werden. Beim Stillen im Liegen verhindert ein Kissen vor dem Bauch, daß das Kind gegen die Narbe tritt. Weitere Kissen können den Arm bzw. den Rücken der Mutter abstützen und das Stillen bequem machen.

Die Klinikroutine erweist sich häufig als äußerst resistent gegen Änderungsversuche zugunsten des Stillens. Kaiserschnitt-Mütter sind auf eine stillfreundliche Routine besonders angewiesen.

Literatur

1 *Elander, G., Lindberg, T.:* Short mother-infant separation during first week of life influences the duration of breastfeeding. Acta paediat. scand. 73 (1984) 237-240
2 *Lie, B., Juul, J.:* Effect of epidural vs. general anesthesia on breastfeeding. Acta obstet. gynecol. Scand. 67/3 (1988) 207-209
3 *Tamminen, T., Verronen, P., Saarikoski, S., Göransson, A., Toumiranta, H.:* The influence of perinatal factors on breast feeding. Acta paediat. Scand. 72 (1983) 9-12
4 *Vestermark, V., Högdall, C., Birch, M., Plenov, G., Toftager-Larsen, K.:* Influence of the mode of delivery on initiation of breastfeeding. Europ. J. Obstet. Gynecol. Reprod. Biol. 38 (1990) 33-38

12.2 Wunde Warzen und andere Brustwarzenprobleme

Christine Hartmann

Wunde oder zumindest empfindliche Brustwarzen kommen gerade am Anfang der Stillzeit häufig vor und können die Freude am Stillen trüben. Neben einer Rötung finden sich unmittelbar nach dem Stillen weißliche Beläge, ähnlich aufgeweichter Hornhaut. Später können aus diesen oberflächlichen Hautläsionen tiefe Risse und Schrunden werden, die bluten, in den Ruhepausen überkrusten und bei jeder Stillmahlzeit erneut aufplatzen.

Vorbeugung wunder Warzen

Abhärtung der Brustwarzen in der Schwangerschaft

Als vorbeugende Maßnahme wurden und werden verschiedene Abhärtungsmethoden empfohlen. Jedoch ist keine von ihnen der Intensität des saugenden Kindes vergleichbar. Eine echte Abhärtung ist daher kaum möglich. Weder die Warzenvorbereitung noch eine zeitliche Begrenzung der einzelnen Stillmahlzeiten schützen vor dem Wundwerden der Warzen (1). Herausziehen und Drehen der Warze oder andere Manipulationen sind insbesondere bei Neigung zu Frühgeburt oder vermehrter Wehentätigkeit kontraindiziert, da sie eine Oxytocinausschüttung mit Uteruskontraktionen und kindlichen Bradycardien bewirken (1).

Wir empfehlen als Abhärtung lediglich die Reibung der Warze an der Kleidung (ggf. Loch in den BH schneiden), Luft und Sonne, sowie eventuell Wechselduschen mit kaltem und warmen Wasser. Darüber hinaus sollte die Frau alles vermeiden, was ihr unangenehm ist. In der Regel gewöhnen sich die Warzen innerhalb weniger Tage an die neue Belastung, etwas länger kann es bei besonders gierig trinkenden Kindern dauern.

Vorbeugung durch richtiges Anlegen von Anfang an!

Das richtige Anlegen ist die wirksamste Maßnahme zur Verhinderung wunder Brustwarzen!

Die mechanische Belastung durch das Saugen des Kindes wird dadurch vermindert: Wenn das Kind dicht genug am Körper der Mutter liegt und den Kopf nicht zu drehen braucht, dann zerrt es auch nicht an der Brustwarze. Hat es genügend Brustgewebe im Mund, vor allem im Bereich des Unterkiefers, kann es die Milchseen ausstreichen und kaut nicht auf der Warze herum. Für nähere Einzelheiten s.S. 48.

Vorbeugung durch Bahnung des Milchspendereflexes

Bei empfindlichen Warzen ist meistens nur die Zeit vor Einsetzen des Milchspendereflexes schmerzhaft. Fließt die Milch, so verschwindet auch der Schmerz. Eine frühzeitige Bahnung des Reflexes erreicht man, indem man Mutter und Kind möglichst nicht trennt und insgesamt für eine angenehme, ermutigende Atmosphäre für beide sorgt. Dies ist sicher im Klinikalltag oft nicht leicht zu verwirklichen, sollte aber im Interesse von Mutter und Kind das Ziel aller sein.

Lage der wunden Stelle und mögliche Ursachen (nach [2])

Ist die Warze wund geworden, gibt die Lage der wunden Stelle Hinweise auf die Ursachen.

Die Brustwarze ist am Übergang zwischen Warze und Warzenhof wund

Vermutlich befindet sich die Warze nicht weit genug im Mund des Kindes, so daß die Zahnleisten darauf kauen können.

— Ist die Brust zu voll? Dann muß soviel Milch abgedrückt bzw. abgepumpt werden, bis das Kind genügend Warze und Warzenhof fassen kann.
— Wird die Brust falsch gehalten? Wird die Brust zwischen Zeige-und Mittelfinger gehalten oder von oben gedrückt, „damit das Baby atmen kann", dann rutscht die Warze manchmal im Mund des Kindes nach vorn (s.S. 49, Punkt 3).
— Schläft das Kind beim Saugen ein? Im Schlaf löst sich der Sog des Kindes durch Muskelentspannung, die Brust kann sich ein Stück zurückziehen, sodaß nur noch die Warze selbst im Mund des Kindes ist. Die Mutter kann dann das Kind von der Brust lösen.

Die Brustwarze ist an der Warzenunterseite wund

— Liegt die Unterlippe des Kindes beim Stillen nach innen über der Zahnleiste statt nach außen? Dann sollte die Mutter die Unterlippe mit den Fingerspitzen herausziehen.

Die Brustwarze ist an der Warzenspitze wund

— Zeigt die Brustwarze beim Anlegen nach oben? Dann reibt sie vielleicht am Gaumen des Kindes und wird dadurch wund. Durch unterschiedliches Stützen der Brust läßt sich ein günstiger Winkel finden — in der Regel sollte die Warze geradeaus gerichtet sein.
— Manchmal liegt eine Saugverwirrung vor, wenn das Kind die Flasche bekommen hat.
— Möglicherweise schiebt das Kind die Warze mit der Zunge nach vorne. Die Mutter kann es so an sich heranziehen, daß sein Kinn fast seine Brust berührt, das verbessert die Zungenbewegung.

– Das Zungenbändchen ist möglicherweise zu kurz. Die Zungenspitze ist dabei herzförmig und reicht nicht über die untere Zahnleiste hinaus. Das Kind kann Warze und Warzenhof nicht richtig fassen und ausmelken, sondern preßt die Warze an den Gaumen. In diesen Fällen kann das Zungenbändchen durchtrennt werden.

Allgemeine Therapiempfehlungen bei wunden Warzen

Wenn die Ursachen beseitigt sind, heilen die Warzen. Alle anderen Maßnahmen haben nur unterstützenden Charakter. Anlegefehler sind die Hauptursache. Dem richtigen Anlegen kommt damit eine Schlüsselfunktion zu (4).

Unterstützende Maßnahmen:

1. *Warzen trockenhalten*! Nach dem Stillen Muttermilch und Speichel des Kindes antrocknen lassen. Rotlicht oder besser Sonnenlicht können den Heilungsprozeß fördern.
   Keine Stilleinlagen mit Nässeschutz verwenden (sie enthalten meist eine Plastikschicht). Die dadurch entstehende feuchte Kammer ist ein idealer Nährboden für Keime.
2. *Flache Warzen* schlüpfen anfangs nach dem Stillen häufig zurück bzw. werden von der Kleidung zusammengedrückt. Dadurch können Schrunden am Übergang zwischen der Warze und dem Warzenhof entstehen. Ein in den BH eingelegter Warzenschutz oder ein *Teesieb* verhindern das Zusammendrücken der Warze und verbessern die Luftzirkulation (beim Teesieb muß man darauf achten, daß kein Milchgang abgedrückt wird!).
3. Warzen *nicht* mit *Seife* oder *alkoholischen Desinfektionsmitteln* behandeln, das trocknet die Haut aus. Klares Wasser reicht vollkommen.
4. Das Kind nicht von der Brust reißen, sondern zunächst den *Sog lösen* durch Einführen des kleinen Fingers zwischen die Zahnleisten des Kindes.
5. Mit der *weniger verletzten Seite beginnen*, und wenn die Milch läuft, auf die andere Seite wechseln.
6. Auf den *Milchspendereflex* achten. Schmerz kann den Milchspendereflex beeinträchtigen. Das Kind muß dann länger und/oder kräftiger saugen und verschlimmert dadurch die Symptomatik. Bewußtes Entspannen vor dem Anlegen kann gut tun.
   Eventuell die schmerzende Warze zur Analgesie vor dem Stillen mit *Eis* behandeln.
7. Möglichst *keine Saughütchen* verwenden. Sie können beim Kind zu einer Saugverwirrung führen und reduzieren die Milchproduktion, da die Milchseen im Warzenhof nicht mehr richtig durch den kindlichen Kiefer ausgemolken werden (s.S. 40). Sie sind kurzfristig angebracht zur Vermeidung einer Stillpause.
8. In besonders schweren Fällen kann eine *Stillpause* von 12–24 Stunden erforderlich sein. Um die Warze wirklich zu schonen, sollte die Milch möglichst von Hand abgedrückt und nur im Notfall die elektrische Pumpe benutzt werden. Es muß darauf geachtet werden, daß kein Milchstau auftritt!

9. Lokal lassen sich verschiedene *Salben* anwenden – aber nur kurzfristig und sparsam, weil sonst die Haut zu weich und wieder wund wird. *Stilleinlagen* aus Seide/Wolle können die Heilung unterstützen.

Weitere Brustwarzenprobleme

Soor

Schmerzen während der gesamten Stillmahlzeit sollten an eine mögliche Soorinfektion der Warze und des kindlichen Mundes denken lassen. Soor wird durch Candida-Pilze hervorgerufen, die auch auf der gesunden Mundschleimhaut des Menschen vorkommen. Erst durch eine Abwehrschwäche des Organismus bzw. eine Behandlung mit Antibiotika können sie die Oberhand gewinnen und zu Krankheitssymptomen führen. An der kindlichen Mundschleimhaut findet man gerötete Stellen mit nicht abwischbaren weiß-grauen Belägen. Auch wenn man beim Kind keine Symptome findet, kann die Brustwarze befallen sein.

Manchmal sind die Milchgänge infiziert. Dann ist auf der Warze kaum etwas zu sehen, aber die Mutter spürt brennende, stechende Schmerzen beim Stillen (1).

Mutter und Kind müssen beide behandelt werden. Wirksam ist z.B. Nystatin. Die Warze sollte trocken gehalten und Licht, Luft und Sonne ausgesetzt werden. Insbesondere ist darauf zu achten, daß eventuelle Stilleinlagen luftdurchlässig sind.

Warzenekzem

Bleiben die Beschwerden längere Zeit trotz korrekter Stillposition und ausgeschlossenem Soorbefall, können Allergien die Ursache sein. Als Allergen kommen alle Externa in Frage, die zur Linderung wunder Warzen und zur normalen Körperpflege angewendet werden. Allergien gehen mit Juckreiz einher, der wiederum mit den verschiedensten Externa behandelt wird. Starker Juckreiz der Warze mit schuppiger, trockener Haut findet sich häufig bei Neurodermitikerinnen. Die Warzenekzeme können bei ihnen auch nach der Stillzeit bestehen bleiben. Eine stärkere Neigung zu solchen Warzenekzemen scheint auch bei Frauen, die an einer Chrom-Nickel-Allergie leiden, zu bestehen. Bei Frauen mit Psoriasis kann durch die starke mechanische Belastung des Saugens die Erkrankung an der belasteten Stelle, nämlich in der Umgebung der Brustwarze, aktiviert werden.

Selten muß man bei anhaltenden Beschwerden auch an ein Paget-Karzinom der Brustwarze denken, das sich aus den Milchgängen flächenartig über die Brustwarzenregion ausbreitet.

Bläschen auf der Warze

Manche Frauen beobachten zu Beginn der Laktation *weiße* milchgefüllte Bläschen auf der Warze. Es scheint sich dabei um hauchdünn überhäutete Ausführungsgänge zu handeln. Sie perforieren spontan, man kann sie aber auch mit einer sterilen Kanüle öffnen.

Manchmal sind es auch weiß-gelbliche Hornpfröpfe, die aus abgeschilfertem Epithel und Talg bestehen (3).

Finden sich bläschenförmige Veränderungen, die eine *klare* Flüssigkeit enthalten, kann es sich um eine Herpes-simplex-Viruserkrankung handeln. Der Bläscheninhalt ist für das Kind ansteckend, so daß bis zum Abheilen des Bläschens auf das Stillen verzichtet werden sollte. Für Neugeborene kann die Ansteckung lebensgefährlich sein, bei Kindern über 5 Monaten sind keine Komplikationen bekannt (2).

Blutige Sekretion aus der Brustwarze

Relativ selten berichten Frauen über eine blutige Sekretion aus der Brustwarze zu Beginn der Stillzeit, bei der kein pathologischer Befund festgestellt wird. Diese Blutung kann sich bei nachfolgenden Schwangerschaften wiederholen. Es scheint sich dabei um Rupturen kleinster Gefäße zu handeln, wie man sie auch außerhalb der Laktation besonders bei der Mastopathie findet.

Diese gutartigen Blutungen hören nach einiger Zeit auf. Die Mutter kann damit stillen (3).

Infektion der Montgomeryschen Drüsen

Gelegentlich entzünden sich die im Warzenhof befindlichen Montgomeryschen Drüsen. Sie schwellen an, sind gerötet und verursachen heftige Schmerzen beim Anlegen. Man behandelt diese Entzündungen lokal mit „Zugsalbe" (Ichtholan®). Die Salbe muß vor dem Stillen abgewaschen werden. Falls ein kleiner Abszeß einschmilzt und eröffnet werden muß, sollte die Milch bis zur Wundheilung von Hand abgedrückt werden. Danach kann das Kind wieder angelegt werden.

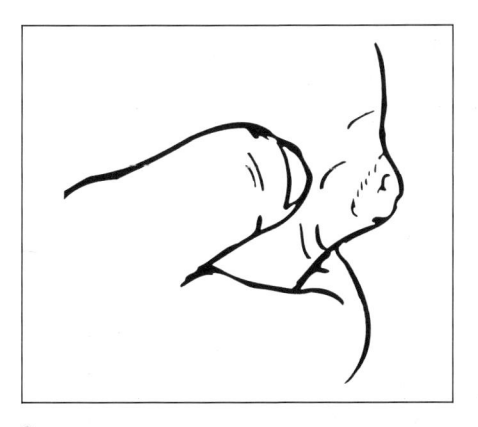

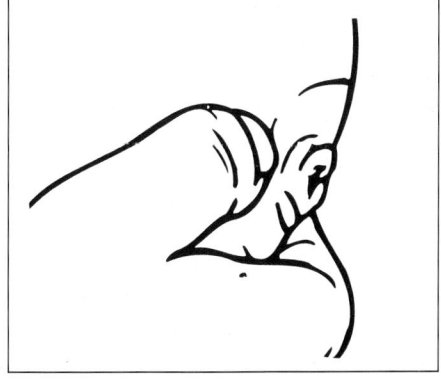

a **b**
Abb. 12.1 a/b a Flachwarze tritt auf Druck hervor, b Hohlwarze tritt auf Druck nicht hervor (aus forældre og fødsel 18/11 [1991])

Flachwarzen und Hohlwarzen (Abb. 12.1 a/b)

Die Brustwarze kann mehr oder weniger eingezogen sein. Flachwarzen lassen sich auf Druck mit Zeigefinger und Daumen auf den Warzenhofaußenrand hervorholen. Bei echten Hohlwarzen gelingt dies nicht. Hohlwarzen stellen kein Stillhindernis dar, doch eine sorgfältige Vorbereitung verringert Anfangsschwierigkeiten. Durch das Tragen von Brustschildern in den letzten Schwangerschaftsmonaten werden sie meist so gut hervorgeholt, daß das Neugeborene sie gut fassen kann (s.S. 38).

Die mit Warzenproblemen verbundenen Schmerzen können ziemlich unerträglich sein. Umso dankbarer sind die Mütter für schnelle Hilfe und noch mehr für sorgfältige Vorbeugung!

Literatur

1 *Lawrence, R.A.:* Breastfeeding: a guide for the medical profession. Mosby, St. Louis 1989
2 *Maher, S.M.:* Lösungsmöglichkeiten für Saug- und Stillprobleme. *La Leche League,* Postfach 96, D-8000 München 65 (neue PLZ: D-81214 München)
3 *Peters, F.:* Laktation und Stillen. Enke, Stuttgart 1987
4 *Woolridge, M.:* Aetiology of sore nipples. Midwifery 2 (1986) 172-176 1986

12.3 Milchstau und Mastitis

Christine Hartmann

Milchstau und Mastitis treten gehäuft nach der Geburt des ersten Kindes auf, und zwar in den ersten 4 Wochen, mit einem Gipfel um die 2. – 3. Woche. Sie können aber während der gesamten Stillzeit auftreten.

Die Therapie ist umso erfolgreicher, je eher sie einsetzt. Eine ausreichende Information der Mutter und ein gutes Vertrauensverhältnis zwischen ihr und der Hebamme bzw. dem Arzt sind die Voraussetzung dafür, daß sie sich gleich beim ersten Auftreten der Symptome meldet.

Unterscheidung von Milchstau und Mastitis

Die beiden Krankheitsbilder sind klinisch nicht klar zu unterscheiden und die Übergänge sind fließend. In beiden Fällen spannt die Brust und schmerzt, besonders bei Berührung und beim Stillen. Oft ist sie auch nach dem Stillen noch hart und schmerzhaft. Manchmal finden sich gerötete und verhärtete Hautbezirke, die jedoch fehlen können, wenn die gestauten Gänge tiefer liegen, oder die ganze Brust ist angeschwollen und überwärmt. Die axillaren Lymphknoten können vergrößert und druckempfindlich sein. Allgemeines Krankheitsgefühl mit grippeähnlichen

Kopf- und Gliederschmerzen sowie hohem Fieber tritt beim Milchstau oft und bei Mastitis immer auf.

Um Milchstau und Mastitis gegeneinander abzugrenzen, kann man die Muttermilch untersuchen. In der Milch gesunder Frauen finden sich regelmäßig Blutzellen, insbesondere Leukozyten (ca. 3000/ml Milch) und Makrophagen, auch Keime sind in geringer Anzahl immer vorhanden. *Thomsen* et al. (13) haben folgende Definition vorgeschlagen: Bei weniger als 1 Million Leukozyten/ml Milch ist es ein Milchstau, bei mehr als 1 Million Leukozyten/ml Milch ist es eine Mastitis. Die Zahl der Bakterien in der Milch benutzen sie, um die Mastitis in verschiedene Formen zu unterteilen.

In der Praxis besteht nur selten die Möglichkeit, die Milch zu untersuchen, und in der Regel ist es auch nicht erforderlich. Bis die Ergebnisse vorliegen, sind die meisten Erkrankungen bereits abgeklungen. Bei der Therapie kann zunächst so vorgegangen werden, wie unter Milchstau beschrieben. Bringen diese Maßnahmen innerhalb von *24–36 Stunden* keine Besserung bzw. verschlimmern sich die Symptome innerhalb dieser Zeit noch, so ist wie unter Mastitis beschrieben weiterzubehandeln.

Milcheinschuß

Der Milcheinschuß sieht häufig einem Milchstau ähnlich, doch handelt es sich hier um einen anderen Prozeß. Die beginnende Milchbildung erfordert eine vermehrte Durchblutung der Brust, so daß es zu einer *vaskulär bedingten Schwellung* kommt. Die Symptome – Überwärmung, Berührungs- und Bewegungsschmerz – lassen sich deutlich verringern, wenn Mutter und Kind in den ersten Stunden und Tagen nach der Geburt nicht getrennt werden und das Kind genügend oft gestillt wird.

Milchstau

Ursachen des Milchstaus

1. *Abflußbehinderung durch gestörten Milchspendereflex:*
   – Nahezu jedem Milchstau geht eine *Streßsituation* voraus. Die Umstellung nach der Geburt ist schwierig genug, und die Mutter ist beim ersten Kind häufig unsicher. Schon eine unbedachte Bemerkung des Pflegepersonals, durch die die Stillfähigkeit der Mutter in Frage gestellt wird, kann den Milchspendereflex blockieren. („Das waren ja *nur* 30 g" oder „Was haben Sie für eine süße *kleine* Brust".)
   Zuhause ist die Mutter dann alleine mit dem Kind und manches Mal überlastet, die gutgemeinten Ratschläge von Verwandten und Bekannten verunsichern sie, hinzu kommen vielleicht noch Auseinandersetzungen mit dem Partner oder Unruhe und Arbeit durch ständigen Besuch, der sich bedienen läßt und die Ordnung im Haushalt kontrolliert.

All dies führt dazu, daß der Milchspendereflex durch Ausschüttung von Adrenalin blockiert wird (s.S. 24). Das Kind kann dann durch sein Saugen nur die Milch aus den Milchseen entleeren, das Gangsystem und die Alveolen bleiben milchgefüllt. Die ständig weiterproduzierte Milch staut sich dort und tritt schließlich ins umliegende Gewebe, wo sie Entzündungsreaktionen verursacht.
- Auch *Schmerzen*, z.B. durch die Dammnaht, wunde Warzen oder heftige Nachwehen bewirken eine Adrenalinausschüttung mit den obengenannten Folgen. Eventuell kann hier kurzzeitig ein Schmerzmittel gegeben werden, wobei Paracetamol zur Zeit am ehesten in Frage kommt.
- Ist der Milchspendereflex stärker gestört, kann man vorübergehend (maximal 48 Stunden) versuchen, die Blockade mit künstlichem *Oxytocin*(Syntocinon®-Spray) zu beheben. Man gibt 5 Minuten vor dem Stillen oder Abpumpen eine Spray-Dosis in die Nasenhöhle.

2. *Mechanische Abflußbehinderung:*
   - *Schlecht sitzende BHs*, andere enge Kleidungsstücke oder Tragehilfen können einzelne Milchgänge „abklemmen".
   - Manche Frauen haben im Verlauf der Milchleiste *versprengtes Drüsengewebe*, am häufigsten in der Achselhöhle. Dieses Drüsengewebe reagiert wie die Brustdrüse auf die hormonellen Veränderungen vor und nach der Geburt. Fehlt der Abfluß, kommt es zu Symptomen des Milchstaus. Das gleiche gilt für Milchgänge, die bei einer Brustoperation durchtrennt wurden.

   Die Behandlung erfolgt wie bei jedem Milchstau. Da keine Entleerung möglich ist, kommt es zur Stauungsinvolution. Die Symptome bilden sich infolgedessen spontan innerhalb von 14 Tagen zurück. Persistieren diese Tumore, sollte durch Sonographie und Probeexcision ein Malignom ausgeschlossen werden.

3. *Mangelnde Entleerung der Brust beim Stillen:*
   - Wenn das Kind nachts plötzlich *durchschläft* oder am Tage wegen der Beikost längere Zeit nicht gestillt wird, kann es bei der Mutter zu einem Milchstau kommen. Meistens handelt es sich hierbei um ein vorübergehendes Problem, das sich innerhalb einiger Tage von selbst löst.
   - *Falsches Anlegen* des Kindes kann bewirken, daß einige Bezirke der Brust unzureichend geleert werden.
   - Bei *wunden Warzen* verleiten die Schmerzen dazu, das Kind zur Schonung der Brust nicht genügend oft anzulegen.

4. Bei manchen Frauen ist die Brust extrem *empfindlich gegen Kälte und Zugluft*. Allein durch sie kann bei ihnen ein Milchstau ausgelöst werden.

Therapie des Milchstaus

Am wichtigsten sind die sofortige Ruhigstellung und Entspannung der Mutter, damit die Milch fließen kann.

1. Strenge *Bettruhe* für Mutter und Kind, bis die Symptome ganz verschwunden sind.

2. Das *Anlegen des Kindes* muß genau besprochen werden:
   - Das Kind sollte *oft* angelegt werden, ca. alle 2 Stunden, ohne allzu lange Nachtpause. Das Kind ist die beste Pumpe.
   - Kann das Kind die Warze nicht richtig fassen, weil die Brust *zu voll* ist, streicht man mit der Hand so viel Milch aus, daß das Kind ausreichend Warze und Warzenhof fassen kann (s.S. 116).
   - Sind einzelne Stellen gestaut, bringt man den *Unterkiefer des Kindes beim Stillen an die gestaute Stelle*. Sitzt diese z.B. unten, wird das Kind im Liegen gestillt. Sitzt sie außen, wird das Kind in der „Fußballhaltung" angelegt (s.S. 53). Mit Zunge und Unterkiefer entleert das Kind die Brust am wirksamsten. (Abb. 12.2)

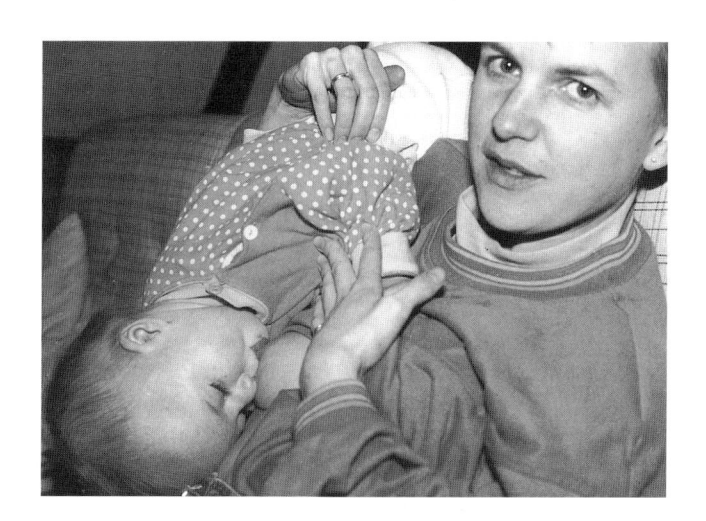

Abb. 12.2 Stillen bei Milchstau (mit freundlicher Genehmigung von *Martina Strahl*, Velbert)

   - Gegebenenfalls legt man das Kind zuerst an die weniger schmerzende Brust und wechselt die Seite nach dem Einsetzen des Milchspendereflexes, wenn die Milch fließt.
3. *Zusätzliches Ausstreichen der Milch von Hand:*
   Dem Kind gelingt es nicht immer, aus der gestauten Partie genügend Milch herauszuholen. Dann muß die Milch zusätzlich von Hand ausgestrichen werden. Das geht besonders gut in warmem Wasser, z.B. unter der Dusche, weil es dann weniger schmerzhaft ist. Auch eine sanfte *Brustmassage* vor und während des Stillens ist hilfreich (Beschreibung s.S. 116). Nur in Ausnahmefällen sollte die elektrische Pumpe zum Einsatz kommen.
4. *Lokale Maßnahmen:*
   - *Vor dem Stillen Wärme* (feuchtwarme Kompressen, heiße Dusche), nach dem Stillen Kälte oder Wärme, wie es der Mutter am angenehmsten ist.
   - Gut bewährt haben sich *Magerquark-*, Retterspitz- oder Eisapplikationen für ca. 20 Minuten.
5. Zuspruch und ermutigende *Gespräche* entspannen die Mutter. Wenn die Ursachen geklärt werden, hilft dies, Rückfälle zu vermeiden. Ermutigende Ge-

spräche mit Frauen, die in ähnlichen Situationen sind oder waren, können hilfreich sein. Hier leisten insbesondere die Stillgruppen gute Arbeit und entlasten damit Ärzte und Hebammen.

Wenn die Symptome sich trotz der oben beschriebenen Maßnahmen nicht innerhalb von 24–36 Stunden zurückbilden, ist von einem ernsteren Krankheitsbild auszugehen.

Mastitis

Eine Mastitis wird durch verschiedene Bakterien verursacht.

Infektionswege

Die Infektion der Brust erfolgt meist über die infizierte Mundschleimhaut des Säuglings. Dieser wiederum erwirbt den Keim von der Mutter oder der Krankenhausumgebung, hauptsächlich vom Pflegepersonal. Die Inkubationszeit liegt zwischen 6 Stunden und 3 Tagen (12).

In die Brust gelangen die Keime auf zwei Wegen:

— Am häufigsten dringen die Erreger durch Hautwunden (meist wunde Warzen) ins Gewebe ein und vermehren sich im Zwischenzellraum. Die Verbreitung erfolgt entlang den Lymphbahnen (*interstitielle Mastitis*). In der Milch finden sich zunächst keine erhöhten Bakterienzahlen. Die Infektion kann jedoch in das Milchgangsystem einbrechen, und dann sind auch die Keimzahlen in der Milch erhöht.
— Die Bakterien können auch zunächst die Milchgänge besiedeln. Dabei sind sie von Anfang an in der Milch vorhanden. Die Entzündung breitet sich vom Drüsengewebe in das umliegende Gewebe aus (*parenchymatöse Mastitis*). Wird bei einem Milchstau die Brust ungenügend entleert, wird z.B. wegen der Schmerzen das Kind zu selten angelegt, können sich in der Milch vorhandene Keime im „stehenden Gewässer" vermehren und eine Mastitis auslösen.
— Eine Infektion über die Blutwege ist sicher die Ausnahme (11).

Erreger

Bei den Keimen handelt es sich in erster Linie (>90%) um Staphylococcus aureus. Sehr viel seltener sind E. coli, Streptokokken, Proteus, Klebsiellen oder Bakteroides fragilis die Ursache (11).

Staphylococcus aureus wird fast ausschließlich durch direkten Kontakt übertragen. Beim Neugeborenen wird meistens zuerst der Nabel besiedelt; von da breitet sich die Besiedlung rasch aus. Im Säuglingszimmer kann der Keim vom Pflegepersonal schnell und unerkannt auf andere Neugeborene übertragen werden (1).

Therapie der Mastitis

1. Bei der Therapie der Mastitis ist, wie gesagt, vor allem der *rasche Beginn* wichtig. Zunächst kann man so vorgehen wie beim Milchstau beschrieben. Wichtig sind vor allem
   - strenge Bettruhe,
   - Weiterstillen,
   - kühle oder warme Umschläge, auf jeden Fall vor dem Stillen Brust gut durchwärmen.

2. Wenn sich innerhalb von 24—36 Stunden die Symptome nicht bessern oder gar verschlechtern, sollte zusätzlich zu den genannten Maßnahmen ein *staphylokokkenwirksames Antibiotikum* gegeben werden. Eine doppelseitige Mastitis sollte sofort antibiotisch behandelt werden (10). Mittel der Wahl sind zunächst Oxicillin-Abkömmlinge. Bei Penicillinallergie kann man auf Cephalosporine ausweichen (z.B. Cefadroxil®), wobei eine Kreuzallergie möglich, aber selten ist (14). Unter Antibiotikatherapie bilden sich die Symptome innerhalb von 2—3 Tagen zurück.

3. Zur *Drosselung der Milchproduktion* wird von manchen Autoren die Gabe von Bromergokryptin (Pravidel®) empfohlen (11). Dabei treten jedoch z.B. Übelkeit und Schwindel so häufig auf, daß viele Frauen das Medikament von sich aus rasch wieder absetzen. Die Nebenwirkungen stehen in keinem vertretbaren Verhältnis zur erhofften Wirkung (2).
   Von homöopathisch orientierten Ärzten wird stattdessen Phytolacca® verwendet (6). Die Mutter kann auch die Trinkmenge verringern und Salbeitee trinken, der die Milchbildung hemmt.
   Wichtiger als eine Drosselung der Milchproduktion ist es, daß die Brust entleert wird.

4. Entgegen früher vertretenen Meinungen, die sich recht hartnäckig in den Lehrbüchern halten (z.B. 5, 9), kann und sollte weitergestillt werden. Es ist besser, die Brust zu entleeren, als sie „ruhigzustellen".
   Weiterstillen verkürzt den Verlauf der Erkrankung.
   Bei den Kindern besteht in der Regel keine Ansteckungsgefahr durch die in der Milch vorhandenen Bakterien. Manche Autoren (z.B. [11]) empfehlen, bei mehr als 1000 Bakterien/ml Milch für die Dauer der Behandlung an der erkrankten Seite nicht zu stillen. Die Bestimmung der Keimzahl ist jedoch bei den meisten Brustentzündungen weder durchführbar noch erforderlich: In mehreren Beobachtungsreihen wurden alle Kinder weiter gestillt, und keines wurde dadurch krank (7). Reife, gesunde Kinder werden durch das Weiterstillen nicht gefährdet (7). Deshalb wird es auch von vielen Autoren empfohlen (z.B. [3, 4, 7, 13]).
   Durch den bei Mastitis erhöhten Natriumgehalt der Milch verändert sich der Geschmack, und manche Kinder mögen sie dann nicht trinken. In diesen Fällen sollte die Brust durch Ausstreichen oder Abpumpen systematisch entleert werden.

Abszeßbildung

Vor allem bei zu spät einsetzender oder unzureichender Therapie kann sich durch Gewebseinschmelzung ein Abszeß entwickeln. Beim Abszeß bleibt die Milch normalerweise sauber, es sei denn, daß der Abszeß in das Milchgangsystem durchbricht. Auch bei chirurgischer Drainage kann weitergestillt werden, vorausgesetzt, daß der Schnitt und die Drainage ausreichend weit von der Brustwarze entfernt sind (7). Auf jeden Fall sollte die Brust oft von Hand ausgestrichen werden, um die Milchproduktion aufrechtzuerhalten, bis das Kind wieder angelegt werden kann. Normalerweise ist die Wunde nach 4 Tagen ausreichend verheilt (7).

Lawrence (7) empfiehlt außerdem, das Kind auf Anzeichen einer Infektion zu beobachten.

Brustmassage und Ausdrücken der Milch von Hand

Wer sollte massieren?

Eine gestaute Brust ist empfindlich gegen Berührung. Wird die Brust von einer anderen Person massiert, können die Schmerzen fast unerträglich sein. Führt die Mutter selbst die Massage durch, kann sie den Druck dosieren und sich darauf einstellen. (Auch das Ziehen eines Splitters tut weniger weh, wenn man es selber macht.) Zunächst ist es mühsamer, die Mutter anzuleiten, statt es für sie zu machen. Doch wenn sie es verstanden hat, kann sie sich später auch alleine helfen.

Die Massage regt den Milchfluß an und hilft nicht nur bei Milchstau, sondern auch sonst beim Ausdrücken und Abpumpen der Milch, z.B. bei Frühgeburten.

Vorgehensweise bei der Massage (nach [8])

— Die Mutter wäscht sich die Hände und setzt sich so hin, daß sie sich gut entspannen kann.
— Sie streicht mit den Händen sanft vom Rande der Brust zur Warze, ringsherum, auch von unten. Dabei kann sie *dünn* ein Hautöl auftragen.
— Sie legt zwei Finger auf die Haut am Rande der Brust und macht kleine Kreisbewegungen, ohne daß die Finger auf der Haut hin und her rutschen. Sie sollte nicht so stark drücken, daß auf der Haut Flecken erscheinen. Dann legt sie die Finger ein Stückchen weiter auf und macht wieder kleine Kreisbewegungen. Diesen Vorgang wiederholt sie, bis sie spiralförmig um die ganze Brust herum bei der Brustwarze angekommen ist.
— Sie beugt sich vor und schüttelt die Brüste. Danach beginnt das Ausdrücken der Milch.

Vorgehensweise beim Ausdrücken der Milch (nach [8])

– Die Mutter legt Daumen und Finger so auf den Warzenhof, daß sie sich gegenüber liegen. Die Milchseen liegen ca. 3 cm hinter der Brustwarze, und dort werden auch die Finger aufgelegt.
– Daumen und Finger werden gegen den Brustkorb gedrückt, dabei aber nicht gespreizt. Dann werden sie mit einer rollenden Bewegung, wie beim Abrollen des Fußes, zusammengedrückt und dabei vom Brustkorb weggezogen. Anschließend bewegen sie sich wieder zurück und gegen den Brustkorb. Die ganze Bewegung wird rhythmisch wiederholt. Die Finger rutschen dabei nicht auf der Haut hin und her, sondern bleiben an einer Stelle liegen.
– Die Finger werden mehrfach seitlich versetzt aufgelegt, bis ringsum alle Milchgänge erfaßt sind.
– Damit der untere Teil der Brust ausreichend geleert wird, kann es sinnvoll sein, daß die Mutter diesen Teil mit der anderen Hand anhebt oder sich beim Ausdrücken vornüberbeugt.
– Wenn der Milchfluß nachläßt, wird zur anderen Brust übergegangen. Dann kann der ganze Vorgang, inklusive Massage, wiederholt werden. Meistens dauert es 20–30 Minuten, bis die Brüste ausreichend geleert sind.

Jede Mutter muß ausprobieren, wo sie welche Finger am besten aufsetzt und wie sie die Methode für sich umsetzt. Entscheidend ist, daß das Brustgewebe nicht verletzt wird. Deshalb müssen alle Bewegungen vorsichtig ausgeführt werden, ohne die Brust zu zerren, zu quetschen oder zu reiben.

Literatur

1 *Bennet, J., Brachman, P.:* Hospital Infections. 2. Aufl. Little, Brown and Company, Boston, Toronto 1986, S.490-492
2 *Editorial:* USA: „Aus" für Abstillmittel. Arzneitelegramm (1989) 55-56
3 *Gyr, T.:* Mastitis puerperalis: diagnostische und therapeutischeAspekte. Schweizer Hebamme (1989) Heft 11, 75-77
4 *Hahnen, U., Brügmann, J., Petsch, M., Czerwinski, C.:* Milchstau und Mastitis – kein Grund zum Abstillen. Gynäkol. Prax. 12 (1988) 461-463
5 *Käser, O.:* Gynäkologie und Geburtshilfe. Bd. II/2. Thieme, Stuttgart 1981
6 *Köhler, G.:* Lehrbuch der Homöopathie Bd.I und II. Hippokrates, Stuttgart 1991
7 *Lawrence, R.A.:* Breastfeeding: a guide for the medical profession. Mosby, St. Louis 1989
8 *Marmet, C.* und *Institut für Laktation und Stillklinik von West Los Angeles:* Wie man die Muttermilch mit der Hand ausdrückt. Marmet Methode. Bezug über *LLL Deutschland*, Postfach 96, D-8000 München 65 (neue PLZ: D-81214 München)
9 *Martius, G.:* Lehrbuch der Geburtshilfe. 10. Aufl. Thieme, Stuttgart 1981
10 *Nehlsen, E.:* Anleitung zum erfolgreichen Stillen. Hrsg: *IBCLC (International Board of Certified Lactation Consultants)*. Bezug über: E. Nehlsen, Südhang 4, D-4952 Porta Westfalica (neue PLZ: D-32457 Porta Westfalica)
11 *Peters, F.:* Laktation und Stillen. Enke, Stuttgart 1987
12 *Remmele, W.:* Pathologie, Lehr- und Nachschlagebuch. Bd. 3. Springer, Berlin, Heidelberg, New York, Tokio 1984
13 *Thomsen, A.C., Espersen, T., Maigaard, S.:* Course and treatment of milk stasis, noninfectious inflammation of the breast, and infectious mastitis in nursing women. Amer. J. Obstet. Gynecol. 149 (1984) 492-495
14 Transparenztelegramm, Berlin 1990

12.4 Krankheiten der Mutter

Christine Hartmann

Bei Erkrankungen der Mutter kann in vielen Fällen gestillt werden, aber nicht immer.

Stoffwechselerkrankungen

Diabetes mellitus

Mütter mit Diabetes können stillen. Sie müssen ihre Ernährung auf den erhöhten Bedarf einstellen (s.S. 160). Essen sie zu wenig, werden ihre Fettdepots zu stark mobilisiert, was die Gefahr von Ketonaemie und Ketonurie mit sich bringt (3). Auf die Ernährungsberatung muß großer Wert gelegt werden.

Mütter, die nicht insulinabhängig sind, brauchen häufig nur mit Diät behandelt zu werden. Bei oralen Antidiabetika wie Tolbutamid ist Vorsicht geboten (2).

Bei Müttern mit insulinpflichtigem Diabetes bleibt der Insulinbedarf trotz der größeren Nahrungsmenge in der Regel gleich, bei manchen Müttern sinkt er sogar ab (3).

Der Beginn des Stillens ist nicht immer einfach:

— Die Kinder diabetischer Mütter haben ein erhöhtes Hypoglykämierisiko (6). Sie bedürfen dann zusätzlicher Kohlenhydrate gleich nach der Geburt (6) und einer intensiveren Überwachung, wobei Mutter und Kind oft getrennt werden.
— Die Rate an Frühgeburten ist erhöht, so daß auch die damit verbundenen Stillprobleme entsprechend häufiger auftreten.

Hat sich das Stillen erst einmal eingespielt, kann es genauso gut gehen wie bei anderen Müttern, wobei einige Punkte besonders beachtet werden müssen:
— Die bei Diabetes erhöhte Infektanfälligkeit schließt die Brust mit ein, so daß erhöhte Wachsamkeit bezüglich Mastitis geboten ist.
— Wegen der stärkeren Neigung zu Pilzinfektionen ist bei wunden Warzen sorgfältig nach einer Soorinfektion zu fahnden, auch wenn das Kind keinen offensichtlichen Soor hat.
— Der Blutglukosespiegel sollte — wie auch in der Schwangerschaft — streng kontrolliert werden.
— Das Abstillen sollte langsam geschehen, um der Mutter eine allmähliche Umstellung zu ermöglichen.

Viele diabetische Frauen fühlen sich während der Stillzeit gesundheitlich besonders wohl (3).

Hypothyreose

Es gibt nur sehr wenige hypothyreote Mütter, da eine Schwangerschaft bei dieser Stoffwechsellage nur schwer zu erreichen ist. Man hat zeitweise sogar geglaubt, sie sei unmöglich.

Diese Mütter *können stillen*, da die zur Therapie eingesetzten Schilddrüsenhormone für das gestillte Kind ungefährlich sind (8). Bei *unbehandelter* Hypothyreose der Mutter ist die Milchproduktion unzureichend (4).

Hyperthyreose

Bei Hyperthyreose ist *Stillen möglich*, allerdings muß der Säugling bei Diagnostik und Therapie der Mutter berücksichtigt werden.

Thyreostatika passieren nicht nur die Plazentarschranke, sondern gehen auch in die Muttermilch über. Propylthiouracil erscheint jedoch in so geringen Konzentrationen in der Muttermilch, daß die Schilddrüsenfunktion des Säuglings dadurch nicht beeinträchtigt wird (2). Sorgfältige Kontrollen der Schilddrüsenparameter beim Säugling sind unerläßlich.

Stillen nach Brustoperationen

Nach operativen Eingriffen an der Brust ist das *Stillen oft noch möglich*.

Nach einer vergrößernden Operation kann meistens gestillt werden. Ist bei einer Brustverkleinerung zu viel Drüsengewebe entfernt worden, können die produzierten Milchmengen zu gering sein. Außerdem hängt es bei einer Verkleinerung davon ab, ob bzw. wie viele Milchgänge durchtrennt sind. Wenn es nur wenige sind, ist Stillen in der Regel möglich. In den Teilen der Brust, die vom Warzenhof getrennt sind, kann jedoch ein Milchstau auftreten. Dieser wird genauso behandelt wie jeder andere Milchstau; die Symptome bilden sich infolge einer Stauungsinvolution zurück.

Das gilt auch für Probeexcisionen oder Teilresektionen von Tumoren, bei denen Milchgänge durchtrennt wurden. Wenn nur eine Brust betroffen ist, kann die Mutter mit der anderen Brust immer noch stillen, oft sogar voll stillen.

Infektionskrankheiten

Bei Infektionskrankheiten kann zum Stillen keine einheitliche Empfehlung gegeben werden. Dazu sind sie eine zu heterogene Gruppe sowohl in Bezug auf die Erreger (Viren, Bakterien, Einzeller) und die Infektionswege (Luft, Nahrung, Blut und andere Körperflüssigkeiten) als auch in Bezug auf die Verläufe und Behandlungsmöglichkeiten.

In jedem Einzelfall muß geklärt werden:

- ob das Kind durch die Muttermilch angesteckt werden kann,
- ob eine solche Ansteckung gefährlich wäre,
- ob die Behandlung der Mutter (Medikamente) für das Kind verträglich ist,
- ob der Allgemeinzustand der Mutter volles oder teilweises Stillen erlaubt.

Dazu einige Anmerkungen.

Zeitpunkt der Ansteckung

Viele Infektionskrankheiten sind bereits während der Inkubationszeit ansteckend (z.B. Windpocken, Röteln, Masern, Mumps, Hepatitis A) (5). Durch den engen Kontakt zwischen Mutter und Kind ist die Wahrscheinlichkeit groß, daß das Kind zum Zeitpunkt der Diagnosestellung bereits angesteckt ist. In diesen Fällen erhält es beim Stillen zunächst den allgemeinen Infektionsschutz und bald auch spezifische mütterliche Antikörper. Eine Stillunterbrechung wäre kontraindiziert.

Windpocken sind für das Kind nur dann gefährlich, wenn es kurz vor der Geburt angesteckt worden ist. Wenn eine Mutter ihr weniges Tage altes Neugeborenes ansteckt, wird es im Alter von 3-4 Wochen erkranken, und dann verlaufen Varizellen in der Regel mild. Die Mutter darf weiterstillen (7).

Üblicher Infektionsweg

Bei vielen Infektionskrankheiten erfolgt die Ansteckung durch die Luft bzw. Aerosole. In diesen Fällen würde eine Stillpause die Ansteckung nicht verhindern, sondern nur das Kind des Infektionsschutzes berauben.

Andere Erkrankungen werden durch Körperflüssigkeiten übertragen und damit möglicherweise auch durch die Milch.

— *HIV:* Eine Ansteckung über die Muttermilch ist möglich, der Mutter sollte geraten werden, auf das Stillen ganz zu verzichten.
— *Hepatitis B:* Das Virus ist in Muttermilch nachgewiesen (3). Die Meinungen gehen auseinander, ob gestillt werden sollte. Die Kommission für Infektionen der amerikanischen Kinderärzte hat 1988 festgestellt, daß bei HBsAg-positiven Müttern kein erhöhtes Infektionsrisiko durch Stillen festgestellt werden konnte (3). Die Kinder sollten sofort aktiv und passiv geimpft werden und können gestillt werden (3). Bei HBeAg-positiven Müttern scheint das Infektionsrisiko des Kindes erhöht zu sein (1).
— *Cytomegalie:* Das Virus wird in der Milch ausgeschieden, das Kind ist jedoch durch gleichzeitig vorhandene Antikörper geschützt (3). Die kleinen Kinder stecken sich hauptsächlich durch Kontakt mit Speichel an, z.B. besabbelte Gegenstände oder Küsse (5).
— *Toxoplasmose:* Der Einzeller wird hauptsächlich durch Katzen übertragen. Er kann in die Muttermilch übertreten, doch erhält das Kind gleichzeitig spezifische Antikörper, sodaß die Mutter stillen kann (3, 4).

Manche Erkrankungen werden hauptsächlich durch direkten Kontakt übertragen.

— *Herpes simplex:* Die Bläschen sind ansteckend und müssen beim Stillen gut abgedeckt sein. Wenn sie in der Nähe der Brustwarze sitzen, muß bis zum Abheilen auf das Stillen verzichtet werden (3).

Behandlung

Müssen Mutter und Kind getrennt werden, entfällt für diesen Zeitraum auch das Stillen.

— Unbehandelte, offene *Tuberkulose* ist bei den heutigen Therapieschemata nach ca. 2 Wochen nicht mehr ansteckend — vorausgesetzt, die Mutter nimmt die Medikamente tatsächlich ein und der Keim ist dagegen empfindlich (5). Wenn Mutter und Kind wieder zusammenkommen dürfen, darf die Mutter auch stillen (3). Auch bei inaktiver Tuberkulose kann gestillt werden (4).

Bei bakteriellen Erkrankungen, die antibiotisch behandelt werden, ist eventuell eine Stillpause sinnvoll, bis mindestens für 12 Stunden ein therapeutischer Blutspiegel des Medikamentes erreicht ist bzw. bis Kulturen negativ sind (3).

— Bei *Syphilis* mit offenen Hautläsionen muß mit dem Stillen bis zum Abheilen dieser Läsionen gewartet werden (3).

Kontraindikationen von seiten der Mutter

— Tumorerkrankungen:
wenn sie zytostatisch behandelt werden müssen,
Prolaktinome, die während der Schwangerschaft Wachstumstendenzen zeigten und behandelt werden mußten,
ein Mammatumor, der auf Prolaktin anspricht.
— Vorausgegangene Transplantationsoperationen, die eine Immunsuppressionsbehandlung erfordern.
— Konsumierende Erkrankungen der Mutter, die ihr die Anstrengung des Stillens unmöglich machen.
— Schwere Wochenbettpsychosen, bei denen die Mutter unfähig ist, ihr Kind zu versorgen.
— Starker Nikotinabusus, Alkoholismus, Drogensucht.

Literatur

1. *Gerken, G., Meyer zum Büschenfelde, K.H.:* Hepatitis-B-Virusinfektion und Schwangerschaft: Diagnostisches Screening und Immunprophylaxe. Gynäkologe 24 (1991) 125-128
2. *Kleinebrecht, J., Fränz, J., Windorfer, A.:* Arzneimittel in der Schwangerschaft und Stillzeit. 3. Aufl. Wissenschaftliche Verlagsgesellschaft, Stuttgart 1990
3. *Lawrence, R.A.:* Breastfeeding: a guide for the medical profession. Mosby, St. Louis 1989
4. *Peters, F.:* Laktation und Stillen. Enke, Stuttgart 1987
5. *Rudolph, A.M.:* Rudolph's Pediatrics. 19. Aufl. Appleton & Lange, Norwalk, Connecticut 1991
6. *Schoetzau, A.:* Orale Ernährung von Kindern diabetischer Mütter in den ersten Lebenstagen. Pädiat. prax. 36 (1987/88) 1-8
7. *Stickl, H.:* Darf eine Mutter mit Varizellen ihr Kind stillen? Pädiat. Prax. 38 (1988/89) 6549
8. *Voss, H. v.* et al.: Stillen und Muttermilchernährung. Hrsg.: Bundesministerium für Gesundheit, Referat Öffentlichkeitsarbeit, Bonn 1992

12.5 Zu viel Milch

Brigitte Benkert

Ein gewisses Ungleichgewicht zwischen Angebot und Nachfrage an Muttermilch tritt während der Stillzeit immer mal wieder auf, gleicht sich aber in der Regel bald wieder aus. Gelegentlich kann die Milchproduktion so reichlich sein, daß das Stillen erheblich beeinträchtigt wird. Dann bedarf es gezielter Hilfe, die davon abhängt, unter welchen Bedingungen die Schwierigkeit aufgetreten ist.

Zu viel Milch beim Milcheinschuß

Beim Milcheinschuß haben viele Mütter vorübergehend zu viel Milch. Zur Vorbeugung hilft es, das Kind von Anfang an häufig anzulegen, so daß der Milcheinschuß allmählicher und weniger überschießend verläuft.

Wird die Brust dennoch so hart, daß die Mutter Schmerzen hat oder das Kind die Warze nicht mehr fassen kann, sollte vorsichtig nur gerade so viel Milch ausgestrichen bzw. abgepumpt werden, daß die Spannung nachläßt und das Kind die Warze fassen kann. Jedes zusätzliche Abpumpen hat zur Folge, daß noch mehr Milch gebildet wird und sich kein Gleichgewicht zwischen der Milchbildung der Mutter und dem Bedarf des Kindes einstellen kann.

Zu viel Milch nach dem Milcheinschuß

Bei manchen Frauen bleibt ein Überangebot an Milch erhalten. Beim Einsetzen des Milchspendereflexes wird dem Baby manchmal die Milch so heftig in den Mund gespritzt, daß es spuckt und würgt und sich verschluckt. Manche Babies mögen deswegen gar nicht mehr an die Brust. Der Mutter läuft die Milch aus, sie hat ständig nasse Kleidung. Das Anlegen tut weh. Hier kann man auf mehreren Wegen Linderung schaffen:

Verringerung der Milchmenge

1. Die Mutter kann das Kind bei jeder Mahlzeit nur *an einer Seite* anlegen. Dadurch wird jede Brust seltener geleert und weniger zur Milchbildung angeregt. Vor allem in der Übergangszeit vom zweiseitigen zum einseitigen Stillen muß die Mutter auf Anzeichen eines Staues achten und gegebenenfalls etwas Milch mit der Hand ausstreichen. Sollte die Milchbildung dadurch soweit zurückgehen, daß das Kind mit einer Seite nicht zufrieden ist, kann sie es wieder an beiden Seiten anlegen.
2. Die *Trinkmenge* kann eingeschränkt werden. Bei vielen Frauen verringert Salbeitee die Milchmenge.
3. Wenn die Mutter nur *morgens* zu viel Milch hat, hilft es, abends und nachts wenig zu trinken und dafür morgens mehr.

Erleichterung beim Umgang mit zu viel Milch

1. Die Mutter kann die Körperhaltung beim Stillen so verändern, daß die Milch gegen die Schwerkraft nach oben gesaugt werden muß: Beim *„Rücklingsstillen"* (1) legt sich die Mutter auf den Rücken, mit einem Kissen unter dem Kopf, und das Kind bäuchlings auf ihren Bauch. Die Stirn des Kindes muß sie abstützen, um seine Nase freizuhalten. Das geht am besten, indem sie dazu auf der linken Seite die linke Hand und auf der rechten Seite die rechte Hand nimmt, und ihren eigenen Ellenbogen auch abstützt. Diese Haltung ist bei manchen Frauen nur morgens nötig, oder nur am Anfang der Mahlzeit, bis die Milch langsamer fließt. Größere Kinder können beim Stillen auch aufrecht sitzen.
2. Die Mutter kann *vor dem Anlegen den Milchspendereflex auslösen*, entweder manuell oder indem sie das Kind kurz ansaugen läßt, dann die herausspritzende Milch auffängt und das Kind erst anlegt, wenn die Milch nicht mehr spritzt und das Kind sich nicht mehr daran verschluckt (Abb. 12.3). Es ist dann noch genug Milch für das Kind da!

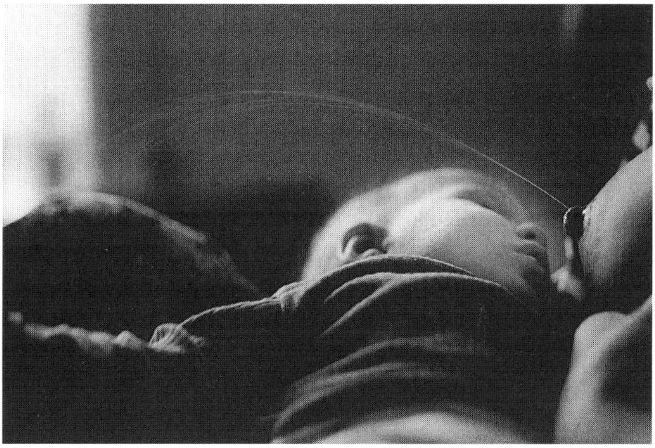

Abb. 12.3 Milchstrahl (mit freundlicher Genehmigung von *Henrik Saxgren*, Fotogruppe 2. Mai, Kopenhagen)

3. Der *Milchspendereflex* verläuft manchmal *schmerzhaft*. Darauf reagiert die Mutter unwillkürlich mit Verkrampfung. Sie sollte sich bewußt entspannen – z.B. indem sie langsam bis 10 zählt und tief durchatmet.
4. Gegen *auslaufende Milch* helfen Stilleinlagen (s.S. 41) sowie warme und kalte Wechselduschen. Wird die Brustwarze mit dem Handballen zusammengedrückt, um den Milchfluß zu stoppen, kann dies bei sehr voller Brust zum Stau führen.

Ohne Hilfestellung kann übermäßige Milchproduktion so unangenehm sein, daß die Mutter deshalb abstillt. Durch geduldige Beratung und die hier beschriebenen Maßnahmen läßt sich das Problem bewältigen.

Literatur

1 *Nursing Mothers' Associaction of Australia:* Too much. Coping with an over-abundant milk supply (1992). *Nursing Mothers' Association of Australia,* 5 Glendale Street, Nunawading, Victoria, 3131, Australien

13 Muttermilchsammeln

Brigitte Benkert

Müssen Mutter und Kind nach der Geburt getrennt werden, so ist es doppelt wichtig, die Muttermilch zu sammeln und dem Kind zu geben. Zum einen benötigen gerade kranke und frühgeborene Kinder die ernährungsmäßigen Vorteile und den immunologischen Schutz der Muttermilch. Zum anderen ist das Abpumpen von Muttermilch in den ersten Tagen oft die einzige Hilfe, die eine Wöchnerin ihrem Kind zukommen lassen kann, ein Band zur Überwindung der schmerzlichen Trennung.

Eine Mutter, deren Kind in die Kinderklinik verlegt worden ist, benötigt Zuwendung, Trost und Zuspruch durch das Pflegepersonal und Unterstützung beim Abpumpen der Muttermilch. Die Handhabung der Pumpe muß ihr erklärt werden, und sie braucht oft direkte Hilfestellung beim Abpumpen.

Außerdem braucht sie seelische Unterstützung, d.h., die Betonung, daß sie es richtig macht, die Ermunterung, weiterzumachen, auch wenn sie nur wenig abpumpen kann, die Bestätigung, daß auch kleine Mengen sich lohnen, und die Ermutigung, daß die Milchmenge sich auch später noch durch häufiges Anlegen steigern läßt. Ein Trost für die geplagte Mutter ist es, Beispiele zu hören, positive Stillberichte von anderen Müttern, die diese Mutter darin bestätigen, daß die ganze Mühe einen Sinn hat. Ein Hinweis auf die Möglichkeit, in der Übergangsphase, bis genug Milch da ist, ein Brusternährungsset (Lact-aid®) benutzen zu können, kann hilfreich sein.

Denn die seelische Belastung, die Angst um das Kind, eine innere Abwehr gegen die „Melkmaschine" können dazu führen, daß die Mutter nur geringe Mengen abpumpen kann. Das wiederum erschwert eine Steigerung der Milchmenge. Doch entscheidend ist, daß die Milchbildung überhaupt in Gang gebracht und in Gang gehalten wird, bis es möglich wird, das Kind anzulegen.

Während des Klinikaufenthaltes sollten die Eltern informiert werden, wo sie eine gute elektrische Milchpumpe leihen können, wenn diese zu Hause noch benötigt wird. Es ist ratsam, daß der Vater sich schon vor der Entlassung darum bemüht, da am Entlassungstag schon genug Wirbel entsteht und oft keine Zeit da ist sich nach einer guten Milchpumpe umzusehen. Seit dem 1.1.90 ist für Milchpumpen keine generelle Kostenübernahme durch die Krankenkassen mehr möglich. Rücksprache mit der jeweiligen Krankenkasse ist empfehlenswert. Für eine Kostenerstattung muß auf jeden Fall eine ärztlich bestätigte Indikation vorgelegt werden.

Das Muttermilchsammeln kommt aber auch später in Frage, um eine kurzfristige Abwesenheit der Mutter zu überbrücken, oder bei Erwerbstätigkeit der Mutter.

Allgemeine Regeln für das Sammeln von Muttermilch (2, 3, 5)

- Es sollte nach Möglichkeit 6–8 mal in 24 Stunden abgepumpt werden, in regelmäßigen Abständen, evtl. auch nachts, weil dadurch die Milchproduktion gefördert wird (1).
- Bei jedem Abpumpen muß eine neue Milchflasche benutzt werden, die Portionen dürfen nicht zusammengeschüttet werden.
- Es müssen sterile Flaschen verwendet werden. Die Mütter müssen informiert werden, ob sie auch beim Abpumpen zu Hause Flaschen von der Kinderklinik zur Verfügung gestellt bekommen.
- Jede Milchflasche muß mit Namen, Datum und Uhrzeit des Abpumpens versehen werden.
- Abgefüllte Milch ist sofort auf 4 °C abzukühlen (nicht in die *Tür* des Kühlschrankes stellen!). Bei dieser Temperatur hält sie sich 48 Stunden.
- Beim Transport der Muttermilch darf die Kühlkette nicht unterbrochen werden, es sind deshalb Kühltaschen zu verwenden.
- Diejenigen Teile der Pumpe, die mit der Milch in Berührung kommen, müssen beim Abpumpen zu Hause unmittelbar nach Gebrauch mit reichlich kaltem Wasser ausgespült und dann mit normalem Geschirrspülmittel gewaschen werden. Anschließend müssen alle Teile mindestens 10 Minuten lang in Wasser ausgekocht werden, unter Verschluß auskühlen, und dann in ein gebügeltes Tuch eingeschlagen werden. Der Pumpschlauch wird gereinigt und eventuell zum Sterilisieren weggegeben. Die Benutzung von chemischen Sterilisierbädern („Milton") wird nicht mehr empfohlen.

Meistens wird die abgepumpte Milch zuerst bakteriologisch überprüft und nur bei niedriger Keimzahl verfüttert. Allerdings wirkt Muttermilch entzündungshemmend und bewirkt im Magen des Säuglings einen niedrigen pH-Wert. Dadurch werden die Kinder gegen Bakterien in der Muttermilch geschützt (4).

Vorgehen beim Abpumpen oder Ausstreichen (2, 3, 5)

Größere Mengen Muttermilch lassen sich am leichtesten mit einer elektrischen Pumpe gewinnen (s.S. 42). Bei kleineren Mengen oder gelegentlichem Sammeln kommen manche Mütter mit Handpumpen gut zurecht, andere ziehen es vor, die Milch von Hand auszudrücken. Die Vorgehensweise für letzteres ist S. 116 beschrieben.

- Muß von Geburt an abgepumpt werden, gilt der gleiche Grundsatz wie für das Anlegen des Kindes: Möglichst bald nach der Entbindung, sobald der Allgemeinzustand der Mutter es zuläßt.
- Vor jedem Abpumpen oder Ausstreichen
    - sind die Hände gründlich zu waschen, eventuell zu desinfizieren, und
    - die Brust ist mit klarem oder destilliertem Wasser zu reinigen.
- Die Milch fließt leichter, wenn die Brust vorher gut durchwärmt ist, z.B. mit einem warmen Tuch oder warmer Dusche.

- Es hilft auch, die Brust vorsichtig zu massieren (Beschreibung s.S. 116).
- Ein Foto, ein Tonkassette mit den Geräuschen des Kindes oder auch nur der Gedanke an das Kind können den Milchspendereflex auslösen.
- Kommt der Milchfluß gar nicht in Gang, hilft kurzfristig Syntocinon®-Nasenspray.
- Die ersten Tropfen werden von Hand ausgedrückt und verworfen.
- Am Anfang jede Brust ca. 5 Minuten lang abpumpen oder ausstreichen, später ca. 10 Minuten lang. Die Seiten sollten mehrmals gewechselt werden.
- Die letzten Milchtropfen nach dem Abpumpen nicht abwischen, sondern antrocknen lassen – sie sind ein Hautschutz für die Brustwarze.

Aufbewahren der Muttermilch

Hygienisch sorgfältig gewonnene Muttermilch kann im Kühlschrank zwei Tage aufbewahrt werden.

Um für einen bestimmten Anlaß oder als „Notfallreserve" Milch vorrätig zu haben, kann man Muttermilch einige Monate lang tiefgekühlt aufbewahren. Beim Einfrieren sollte jede Portion einzeln und möglichst bald eingefroren werden, z.B. im Eiswürfelbehälter. Das Wiederauftauen sollte rasch geschehen und die Milch innerhalb weniger Stunden verbraucht werden. Durch das Einfrieren in kleinen Portionen läßt sich die Verwendung leichter steuern.

An Glasgefäßen bleiben in der Muttermilch enthaltene Zellen hängen. Wird das Kind überwiegend mit frischer abgepumpter Milch ernährt, empfiehlt sich deshalb die Verwendung von Kunststoffgefäßen. Erhält das Kind nur gelegentlich abgepumpte Milch, ist der Verlust an Zellen unerheblich. Auch für das Einfrieren spielt die Wahl der Gefäße keine so große Rolle, da die meisten Zellen dabei zugrunde gehen.

Abpumpen über längere Zeit

Erfahrungen haben gezeigt, daß die Milchmenge nachlassen kann, wenn über einen längeren Zeitraum abgepumpt wird. Die Mutter sollte das wissen, vor allem sollte ihr das Vertrauen gegeben werden, daß die Milchmenge wieder zunimmt, wenn sie das Kind anlegen kann.

Literatur

1 *de Carvalho, M., Anderson, D.M., Giangreco, A., Pittard, W.B.:* Frequency of milk expression and milk production by mothers of nonnursing premature neonates. Amer. J. Dis. Childh. 139 (1985) 483-485
2 *Deutsches Forschungsinstitut für Kinderernährung, Dortmund:* Merkblatt für das Sammeln von Muttermilch für den eigenen Säugling, 1986
3 *Universitäts-Kinderklinik und Poliklinik, Marburg:* Merkblatt für stillende Mütter, die Milch abpumpen, o.J.
4 *Usowicz, A.G., Dab, S.B., Emery, J.R., McCann, E.M., Brady, J.P.:* Does gastric acid protect the preterm infant from bacteria in unheated human milk? Early hum. Develop. 16 (1988) 27-33
5 *Wiese, G., Märkische Kinderklinik, Ev. Krankenhaus, Hamm:* Anmerkungen zur Muttermilchernährung bei kranken Neugeborenen und Frühgeborenen. 1988

Weitere Fragen

14 Dauer der Stillperiode

14.1 Stillen als Allergieprophylaxe

Katharina Pachmann

Allergien nehmen zu. Sie entwickeln sich zu einer der wichtigsten Volkskrankheiten. Dadurch gewinnt auch die Allergieprophylaxe zunehmend an Bedeutung.

Die allergischen Reaktionen

Hierbei handelt es sich um überschießende Abwehrreaktionen des Körpers, die historisch als allergische Reaktion, „andere Reaktion", bezeichnet werden: Das Immunsystem reagiert auf bestimmte Stoffe, in erster Linie körperfremde Eiweißstoffe, mit vermehrter Bildung einer besonderen Klasse von Immunglobulinen, dem IgE – aus welchen Gründen, ist noch nicht geklärt. Die Reaktion des IgE mit „seinem" Fremdeiweiß (Allergen) führt zu Reaktions-Kaskaden: Zellen werden aktiviert und körpereigene Stoffe freigesetzt, die die Vielzahl der allergischen Erscheinungen verursachen, z.B.:

— Schwellung der Schleimhäute, Rhinitis, Asthma, Heuschnupfen, Krupp-Anfälle,
— Durchfälle, Erbrechen, Bauchschmerzen, Blähungen, Aphthen, Glossitis,
— chronische Gedeihstörungen,
— Juckreiz, Urtikaria, atopische Dermatitis,
— und anderes mehr.

Erbliche Belastung verstärkt die Neigung zu Allergien.

Warum nehmen Allergien zu?

Die allergischen Reaktionen sind häufig gegen Stoffe aus unserer natürlichen Umwelt gerichtet. Weshalb reagieren wir zunehmend allergisch dagegen? Wir wissen es nicht. Eine Möglichkeit könnte man folgendermaßen skizzieren:

Schadstoffe in unserer Umwelt können offenbar die Kontaktflächen des Körpers zur Außenwelt, die Häute und Schleimhäute, soweit schädigen, daß nicht abgebaute Fremdstoffe in den Körper eindringen und dort zu allergischen Reaktionen führen können. So wird in letzter Zeit für die stark allergisierende Wirkung der Pollen ein Mechanismus diskutiert, nach dem sich Schadstoffe z.B. an Pollen anheften, deren Oberfläche schädigen und damit in den Pollen enthaltene immunisierende Substanzen freisetzen. Die so veränderten Pollen treffen dann eventuell auf bereits vorgeschädigte Schleimhäute, die den Durchtritt solcher Stoffe nicht verhindern können. Dies führt zur Abwehrreaktion des Körpers.

Die besondere Allergiegefährdung des Säuglings

Durch die Unreife verschiedener Organsysteme sind Säuglinge besonders allergiegefährdet.

Haut und Schleimhäute bilden die Barriere des Körpers gegen die Außenwelt. Fremdstoffe können normalerweise die gesunde Haut nicht durchdringen; viel leichter gelangen sie durch die Schleimhäute des Magen-Darm-Traktes ins Körperinnere, gegebenenfalls auch durch die Schleimhäute der Atemwege.

Die Schleimhäute haben vielfältige *Abwehrmechanismen* gegen das Eindringen von Fremdstoffen:

— Sie bilden einen Schleimfilm und im Atemtrakt Flimmerepithelien zum Transport dieses Schleimfilms.
— Zwischen und auf den Epithelzellen finden sich eine Reihe von Abwehrzellen, wie Makrophagen, Granulozyten und Lymphozyten. Letztere bilden IgA, eine bevorzugt hier gefundene Klasse von Immunglobulinen.
— Dieses Immunglobulin wird über Bindungsstellen auf den Schleimhautzellen, den sogenannten IgA-Rezeptoren, an die Zelloberflächen gebunden (8). Hier bildet es einen Schutzfilm, der Fremdstoffe und Erreger adsorbiert und es ermöglicht, daß die Makrophagen diese eliminieren können.

Beim *Säugling* sind diese Mechanismen noch *unreif*:

— Die Darmschleimhaut bildet zunächst noch keine ausreichende Barriere, so daß Fremdstoffe hindurchtreten und Allergien auslösen können.
— Erst nach 4–6 Wochen beginnt der Säugling, sekretorisches IgA zu produzieren (18).
— Ebenfalls erst allmählich reifen die Enzyme, die im Magen-Darm-Trakt hochmolekulare Fremdstoffe abbauen und in einen für das Körperinnere verträglichen Zustand überführen. Vom jungen Säugling werden noch intakte Fremdstoffe aufgenommen.

Vor dem 6. Monat ist die Darmschleimhaut des Säuglings noch nicht voll funktionsfähig.

Der Beitrag des Stillens zur Allergieprophylaxe

Das Stillen trägt auf mehrere Weisen zur Verhinderung allergischer Reaktionen bei.

Vermeidung von sensibilisierenden Fremdstoffen

Die *menschlichen Eiweiße* in der Muttermilch wirken beim Säugling nicht allergen. Das kommt vor allem solange zum Tragen, wie die Darmschleimhaut des

Säuglings noch nicht voll aufgebaut und durchlässig ist. Dadurch wird verhindert, daß in dieser sensiblen Phase dem Körper Fremdeiweiße zugeführt werden.

Kuhmilcheiweiße sind demgegenüber sehr potente Allergene. Im Säuglingsalter sind sie die häufigsten Allergene überhaupt. Kinder, die im Alter unter 3 Jahren eine Kuhmilchallergie entwickelt haben, können zwar eine Immuntoleranz erwerben, doch diese spontane Rückentwicklung tritt bis zum 12. Lebensjahr nur bei der Hälfte von ihnen ein. Bei Kuhmilchallergie kann gleichzeitig auch eine Sensibilisierung gegen Kalbfleisch gegeben sein (20). Die Symptome einer solchen Unverträglichkeit können gastrointestinaler Natur sein (Bauchkrämpfe, Diarrhoe und Erbrechen), sich jedoch auch als Atemwegserscheinungen, Asthma bronchiale und Hauterscheinungen äußern (7).

Soja und andere Muttermilchersatzstoffe können ebenfalls allergen wirken (11).

Auch von *Frischobst* ist vor dem 6. Monat abzuraten. Es konnte ein Zusammenhang zwischen Frühjahrspollinosis (z.B. Heuschnupfen) und Frischobstallergie gezeigt werden, auch wenn das oder die Allergene noch nicht nachgewiesen werden konnten (20).

Durch ausschließliche Muttermilchernährung über mindestens 6 Monate bis zu einem Jahr konnte die Frequenz von kindlichen Ekzemen signifikant verringert werden (13).

Die meisten dieser Reaktionen sind IgE-vermittelt (3). In den ersten 6 Wochen nach der Geburt steigt der IgE-Gehalt bei künstlich ernährten Kindern rascher an als bei muttermilchernährten Kindern (6) — vermutlich ein Hinweis darauf, daß sie mehr Fremdstoffe aufgenommen haben und stärker sensibilisiert worden sind. Manche Kinder haben einen erhöhten IgE-Spiegel im Nabelschnurblut und sind demnach schon intrauterin sensibilisiert worden. Bei ihnen ist eine reine Muttermilchernährung besonders indiziert.

Vermeidung von schädigenden Infekten

Muttermilch enthält viele *Schutzstoffe*, die speziell auf den menschlichen Säugling zugeschnitten sind.

1. *IgA:* Dieses Immunglobulin kommt vorwiegend auf Schleimhäuten und in der Muttermilch vor und nur in geringen Mengen im Serum. Im Kolostrum macht es 95% des Gesamteiweißes aus, in der reifen Milch 10%. Das sekretorische IgA hat eine Komponente, mit deren Hilfe es sich an Rezeptoren der Schleimhautepithelien anheftet (8). Dadurch bildet es auf der Darmschleimhaut und den Schleimhäuten des Mundes und des Rachens einen Schutzfilm, der bei jeder Stillmahlzeit erneuert wird. Dieses IgA ist magensaftresistent.
   Sind IgA-bildende Zellen im Darm der Mutter in Kontakt mit Bakterien und Viren gekommen, bilden sie dagegen Antikörper. Anschließend gelangen sie über den Kreislauf in die Brustdrüse und sezernieren dort spezifische Antikörper (8). Diese Antikörper können dann, an die Rezeptoren des Kindes angeheftet, die eindringenden Erreger abfangen. In den ersten 4—6 Wochen produziert der Säugling noch kein eigenes sekretorisches IgA (18).
2. *Laktoferrin:* Laktoferrin bindet Eisen und hemmt dadurch das Wachstum von Bakterien, die für ihren Stoffwechsel Eisen benötigen.

3. *Mütterliche Zellen:* In der Muttermilch finden sich verschiedene mütterliche Zellen, in erster Linie Makrophagen und Lymphozyten. Die Makrophagen produzieren Lysozym, ein Enzym, das die Bakterienwand aufzulösen vermag. Die aus bestimmten Lymphozyten entstehenden Plasmazellen (B-Lymphozyten) können spezifische Antikörper sezernieren. Andere Lymphozyten (T-Zellen) vermitteln zellgebundene Immunität (16). Dies konnte durch den Nachweis tuberkulinpositiver Lymphozyten im Blut gestillter Kinder von tuberkulinpositiven Müttern bewiesen werden (17). Die Funktionen dieser Zellen werden offenbar noch durch humorale Faktoren im Kolostrum und in der reifen Muttermilch modifiziert (15).

Die T- und B-Lymphozyten des Neugeborenen exprimieren noch nicht vollständig die Reifungsmarker der erwachsenen Lymphozyten (19), sind also wohl noch nicht voll funktionsfähig. Somit sind die mütterlichen Zellen für das Immunsystem des Säuglings besonders wichtig.

Mit diesen Schutzstoffen wird einer Schädigung der Schleimhäute durch Infekte vorgebeugt, solange der Säugling noch kein eigenes vollständig ausgebildetes Abwehrsystem hat. Kinder, die mit Muttermilchersatzpräparaten ernährt werden, haben nicht nur in den Entwicklungsländern, sondern auch in den Wohlstandsländern eine erhöhte Morbidität und Mortalität (1, 5, 9).

Auch allergische Erkrankungen stehen im Zusammenhang mit Infekten:

— Seit langem ist bekannt, daß Infekte, vor allem Darminfekte, Nahrungsmittelallergien manifest werden lassen können.
— Rheumatische Erkrankungen lassen sich als eine Art allergisches Geschehen betrachten, ausgelöst durch wiederholte Streptokokkeninfektionen bei bestimmter genetischer Disposition (4). Durch Stillen werden Streptokokkeninfektionen vor allem in der frühen Kindheit vermieden. Man kann davon ausgehen, daß das Stillen somit zumindest zu einer gewissen Prophylaxe dieser Erkrankungen beiträgt (12). Neugeborene haben physiologischerweise ein unreifes Immunsystem mit niedrigem Anteil an Suppressorzellen (19). Ohne mütterlichen Antikörperschutz verstärken Streptokokkeninfektionen vielleicht bei genetisch disponierten Menschen die Autoimmunreaktion.

Schonender Aufbau der Darmflora

Durch die Muttermilchernährung wird ein schonender Aufbau der Darmflora ermöglicht. Der hohe Anteil an Lactobacillus bifidus drängt pathogene Keime zurück. Auch die Darmpassage wird durch Faktoren in der Muttermilch reguliert, unter anderem werden Prostaglandine dafür verantwortlich gemacht (2). Dadurch wird eventuell verhindert, daß Schadstoffe zu lange im Darm verweilen und aufgenommen werden können. Die Umstellung auf andere Kost, wie sie ab dem 6. Monat möglich wird, ist dann weniger belastend für den kindlichen Organismus.

Unbestritten ist, daß 4 bis 6 Monate voll gestillt werden sollte. Bei Kindern aus Allergikerfamilien kann ein längeres volles Stillen bis zu einem Jahr und teilweises Weiterstillen bei gleichzeitiger anderer Ernährung von großer Hilfe sein. Durch regelmäßige Untersuchungen sollte das Wachstum überprüft werden.

Aspekte der mütterlichen Nahrung: Allergene und Fettsäuren

Allergene

Allergisierende Substanzen in der Nahrung der Mutter können über die Muttermilch auf das Kind übergehen und bei empfindlichen Kindern Reaktionen auslösen (10). An erster Stelle ist hier, wie oben erwähnt, die Kuhmilch zu nennen (10). Deshalb kann es bei vorliegender familiärer Allergiebelastung empfehlenswert sein, daß die Mutter nicht nur in der Stillzeit, sondern schon in der Schwangerschaft nur fermentierte Kuhmilchprodukte zu sich nimmt (Sauermilch, Käse) oder ganz darauf verzichtet (s.S. 162 Mineralstoffe und S. 164).

Essentielle Fettsäuren

Eine Störung im Stoffwechsel der essentiellen Fettsäuren scheint bei der Allergieneigung beteiligt zu sein. Die essentielle Linolsäure wird dabei nur unzureichend in Gamma-Linolensäure, Dihomo-gamma-Linolensäure und Arachidonsäure umgewandelt. Vermutlich ist das für den erstgenannten Schritt zuständige Enzym, die Delta-6-Desaturase, bei Atopikern in seiner Aktivität vermindert (14).

Die Gamma-Linolensäure scheint für die Ausreifung einer wichtigen Lymphozytenpopulation im Thymus von Bedeutung zu sein. Muttermilch ist ein wichtiger Lieferant für Gamma-Linolensäure, während diese in Kuhmilchfertignahrungen nicht enthalten ist. Die Muttermilch atopischer Frauen enthält oft jedoch deutlich geringere Konzentrationen der genannten Fettsäuren. Man versucht, diesen Mangel auszugleichen, indem die Mutter z.B. Nachtkerzensamenöl oder das Kernöl der schwarzen Johannisbeere zu sich nimmt, die diese Fettsäuren in hoher Konzentration enthalten. Möglicherweise kann dadurch in Schwangerschaft und Stillzeit die immunologische Allergiebereitschaft des Kindes günstig beeinflußt werden, doch liegen dazu noch keine Untersuchungen vor (14).

Muttermilch, und nichts anderes ist die für den jungen Säugling optimale Ernährung. Jede andere Ernährung kann nur ein Ersatz sein, der nur in zwingend notwendigen Fällen eingesetzt werden sollte. Zu dieser uralten Einsicht sind wir nach den neuesten Erkenntnissen zurückgekehrt. Allergien können damit hinausgezögert, wenn auch in unserer schadstoffbelasteten Umwelt nicht immer vermieden werden.

Literatur

1 *Adlerberth, I., Carlsson, B., De Man, P., Jalil, F., Khan, S., Larsson, P., Mellander, L., Svanborg, C., Wold, A., Hanson, L.:* Intestinal colonisation with enterobacteriaceae in Pakistani and Swedish hospital-delivered infants. Acta paediat. scand. 80/6-7 (1991) 602-610

2 *Alzina, V., Puig, M., de Echaniz, L., da Cunha Ferreira, V. und R.:* Prostaglandins in human milk. Biol. Neonat. 50 (1986) 200-204

3 *Bahna, S.:* Pathogenesis of milk hypersensitivity. Immunol. Today 6/5 (1985) 153-154

4 *Benderly, A., Etzioni, A.:* Role of the immune system in the etiology of rheumatic fever. Surv. Immunol. 4 (1985) 319-324
5 *Carlsson, B., Ahlstedt, S., Hanson, L., Lidin-Jason, G., Lindblad, B.S., Sultana, R.:* Escherichia coli 0 antibody content in milk from healthy swedish mothers and mothers from a very low socioeconomic group of a developing country. Acta paediat. scand. 65/1 (1976) 417-433
6 *Fahrländer, H.:* Ernährung mit Muttermilch ist der beste Schutz. Dtsch. Arzt 15/16 (1982) 53-58
7 *Goldman, A.S., Heiner, D.C.:* Clinical aspects of food sensitivity. Diagnosis and management of cow's milk sensitivity. Pediat. Clin. N. Amer. 24/1 (1977) 133-139
8 *Hanson, L.:* The mammary gland as an immunological organ. Immunol. Today 3/6 (1982) 168-172
9 *Hanson, L., Brandtzaeg, P.:* Immunologic disorders in infants and children. Steihm ed., Saunders, Philadelphia 1980
10 *Haschke, F., Pietschnig, B., Bock, A., Huemer, C., Vanura, H.:* Does breast feeding protect from atopic diseases? Paediat. paedol. 25/6 (1990) 415-420
11 *Herian, A.M., Taylor, S.L., Bush, R.K.:* Identification of soybean allergens by immunoblotting. Int. Arch. Allergy Appl. Immunol. 92 (1990) 193-198
12 *Lisby-Sutch, S.M., Nemec-Dewery, M.A., Deeter, R.G., Gaur, S.M.:* Therapy of otitis media. Clin. Pharmacol. 9 (1990) 15-34
13 *Matthew, D., Norman, A., Taylor, B., Turner, M.:* Prevention of eczema. Lancet i (1977) 321-324
14 *Melnik, B.C.:* Eine Chance zur Prävention atopischer Erkrankungen. Mschr. Kinderheilkd. 138 (1990) 162-166
15 *Moro, I., Abo, T., Crago, S., Komiyama, K., Mestyecky, J.:* Natural killer cells in human colostrum. Cell. Immunol. 93 (1985) 467-474
16 *Ogra, S.S., Weintraub, D., Ogra, P.L.:* Immunologic aspects of human colostrum and milk. III. Fate and absorption of cellular and soluble components in the gastrointestinal tract of the newborn. J. Immunol. 119 (1977) 245-248
17 *Schlesinger, J., Covells, H.:* Evidence for transmission of lymphocyte responses to tuberculin by breastfeeding. Lancet ii (1977) 529
18 *Tönz, A.:* Ernährungsphysiologische und immunologische Vorzüge der Frauenmilchernährung. Ther. Umsch. 35/8 (1978) 610-618
19 *Wilson, M.:* Immunology of the fetus and newborn: Lymphocyte phenotype and function. Clin. Immunol. Allergy. 5/2 (1985) 271-286
20 *Wuethrich, B.:* Nahrungsmittelallergie: Pathogenese, Klinik, Diagnostik und Therapie unter besonderer Berücksichtigung des Kindesalters. Tägl. Ärztl. Prax. 26 (1985) 275-289

14.2 Abstillen

Sibylle Chattopadhyay

Über den „richtigen" Zeitpunkt des Abstillens gehen die Meinungen weit auseinander. Unterschieden werden muß zwischen dem Zufüttern, also einer Ergänzung des kindlichen Speiseplanes zusätzlich zum Stillen, und dem vollständigen Abstillen.

Zufüttern

Im allgemeinen wird empfohlen, nach 4–6 Monaten vollen Stillens Beikost einzuführen (vgl. [8]). Unserer Erfahrung nach zeigen die meisten Säuglinge mit etwa 6 Monaten Interesse für andere Nahrung als Muttermilch, und dann sollte mit dem Zufüttern begonnen werden.

Bewährt haben sich als Beikost zunächst Karotten, die später mit Kartoffeln oder Getreideflocken angereichert und mit etwas Butter oder Öl versetzt werden. Im Laufe der nächsten Wochen werden andere Gemüse, Obst und eventuell Fleisch eingeführt. Gleichzeitig kann das Kind lernen, aus einer Tasse oder einem kleinen Glas zu trinken, so daß sich die Einführung einer Flasche erübrigt. Für nähere Einzelheiten s. (7).

Die Kinder akzeptieren und vertragen die neue Nahrung in sehr unterschiedlichem Tempo. Manche essen schon nach wenigen Wochen ohne Probleme mehrere Beikostmahlzeiten; andere essen davon nur kleine Mengen und wollen sich lieber den Rest der Mahlzeit an der Brust holen. Kleine Tricks können den Kindern das Essen schmackhaft machen: Manche essen am liebsten Püriertes, andere was sie selbst in die Hand nehmen können, andere vom Teller der Eltern ... Wird das Kind jedoch ständig gedrängt, etwas zu essen, was es (noch) nicht mag, kann dies zu einer allgemeinen Kampfhaltung führen, die sich durch die Kindheit hinziehen und allen Beteiligten die Mahlzeiten verleiden kann.

Gelassenheit und Geduld erleichtern das Entwöhnen von der Brust; das Kind weiß, wann es Hunger hat und was es zu essen bevorzugt. Auch hier sollte der Grundsatz gelten: „Essen nach Bedarf".

Allmähliches Abstillen

In dem Maße, in dem der Säugling andere Nahrung zu sich nimmt, geht die Muttermilch in der Menge zurück. Geschieht dies genügend langsam, stellt sich die Brust ohne besondere Maßnahmen auf die sinkende Nachfrage ein.

Die Entwicklung verläuft jedoch nicht immer einförmig. Z.B. kann ein Kind, das nur noch wenig gestillt wird, erkranken und alle andere Nahrung verweigern. Wenn die Mutter es dann wieder häufiger anlegt, hat sie rasch wieder mehr Milch — und das Kind erhält ohne zusätzlichen Aufwand außer Trost auch Flüssigkeit und Nahrung. Nach der Genesung ißt und trinkt es meistens rasch so wie vor der Erkrankung, und dann kann die Mutter vorübergehend Schwierigkeiten mit der überschüssigen Milchmenge haben. Hier hilft es ihr, weniger zu trinken, Salbeitee zu trinken, und bei harter Brust so viel Milch abzudrücken oder abzupumpen, daß die Brust wieder weich wird.

Das Abstillen ist im Idealfall den Bedürfnissen von Mutter *und* Kind angepaßt. Jedoch gibt es häufig Widersprüche — zwischen gesellschaftlichen Normen („still nicht so lange, du machst dein Kind abhängig"), sozialen und institutionellen Bedingungen (Arbeitsplatzbedingungen, Art und Umfang der Unterstützung durch Verwandte, Freunde und offizielle Stellen), Ansprüchen des Partners, und schließlich den Bedürfnissen des Kindes und denen der Mutter.

Diese Widersprüche können dazu führen, daß Zeitpunkt und Art des Abstillens weder der Mutter noch dem Kind gerecht werden.

Frühes Abstillen

Viele Mütter stillen nach wenigen Wochen bis Monaten ab. Bei der Beratung sollte zuerst darauf eingegangen werden, ob sie das aus eigenem Wunsch wollen, oder ob sie, mit Informationen und Unterstützung versehen, weiterstillen wollen. Dann wird man die jeweiligen Möglichkeiten besprechen. Wann immer möglich, sollte das Abstillen ein allmählicher Prozeß sein, der Mutter und Kind Zeit läßt für die Umstellung. Bei einem bislang voll gestillten Kind sollte nicht mehr als eine Mahlzeit pro Woche ersetzt werden. Auch brauchen kleinere Kinder Ersatz zum Saugen. Die Wahl der Ersatznahrung wird von Alter und Befinden des Säuglings abhängen.

Spätes Abstillen

Mit Beginn des Zufütterns tritt das Stillen als Ernährung nach und nach in den Hintergrund. Der Gehalt an infektionsschützenden Faktoren in der Muttermilch – IgA, Lysozym, Laktoferrin – bleibt während der gesamten Stillzeit hoch (2, 3, 4). Dadurch werden die Kinder auch und gerade dann geschützt, wenn sie krabbelnd und laufend mit dem schmutzigeren Teil der Außenwelt Kontakt aufnehmen. In dieser Lebensphase ist für viele Kinder das Stillen ein sicherer Zufluchtshafen und Rückendeckung für die Eroberung der Welt. Je älter die Kinder werden, desto besser können sie auch verstehen und akzeptieren, daß die Mutter sie nicht überall stillen will und auch manchmal abwesend ist. Die Mutter eines solchen Stillkindes ist nicht stärker angebunden als eine andere Mutter.

Das Stillen von krabbelnden oder laufenden Kindern ist bei uns heute wenig üblich und stößt vielerorts auf Stirnrunzeln. Um diesem Stirnrunzeln zu entgehen, stillen manche Mütter ihre Kinder dann nur noch heimlich – „Stillen im stillen Kämmerlein", heißt es bei *Riordan* (6). Das hat aber zur Folge, daß diese Mütter über Probleme mit dem Stillen und Abstillen kaum reden können und keine Lösungsmodelle bei anderen Müttern beobachten können. Deshalb bietet die *AFS* regional und überregional immer wieder Gesprächskreise an zum Stillen und Abstillen größerer Kinder.

Das Abstillen ist ein Prozeß, für den Mutter und Kind Zeit brauchen. Wird er gewaltsam abgekürzt, kann er zu einem traumatischen Ereignis werden, statt ein normaler Entwicklungsschritt wie das Laufenlernen zu sein.

Stillstreik

Während der gesamten Stillzeit kann es vorkommen, daß ein Kind plötzlich die Brust verweigert. Wenn die Mutter deswegen Hilfe sucht, müssen zunächst die Umstände geklärt werden: Verweigert es die zweite Seite? Dann ist es wahrscheinlich an der ersten Brust satt geworden. Hört es jetzt viel eher auf zu trinken als am Anfang und weigert sich, weiterzutrinken? Ältere Kinder können schon in wenigen Minuten die Brust leeren.

Völlige Ablehnung der Brust kann bei einem größeren Kind bedeuten, daß es jetzt aus dem Stillen herausgewachsen ist. Häufig handelt es sich jedoch um eine vorübergehende Reaktion auf einen bestimmten Anlaß, z.B.:
– ungewohnte Gerüche: ein neues Parfüm, ein Essen mit viel Knoblauch o.ä.,
– Veränderungen im Geschmack der Milch, wenn die Mutter ihre Regelblutung bekommt,
– eine Schreckreaktion, z.B. auf den erschreckten Aufschrei der Mutter, wenn das Kind sie gebissen hat,
– Schmerzen beim Zahnen; hier hilft eine lokalanästhetische Salbe,
– Ohren- oder andere Schmerzen, die ggf. vom Arzt abgeklärt werden müssen,
– eine verstopfte Nase; hier helfen Nasentropfen oder die Mutter legt das Kind auf ihren Schoß, drückt Muttermilch ab und läßt sie in seine Nase tropfen, bis es schluckt,
– eine angespannte Familiensituation.

Ein Stillstreik ist in der Regel nach einigen Tagen vorüber. Die Mutter sollte sich vermehrt Zeit für das Kind nehmen, mit ihm schmusen und die vertraute Nähe wahren. Das Kind sollte aus einem Glas etwas zu trinken bekommen, damit Mutter und Kind nicht zu sehr unter Druck geraten. Oft gelingt es, das Kind im Halbschlaf anzulegen, oder – unter Vermeidung der typischen Stillhaltung – beim Herumlaufen, oder – ganz beiläufig – beim Spielen und Schmusen.

Hat das Kind Schnuller und/oder Fläschchen erhalten, kann es sein, daß es diese jetzt vorzieht (s.S. 54). Die Mutter muß sich dann entscheiden, ob sie versuchen will, beides wegzulassen und weiterzustillen, oder ob sie abstillen will.

Plötzliches Abstillen

Es gibt Situationen, in denen plötzliches Abstillen unvermeidbar ist, z.B. wegen schwerer Erkrankung der Mutter, oder Tod des Kindes. Bei einer plötzlichen Erkrankung des Kindes sollte nicht abgestillt werden (5); das wäre für das Kind eine zusätzliche Belastung.

Die symptomatische Behandlung der Mutter beim plötzlichen Abstillen umfaßt:
– Hochbinden der Brüste mit einem engen Tuch,
– Einschränken der Trinkmenge auf 500ml täglich, z.T. als Salbeitee,
– ab und zu Ausdrücken von etwas Milch zur Vermeidung eines Milchstaus,
– Kühlung der Brust durch Quark- oder Eiswickel.

Diese Maßnahmen haben denselben Erfolg wie die Gabe von Laktationshemmern, aber ohne deren Nebenwirkungen. Bromocriptin (Pravidel®) führt bei jeder vierten Frau zu einem Blutdruckabfall, als seltenere Nebenwirkungen traten Hochdruckkrisen, Herzinfarkte und apoplektische Insulte ein. Außerdem kommt es häufig nach dem Absetzen zu einem Reboundeffekt, also einem erneuten Milcheinschuß (1). Homöopathisch orientierte Ärzte setzen hier Phytolacca® ein.

Zusammenfassend läßt sich feststellen, daß das Abstillen in hohem Maße von gesellschaftlichen Konventionen bestimmt wird, was nicht selten zu Problemen führt. Ein sensibles Eingehen auf die wirklichen Bedürfnisse von Mutter und Kind hilft, die Schwierigkeiten zu meistern.

Literatur

1 *Editorial:* USA: „Aus" für Abstillmittel. Arzneitelegramm (1989) 55-56
2 *Goldman, A.S., Garza, C., Nichols, B.L., Goldblum, R.M.:* Immunologic factors in human milk during the first year of lactation. J. Pediat. 100 (1982) 563-567
3 *Goldman, A.S., Garza, C., Nichols, B.L., Goldblum, R.M.:* Immunologic components in human milk during weaning. Acta paediat. scand. 72 (1983) 133-134
4 *Goldman, A.S., Goldblum, R.M., Garza, C.:* Immunologic components in human milk during the second year of lactation. Acta pediat. scand. 72 (1983) 461
5 *Lawrence, R.A.:* Breastfeeding: a guide for the medical profession. Mosby, St. Louis 1989
6 *Riordan, J.:* A Practical Guide to Breastfeeding. Jones and Bartlett Publishers, Boston 1991
7 *Rustemeyer, R.:* Beikost für das gestillte Kind. *AFS*-Broschüre, Würzburg 1991
8 *Schöch, G., Kersting, M.:* Überlegungen zur Stilldauer. Gynäkol. Prax. 9 (1985) 267-278

14.3 Relaktation

Sibylle Chattopadhyay

Relaktation bedeutet einen erneuten Stillbeginn nach dem Abstillen, ohne eine weitere Geburt. *Induzierte Laktation* nennt man die Anregung einer Milchbildung ohne vorausgegangene Schwangerschaft.

Vor der allgemeinen Einführung der künstlich hergestellten Säuglingsnahrung war Relaktation nichts Ungewöhnliches, sondern eine praktische Notwendigkeit: Wenn z.B. eine Mutter gestorben war, konnte so das Leben ihres Kindes gerettet werden (3). In den industrialisierten Ländern hat seit Anfang der 70er Jahre mit der Wiederzunahme des Stillens auch das Interesse an Relaktation und induzierter Laktation zugenommen.

Motive

Dieser Wunsch kann in verschiedenen Situationen auftreten:
— Bei Frühgeborenen oder kranken Kindern, die längere Zeit in der Klinik waren. Nicht jeder Mutter gelingt es, durch Abpumpen die Milchproduktion in Gang zu halten; unter dem Streß und der Sorge um das Neugeborene versagt häufig der Milchspendereflex oder die Belastung durch das Abpumpen wird zu groß.
— Bei Erkrankungen der Mutter, die das Stillen vorübergehend unmöglich machten und zum Abstillen führten.
— Bei Kindern, die abgestillt wurden, aber künstliche Nahrung nicht vertragen.
— Bei Adoptivkindern: Manche Mütter wollen über den intensiven Körperkontakt beim Stillen eine enge Beziehung zu ihrem Kind aufbauen.

Bei einer Befragung von 366 Müttern, die eine Relaktation versucht hatten, wurden folgende Motive genannt (1):
- Das Baby soll Muttermilch statt künstlicher Nahrung erhalten.
- Es gehört zum Selbstverständnis der Mutter, daß sie ihrem Kind ihre eigene Milch geben kann.
- Die Mutter möchte für sich und das Kind von den psychischen Vorteilen des Stillens profitieren.

Handhabung und Erfolgsaussichten

Relaktation und induzierte Laktation erfordern einen hohen Aufwand und Einsatz, der nicht immer zum Erfolg führt:

1. Die Bereitschaft der Kinder, an der Brust zu saugen, nimmt ab, je länger sie künstlich ernährt worden sind. Bei Kindern, die schon einmal gestillt worden sind, ist sie größer als z.B. bei Frühgeborenen, die von Anfang an die Flasche bekommen haben. Doch sagt die erste Reaktion des Kindes auf die Brust noch nichts über einen endgültigen Stillerfolg aus, da sich im Laufe einer Trainingswoche die Akzeptanz der Brust deutlich steigern läßt (1).
Um bei Frühgeborenen die Akzeptanz zu verbessern und eine mögliche Saugverwirrung zu verringern, sollten sie so bald wie möglich angelegt werden, evtl. mit Hilfe des Brusternährungssets (Lact-aid®) (1).
2. Die Milchmenge läßt sich nicht immer so weit steigern, daß sie zur vollen Ernährung ausreicht. Bei der induzierten Laktation fehlt der schwangerschaftsbedingte Aufbau des Drüsengewebes. Bei der Relaktation ist das Drüsengewebe mehr oder weniger weit zurückgebildet, je nachdem, wie lange die Geburt bzw. das Abstillen zurückliegt. Zum Aufbau des Drüsengewebes und zur Steigerung der Milchmenge werden verschiedentlich Pharmaka angewandt (z.B. 4), andere stehen der Anwendung kritisch gegenüber (2).
Die Stimulierung der Brustwarze ist entscheidend für die Steigerung der Milchsekretion. Am wirksamsten ist das Saugen des Kindes, mindestens 8–10 mal täglich für 15–20 Minuten an jeder Seite (oder auch länger, aber nicht bis zur Erschöpfung) (2). Bei schwächeren Kindern kann zur Stimulation eine Milchpumpe hilfreich sein. Auch der Partner kann einbezogen werden. Sein Saugen an der Brust und seine Liebkosungen können sowohl die Laktation als auch die Beziehung zwischen den Eltern fördern (2).
3. Das Kind muß beim Stillen die fehlende Nahrungs- und Flüssigkeitsmenge zugefüttert bekommen. *Avery* (2) warnt davor, die Kinder hungern zu lassen, um sie zum Saugen zu bringen.
Fläschchenfütterung erhöht die Gefahr der Saugverwirrung und verringert die Stimulation der Brust durch das Saugen des Kindes. Deshalb wurden Techniken entwickelt, mit denen das Kind an der Brust zugefüttert werden kann. Vielfach bewährt hat sich dabei das Brusternährungsset (Lact-aid®), dessen Anwendung bereits beschrieben wurde (s.S. 44).
Die Zufütterung kann bei manchen Müttern rasch verringert und schließlich ganz weggelassen werden, andere Mütter bleiben darauf angewiesen. Mütter,

die sich sehr auf volles Stillen versteifen, erreichen dieses Ziel seltener als Mütter mit weniger hohen Erwartungen (1). Diese Beobachtung bestätigt die Erfahrung, daß jeglicher Streß der Mutter zu verringerter Milchbildung und/oder unzureichendem Milchspendereflex führt.

Beratung

Avery (2) betont die anspruchsvolle Aufgabe der Beratung bei Wunsch nach induzierter bzw. Relaktation: Die Beratung muß, bei umfassender Information über die verschiedenen Möglichkeiten, offen sein und die Entscheidung der Eltern sowohl für als auch gegen den Versuch der Relaktation bejahen. Der ,,Erfolg" muß realistisch definiert werden – zu hohe Erwartungen entwerten das Erreichte, so daß die Mutter dann enttäuscht ist und möglicherweise die Beziehung zu ihrem Kind darunter leidet. Die Betonung muß auf die Beziehung gelegt werden und nicht auf die Milchmenge.

Relaktation und induzierte Laktation werden von vielen Müttern als positive Stillerfahrung erlebt, mit und ohne Zufüttern (1).

Literatur

1 *Auerbach, K.G., Avery, J.L.:* Relactation: A study of 366 cases. Pediatrics 65 (1980) 236-242
2 *Avery, J.L.:* Relactation and induced lactation. In: *J. Riordan*: A practical guide to breastfeeding. Jones and Bartlett Publishers, Boston 1991
3 *Jelliffe, D.B., Jelliffe, E.F.P.:* Human milk in the modern world. Oxford University Press, New York 1978
4 *Peters, F.:* Laktation und Stillen. Enke, Stuttgart 1987

15 Nicht von Natur aus ...

15.1 Medikamente, Impfungen und Genußgifte in der Stillzeit

Elien Rouw, Gitta Klein

Medikamente

Bei der Verwendung von Medikamenten während der Stillzeit ist die Wirkung auf das Kind zu berücksichtigen, ähnlich wie in der Schwangerschaft. Viele Mütter haben eine natürliche Abneigung gegen das Einnehmen von Medikamenten aus Sorge, daß das Kind „etwas davon abbekommt". Ein Säugling reagiert anders und empfindlicher als ein Erwachsener auf Medikamente, und vielleicht sind schon Spuren schädlich.

In der Tat herrschen auf diesem Gebiet viele Unsicherheiten:

— Es gibt nur lückenhafte Kenntnisse darüber, in welchem Ausmaß und unter welchen Umständen ein bestimmtes Mittel in der Milch erscheint.
— Welche Konzentration eines bestimmten Mittels letztendlich im kindlichen Gewebe erreicht wird, ist von vielen Faktoren abhängig, die selbst bei gut untersuchten Arzneimitteln schwer zu überschauen sind (u.a. zeitlicher Verlauf der mütterlichen Blutspiegel und Resorption im kindlichen Magen-Darm-Trakt) (1, 3, 5, 8).

Auf der anderen Seite ist eine Unterbrechung oder gar Abbruch des Stillens ein erheblicher Eingriff. Dessen Folgen sind abzuwägen gegen mögliche Folgen einer Medikamenteneinwirkung. Wenn es irgend geht, sollte die Medikation auf das Stillen ausgerichtet werden und nicht umgekehrt.

Allgemeine Regeln

Bei der Verordnung von Arzneimitteln an eine stillende Mutter ist es sinnvoll, sich zunächst an allgemeine Regeln zu halten. Die wichtigsten lauten:

— *Die Medikation ist bei einer stillenden Mutter auf das unvermeidliche Maß zu beschränken. Es gilt, strikteste Indikationsstellung einzuhalten.*
— *Bei verschiedenen möglichen Medikamenten sollte dasjenige bevorzugt werden, das für den Säugling am wenigsten giftig ist und*
  das am wenigsten in der Milch erscheint.

Ein Arzneistoff hat nur dann Auswirkungen auf das Kind, wenn im kindlichen Organismus dafür ausreichend hohe Gewebsspiegel erreicht werden. Daher muß zunächst geprüft werden, in welchem Maß die Arzneimittel in der Milch erscheinen und in welchem Maß sie vom Kind aus der Milch aufgenommen werden.

Übertritt von Arzneimitteln in die Muttermilch

Für den Übergang aus dem mütterlichen Blut bzw. Gewebe in die Milch ist bei gegebenen Bedingungen das Konzentrationsverhältnis weitgehend konstant. Es wird als Milch-Plasma-Verhältnis bezeichnet, kurz M/P-Quotient. Es wäre hilfreich, wenn sich dieser Quotient vorhersagen ließe. Zwar gibt es allgemeine Gesetzmäßigkeiten für den Übergang aus dem mütterlichen Blut in die Milch. Faktoren, die diesen Übergang bestimmen, sind

— Fettlöslichkeit,
— Wasserlöslichkeit,
— Molekulargewicht,
— Proteinbindung,
— saure und basische Eigenschaften,
— Ionisationsgrad.

Die Anwendung im Einzelfall erfordert jedoch sehr genaue Kenntnisse über die physikochemischen Eigenschaften des in Frage stehenden Mittels. Und eine absolute Vorhersagbarkeit ist damit immer noch nicht gegeben, d.h. die Vorhersage muß in jedem Einzelfall überprüft und der M/P-Quotient gemessen werden (3, 8).

Diese Überlegungen gelten auch für homöopathische Medikamente, die in niederen Potenzen so viel Wirkstoff enthalten, daß dieser in die Muttermilch übergehen und beim Kind Auswirkungen haben kann.

Wirkungen auf das Kind

Eventuelle Wirkungen der mütterlichen Medikation beim Kind sind unerwünscht — bleibt die Frage, ob sie vernachlässigbar oder tolerabel sind. Eine therapeutische Wirkung, sozusagen eine automatische Mitbehandlung des Kindes, ist über die Muttermilch nicht zu erzielen. Dazu sind die Dosen in der Regel nicht ausreichend, vor allem sind sie völlig unüberschaubar. Die geringsten Risiken geht man ein, wenn

— *der stillenden Mutter nur solche Medikamente verordnet werden, die auch für die Verwendung bei Neugeborenen bzw. Säuglingen zugelassen sind.*

Beim Säugling können sowohl die pharmakokinetischen Verhältnisse, also Aufnahme, Verteilung, Abbau und Ausscheidung, als auch die Wirkungen ganz anders sein als beim Erwachsenen. Die Verarbeitungs- und Ausscheidungskapazität von Leber und Nieren sind geringer. Die Durchlässigkeit der Bluthirnschranke ist größer. Das extrazelluläre Volumen ist größer — um nur die wichtigsten Unterschiede zu nennen. Neugeborene sind empfindlicher als ältere Säuglinge, und Frühgeborene sind besonders gefährdet.

Bei großer therapeutischer Breite — d.h. bei großem Abstand zwischen therapeutisch wirksamer und giftiger Dosis — ist das Dosierungsproblem zu vernachlässigen. *Nicht* aus der Welt ist damit das Problem der Allergisierung, z.B. beim Penicillin, das sonst dem Ideal eines Arzneimittels recht nahe kommt. Einige Medikamente oder Medikamentgruppen sind so giftig, daß ihre Verwendung in der Stillzeit zum Schutz des Kindes absolut oder relativ kontraindiziert ist (Tab. 15.1).

Bei Medikamenteneinnahme der Mutter sollte beim Kind auf Veränderungen geachtet werden, wie z.B.

— Aufgeregtheit,
— Schläfrigkeit,
— Änderung des Trinkverhaltens,
— Exantheme,
— Magen-Darm-Beschwerden,
— Gelbsucht,
— Gewichtsabnahme (6).

Zum Stillverhalten

Bei einer unvermeidbaren Behandlung kann durch den Stillrhythmus die unbeabsichtigte Dosis für das Kind verringert werden. Ein rasch wirksames Medikament mit kurzer Halbwertszeit kann unmittelbar nach einer Stillmahlzeit eingenommen werden, so daß die Konzentration bis zur nächsten Mahlzeit abgeklungen ist. Bei älteren Kindern läßt sich vielleicht eine Beikostmahlzeit einschieben.

Ist eine längere Stillpause von mehreren Stunden bis zu mehreren Tagen erforderlich, dann sollte die Mutter regelmäßig abpumpen und die Milch verwerfen. Dadurch kann sie sowohl einem Milchstau vorbeugen als auch die Milchproduktion aufrecht erhalten.

Manche Autoren befürworten eine abendliche Einnahme unter der Annahme einer nächtlichen Stillpause. Doch viele Kinder lassen sich nachts schlechter ablenken und mit etwas anderem als Stillen trösten als am Tage.

Zusammenfassung

Wird eine Verabreichung von Medikamenten als unvermeidbar bewertet, sollen nach Möglichkeit als unbedenklich eingestufte Medikamente verordnet werden. Das schließt auch die Verordnung von neuzugelassenen Medikamenten in der Regel aus. Die Behandlungsdauer ist auf das Mindestmaß zu beschränken.

Die Beratung der Mutter ist nicht einfach, zumal die Datenbasis häufig schmal ist. Die Mutter braucht Informationen über die Wichtigkeit einer Medikation innerhalb der Therapie, über mögliche Auswirkungen auf das Kind und über mögliche Alternativen.

Neben den Vorteilen bestimmter Medikamente für sie stehen die Vorteile einer langen, ununterbrochenen Stillbeziehung für sie und das Kind.

Die Bewertung und die Entscheidung liegen bei der Mutter.

Tabelle 15.1 Medikamente in der Stillzeit
(für nähere Einzelheiten und weitere Medikamente s. [5, 8] u.a.)

Medikamente	unbedenklich	mit Vorsicht, Kind gut beobachten	kontraindiziert
1. Analgetika/ Nicht-steroidale Antirheumatika	Paracetamol (z.B. ben-u-ron®) (kurzzeitig) Ibuprofen (z.B. Aktren®)	Acetylsalicylsäure (z.B. Aspirin®, ASS®)	Metamizol (z.B. Novalgin®) Indometacin (z.B. Amuno®)
Lokalanaesthetika	alle außer		Prilocain (Xylonest®)
2. Antiallergika, Antiasthmatika	Salbutamol (z.B. Sultanol®) Fenoterol (z.B. Berotec®)	Triprolidin (Pro-Actidil®)	Clemastin (Tavegil®)
3. Antibiotika, Chemotherapeutika, Virustatika	Penicilline Cephalosporine (z.B. Cefoxitin®) Mebendazol (Vermox®) Nystatin	Streptomycin Tetrazykline (kurzzeitig)	Chloramphenicol (z.B. Paraxin®) Thiamphenicol Gyrasehemmstoffe (z.B. Tarivid®) erste 4 Wochen Sulfonamide (z.B. Bactrim®) Aciclovir parent. (Zovirax®)
4. Antidiabetika	Insulin	Tolbutamid (z.B. Rastinon®)	–
5. Antiepileptika		Valproinsäure (z.B. Convulex®) Phenytoin (z.B. Phenhydan®)	–
6. Antikoagulantien	Heparin Streptokinase Warfarin (Coumadin®) Acenocoumarol (Sintrom®)		Phenprocoumon? (z.B. Marcumar®)
7. Herz- und Kreislaufmittel		Digoxin (z.B. Novodigal®) Verapamil	–
	Methyldopa Hydrazalin	Metoprolol (z.B. Beloc®) Oxprenolol (Trasicor®)	Clonidin (z.B. Catapresan®)
8. Kontrazeptiva s.S. 156			
9. Magen-Darm-Mittel	Aluminiumhydroxid (z.B. Maalox®)		Atropin Cimetidin (Tagamet®)

Tabelle 15.1 Medikamente in der Stillzeit (Fortsetzung)
(für nähere Einzelheiten und weitere Medikamente s. [5, 8] u.a.)

Medikamente	unbedenklich	mit Vorsicht, Kind gut beobachten	kontraindiziert
Magen-Darm-Mittel	Magnesiumsilikat (z.B. Gelusil®)		Ranitidin (z.B. Sostril®) Metoclopramid (z.B. Paspertin®)
10. Psychopharmaka	Lormetazepam (z.B. Noctamid®) Oxazepam (z.B. Adumbran®) Amitriptylin (z.B. Saroten®)	Imipramin (Tofranil®)	Diazepam (z.B. Valium®) Doxepin (z.B. Aponal®) Lithium (z.B. Quilonum®) Chlorpromazin
	Haloperidol (z.B. Haldol®)		
11. Schilddrüsenmedikamente	Thyroxin (z.B. Euthyrox®) Propylthiouracil (z.B. Propycil®)		
12. Sonstiges			Radionuklide Zytostatika Methylergometrin (Methergin®) (s.S. 63)

Impfungen in der Stillzeit

Eine Impfung der Mutter in der Stillzeit ist nicht kontraindiziert. Alle in Deutschland empfohlenen Impfungen mit Totvakzinen (wie gegen Diphterie, Tetanus, Poliomyelitis, FSME, usw.) haben keine Auswirkungen auf die Kinder. Das Kind nimmt mit der Milch höchstens einige Antikörper auf, die von ihm sofort wieder verdaut werden. Impfungen mit Lebendvakzinen (z.B. gegen Röteln, Masern, Mumps) können im Prinzip durch Virämie zu einer Ansteckung des Kindes führen. Beschrieben wird dies nur für die Rötelnimpfung im Wochenbett, doch wird deshalb davon nicht abgeraten (2).

Auch bei gestillten Kindern ist eine orale Polioimpfung wirksam. Reihenuntersuchungen haben gezeigt, daß die Antikörper in der Muttermilch nicht ausreichen, um den Impfstoff unwirksam zu machen. Eine Stillpause vor und nach der Impfung ist nicht erforderlich (4).

Genußgifte

Nikotin

Nikotin und sein Metabolit Cotinin erscheinen unmittelbar in der Muttermilch, Nikotin in dreifach höherer Konzentration als im Plasma der Mutter, Cotinin etwas geringer. Nikotin ist bei einer Halbwertszeit von 90 Minuten rasch wieder ausgeschieden, Cotinin aber hat eine Halbwertszeit von 24 Stunden (5). Nikotin ist ein starkes Nervengift und führt bei einem Zigarettenkonsum von mehr als 20 Stück pro Tag beim Kind zu Erbrechen, Durchfällen, Tachycardie und Unruhe. Die Milchmenge geht dadurch zurück. Noch schädlicher als die Zigarettenstoffe in der Muttermilch wirkt sich das Passivrauchen aus: Die Inhalation des Zigarettenrauches fördert beim Kind Erkrankungen der oberen Luftwege (9).

Alkohol

Alkohol ist ein niedermolekularer, lipid- und wasserlöslicher Stoff. Deshalb geht auch er sofort in die Muttermilch über, wo er die gleiche Konzentration wie im Plasma erreicht. Nach starkem Alkoholkonsum übersteigt aber der Alkoholgehalt der Milch den des Plasmas um 40 %. Gleichzeitig wird die Freisetzung des Oxytocins gehemmt und damit der Milchspendereflex. Da beim Säugling die alkoholabbauenden Enzyme noch nicht voll wirksam sind, kann es zu einer Kumulation des Alkohols kommen. Bei gestillten Säuglingen, deren Mütter einen Blutalkoholwert von 1 Promille hatten, wurden 0,4 Promille gemessen (5). Vom Alkoholkonsum ist dringend abzuraten. Wenn eine Mutter einmal ein kleines Glas Alkohol trinken möchte, sollte sie das unmittelbar *nach* dem Stillen tun, wenn eine längere Stillpause abzusehen ist.

Koffein (im Tee an Gerbsäure gebunden als Thein) und Theobromin

Koffein ist nicht nur in Kaffee und Tee enthalten, sondern auch in diversen Limonaden, dort allerdings in geringerer Menge. Koffein ist wie die anderen Genußgifte fast sofort in der Muttermilch nachzuweisen. Und auch hier besteht die Gefahr einer Kumulation, weil das entsprechende Enzymsystem noch nicht ausgereift ist (9); bei Neugeborenen beträgt die Halbwertszeit im Durchschnitt 3 Tage (7). Ein Genuß von bis zu 4 Tassen Kaffee bzw. 400 mg Koffein pro Tag scheint von den meisten Säuglingen vertragen zu werden. Bei unruhigen Säuglingen sollte eine Einschränkung des Kaffeetrinkens der Mutter in Erwägung gezogen werden. Das dem Koffein verwandte Theobromin ist im Kakao und damit in der Schokolade enthalten. Beim Genuß einer Tafel Schokolade sind allerdings nur Spuren von Theobromin in der Milch nachweisbar (1).

Marihuana und Heroin

Diese Substanzen sind Stillhindernisse. Weil sie plazentagängig sind, ist beim Neugeborenen mit schweren Entzugserscheinungen zu rechnen (8, 9).

Literatur

1 *Berlin, C.M.:* Pharmacologic Considerations of Drug Use in the Lactating Mother. Obstet. and Gynecol. 58/5 (1981) 17S-23S
2 *Enders, G.:* Infektionen und Impfungen in der Schwangerschaft. Verlag Urban & Schwarzenberg, München 1988
3 *Golightly, P.W., Grant, E.:* Breastfeeding and drug therapy. Pharmacy Intern (1985) Heft 10, 247-251 und Heft 11, 279-284
4 *John, T.J.* et al: Effect of breast-feeding on seroresponse of infants to oral poliovirus vaccination. Pediatrics 57 (1976) 47-53
5 *Kleinebrecht, J., Fränz, J., Windorfer, A.:* Arzneimittel in der Schwangerschaft und Stillzeit. 3. Aufl. Wissenschaftliche Verlagsgesellschaft, Stuttgart 1990
6 *Nijhof, G.:* Begeleiding van borstvoeding. De Tijdstroom, Lochem, Gent 1985
7 *Parsons, W.D., Neims, A.H.:* Prolonged half-life of caffeine in healthy term newborn infants. J. Pediat. 98 (1981) 640-641
8 *Spielmann, H., Steinhoff, R.:* Taschenbuch der Arzneimittelverordnung in Schwangerschaft und Stillperiode. G. Fischer, Stuttgart 1992
9 *White, G.J., White, M.:* Breastfeeding and drugs in human milk. Vet. hum. Toxicol. Vol. 26, Suppl.1 (1984)

15.2 Industrie- und Umweltchemikalien in der Muttermilch

Utta Reich-Schottky

Stillen findet nicht im luftleeren Raume statt, sondern in einer konkreten Umwelt. Das zeigt sich auch an den Meldungen über Schadstoffe in der Muttermilch. Manchmal wird dabei das Stillen überhaupt in Frage gestellt. Mit dieser Frage setzt sich das folgende Kapitel auseinander.

Art und Herkunft der Chemikalien

Die Schadstoffe, die in diesem Zusammenhang genannt werden, gehören zur Gruppe der *halogenierten Kohlenwasserstoffe*, wobei *Chlor* die Hauptrolle spielt. Chlorierte Kohlenwasserstoffe (im folgenden *CKW*) gibt es in größerem Umfang erst seit einigen Jahrzehnten:

— Viele werden wegen ihrer *Giftigkeit* hergestellt, als sogenannte „Schutzmittel": DDT, Lindan, PCP, Dieldrin und andere in Land- und Forstwirtschaft, Hexachlorophen zur Desinfektion usw.
— Andere werden wegen ihrer *technischen Eigenschaften* eingesetzt, die Giftigkeit ist ein Nebenbefund: PCBs in Transformatoren und Hydraulikölen, früher auch in Kopierpapier, Textilien, Kosmetika, Lacken und Farben und in vielen anderen Bereichen; PER in der chemischen Reinigung; usw.
— Dioxine und Furane wurden und werden *überhaupt nicht* gezielt hergestellt. Sie entstehen ungewollt und oft unvermeidbar bei der Herstellung oder Entsorgung anderer chlorhaltiger Verbindungen: z.B. bei der Herstellung von PCP, bei der Chlorbleiche von Papier und Baumwolle, bei Bränden PVC-haltiger Ma-

terialien (Wohnungsbrände mit PVC-Fußböden oder PVC-Möbeln), bei der Kabelverschwelung und bei der Müllverbrennung.

CKWs gibt es inzwischen überall, im Wasser und auf dem Land. Die Probleme entstehen dadurch, daß viele von ihnen *toxisch* sind und fast alle Lebewesen und viele Organsysteme schädigen, und daß sie obendrein *persistent* sind – die Natur hat für diese Fremdkörper kaum Abbaumechanismen zur Verfügung, auch durch chemische und physikalische Prozesse werden sie kaum abgebaut.

Die hier aufgeführten CKW sind *lipophil* und werden im Fettgewebe von Tier und Mensch eingelagert.

In der *Nahrungskette* werden sie auf jeder Stufe *angereichert* – von der Pflanze, vom pflanzenfressenden Tier, vom milch- und fleischessenden Menschen.

Heute hat jeder von uns CKW in seinem Fettgewebe gespeichert.

Immer wieder ist es bei Unfällen zur Aufnahme großer Mengen dieser Substanzen innerhalb kurzer Zeit gekommen. Die gesundheitlichen Auswirkungen dieser Unfälle sind methodisch gut erfaßbar (9). Die Folgen einer langfristigen Aufnahme jeweils kleiner Mengen sehen häufig ganz anders aus, sind weniger spezifisch und schwieriger nachzuweisen.

In der Muttermilch sind verschiedene CKW enthalten, wobei die Konzentrationen mit denen des mütterlichen Fettgewebes korreliert sind (6).

Messungen der Schadstoffgehalte in Muttermilch

Seit Mitte der 60er Jahre ist es möglich, CKW in der Muttermilch gaschromatographisch zu bestimmen. Bei den Untersuchungen werden im allgemeinen folgende Stoffe erfaßt:

- *Lindan*, gamma-Hexachlorcyclohexan; dieses Isomer ist das eigentliche Insektizid. Im „technischen HCH" treten daneben noch alpha- und beta-HCH auf. Seit 1978 ist technisches HCH verboten, und in der Muttermilch gehen die Werte für beta-HCH zurück (1).
- *HCB*, Hexachlorbenzol, Beizmittel für Saatgut, seit 1977 verboten, entsteht weiterhin als industrielles Nebenprodukt und bei der Müllverbrennung. Die Werte in der Muttermilch gehen zurück (3).
- *DDT*, Dichlordiphenyltrichlorethan, ist in der alten BRD seit 1972 verboten, und die Werte in der Muttermilch sind rückläufig. Doch haben wir mit Futtermitteln aus anderen Ländern und mit Ferntransport durch die Luft immer noch einen gewissen Neueintrag.
  In der ehemaligen DDR wurde DDT noch bis Ende der 80er Jahre verwendet, dort ist noch mit höherer Belastung der Muttermilch zu rechnen.
  Die Abbauprodukte des DDT, DDD und DDE sind ebenfalls giftig und werden zusammen mit DDT selbst als „Gesamt-DDT" angegeben.
- *Dieldrin* wurde in der Landwirtschaft als Schädlingsbekämpfungsmittel eingesetzt; seit 1974 gibt es ein Anwendungsverbot.
- *HCE*, Heptachlorepoxid, ist ein Umwandlungsprodukt des Insektizides Heptachlor, das in dieser Epoxid-Form in der Muttermilch erscheint. Die Anwendung von Heptachlor ist bei uns inzwischen verboten.

— *PCB*, polychlorierte Biphenyle, sind ein Gemisch von 209 verschiedenen Verbindungen, die auch in ihrer Giftigkeit verschieden sind. Meistens werden einige Verbindungen gemessen und daraus mit Hilfe von Umrechnungsfaktoren auf den Gesamtgehalt an PCB geschlossen. Die Anwendung ist seit 1978 auf geschlossene Systeme beschränkt, doch auch von dort gelangen sie irgendwann ins Freie.

Ende (7) hat verschiedene Untersuchungen aus der alten BRD aus den Jahren 1985-1987 zusammengestellt. Die Meßergebnisse lagen in folgendem Bereich (Tab. 15.2):

Tabelle 15.2 Konzentration verschiedener Substanzen in Muttermilch (nach: *Ende, M.:* Bericht über das Muttermilchuntersuchungsprogramm Niedersachsen 1986. Oldenburg 1987)

Substanz	Minimalwert	Maximalwert
alpha-HCH	unter Nachweisgrenze	1,11 mg/kg Fett
beta-HCH	unter Nachweisgrenze	1,54 mg/kg Fett
Lindan	unter Nachweisgrenze	1,26 mg/kg Fett
HCB	0,005 mg/kg Fett	4,38 mg/kg Fett
Gesamt-DDT	0,02 mg/kg Fett	4,43 mg/kg Fett
Dieldrin	unter Nachweisgrenze	0,45 mg/kg Fett
HCE	unter Nachweisgrenze	0,81 mg/kg Fett
PCB	0,05 mg/kg Fett	6,66 mg/kg Fett

Die CKW finden sich wegen ihrer Fettlöslichkeit nur im Fettanteil der Muttermilch. Da der Fettgehalt der Milch stark schwankt (s.S. 30), werden die Meßergebnisse immer auf das Fett bezogen. Doch auch die Konzentration der CKW im Fett schwankt bei jeder Mutter. Hinzu kommen meßtechnische Ungenauigkeiten, so daß die Ergebnisse einer einzelnen Untersuchung nur begrenzt aussagefähig sind (6).

Ein Vergleich neuerer Untersuchungsergebnisse mit denen aus früheren Jahren wird erschwert durch Veränderungen der Analysemethoden. Als Tendenz läßt sich feststellen, daß mehrere Jahre nach dem Verbot eines Stoffes der Gehalt in der Muttermilch zurückgeht.

Bewertung der Meßergebnisse

Die Bewertung der Meßergebnisse ist äußerst schwierig. Als Krücke wird ein Konstrukt genommen — die „duldbare tägliche Aufnahme", „acceptable daily intake", kurz „ADI". Dabei wird von lebenslänglicher Aufnahme einer Substanz ausgegangen. An Tieren wird geprüft, welche Mengen sie noch ohne Gesundheitsschäden vertragen — was aber bei jeder Spezies anders ist. Die Werte werden mit „Sicherheitsfaktoren" multipliziert und dann auf den Menschen bezogen.

Die in der Muttermilch gemessenen Schadstoffkonzentrationen werden auf die durchschnittliche Nahrungsaufnahme des Säuglings umgerechnet und mit den ADI-Werten verglichen. Ein Beispiel für eine solche Tabelle:

Tabelle 15.3 Gegenüberstellung berechneter Duldbarer Konzentrationen und in Frauenmilch gemessener Rückstandskonzentrationen für einen Säugling* im Alter von sechs Monaten (aus: *Deutsche Forschungsgemeinschaft:* Rückstände und Verunreinigungen in Frauenmilch. Verlag Chemie, Weinheim 1984, S. 55)

Substanz	Duldbare Konzentrationen** (mg/kg Milchfett)			Gemessene Konzentrationen (mg/kg Milchfett)
	Sicherheitsfaktor			
	1000	100	10	
HCB	0,013	0,13	1,29	0,94
alpha-HCH	0,107	1,07	10,72	0,01
beta-HCH	0,021	0,21	2,14	0,20
gamma-HCH	0,214	2,14	21,45	0,036
Heptachlorepoxid	0,011	0,11	1,07	0,020
Dieldrin	0,002	0,02	0,20	0,026
DDE + DDT	0,107	1,07	10,72	1,34
PCB	0,021	0,21	2,14	1,34

* Mittleres Körpergewicht 7,4kg; über die ersten sechs Lebensmonate gemittelte tägliche Aufnahme an Frauenmilch: 850ml mit 34,5g Milchfett
** Die Berechnung der Duldbaren Konzentrationen erfolgte unter Verwendung der von 1000 auf 10 abgestuften Sicherheitsfaktoren

Ob dieses Verfahren realistische Zahlen liefert, und wie weit diese Zahlen auf die Stillzeit anwendbar sind, dazu gibt es keine gesicherten Antworten. Untersuchungen über den Gesundheitszustand zeigen nach wie vor, daß gestillte Kinder gesünder sind (z.B. [5]).

Dioxine und Furane

Dioxine und Furane können erst seit wenigen Jahren bestimmt werden. Die Untersuchungen sind sehr aufwendig und teuer, weil die Konzentrationen um zwei Größenordnungen geringer sind als bei den anderen CKW. Deshalb liegen nur relativ wenige Untersuchungsergebnisse vor. Die über 200 verschiedenen Verbindungen sind auch in ihrer Giftigkeit verschieden. Genauere toxikologische Untersuchungen liegen nur für 2, 3, 7, 8 TCDD, das „Seveso-Gift", vor. Die Giftigkeit der anderen Verbindungen wird mehr oder weniger über den Daumen gepeilt und zu TCDD-Äquivalenten (TEq) umgerechnet, um auf diese Weise eine Gesamtbelastung addieren zu können.

Die Nato hat andere Umrechnungsfaktoren festgesetzt als das Bundesgesundheitsamt, wobei die Nato-TEq im Schnitt doppelt so hoch sind wie die BGA-TEq.

Beck (3) hat 728 Proben aus Münster, Oldenburg und Berlin ausgewertet. Die Werte lagen zwischen minimal 3 TEq und maximal 38,9 TEq, der Mittelwert bei 15,2 TEq (jeweils BGA-TEq). Es ließen sich keine regionalen Unterschiede nachweisen. Unterschiedliche Ernährungsgewohnheiten führten nur bei völligem Verzicht auf tierische Nahrungsmittel inklusive Milch und Eier zu niedrigeren Werten.

Deutlichen Einfluß hatte die Zahl der Stillperioden: Von durchschnittlich 19 TEq beim ersten Kind ging die Belastung auf durchschnittlich 14 TEq beim zweiten, 10 TEq beim dritten und 9 TEq beim vierten Kind zurück. Auch innerhalb einer Stillperiode nahmen die Werte ab und betrugen nach 12 Wochen noch ca. 70 % der Ausgangswerte.

In den Jahren 1990 und 1991 nahmen die Konzentrationen an Dioxinen und Furanen in Muttermilch ab (8). Neben anderen Faktoren dürfte der zunehmende Verzicht auf die Chlorbleiche von Papier diesen Rückgang bewirkt haben.

Ein Säugling von 5 kg nahm bei einer Stillmenge von 800 ml 1991 im Durchschnitt 70 pg TEq (BGA) pro Kilogramm Körpergewicht und Tag auf (8). In den Jahren davor waren es durchschnittlich 89 pg TEq (BGA) (2). *Beck* schrieb damals dazu (2): „Dieser Wert beträgt fast das Zehnfache der Dosis, die von BGA und Umweltbundesamt als tolerierbar definiert wurde. Unter dem Aspekt der gesundheitlichen Vorsorge ist diese Dioxinaufnahme als bedenklich anzusehen. Maßnahmen zur Verringerung der Dioxinbelastung sind daher dringend erforderlich.

Entscheidend ist jedoch, daß diese Belastung des Säuglings nur während eines relativ kurzen Lebensabschnittes auftritt, nämlich während der Stillperiode, wohingegen die tolerierbare Dosis für eine lebenslange tägliche Aufnahme definiert wurde. In Übereinstimmung mit der WHO sieht das Bundesgesundheitsamt in dieser kurzzeitigen Überschreitung der tolerierbaren Dosis keine Gesundheitsgefahr für den Säugling. Es liegt auch weltweit keine Untersuchung vor, mit der Gesundheitsschäden beim Säugling auf Grund der Dioxingehalte in der Muttermilch belegt werden. Aus diesen Gründen sieht das Bundesgesundheitsamt keinen Anlaß, irgendwelche Einschränkungen des Stillens infolge dieser Dioxinbelastungen zu empfehlen."

Schlußfolgerungen

Aus dem oben gesagten ergibt sich für uns folgende Schlußfolgerung:
Stillen ja – und gleichzeitig Maßnahmen zur Verringerung der Dioxinbelastung ergreifen, auch zur Verringerung der Belastung durch andere CKW, denn

- CKW sind schon in Sperma und Eizelle nachweisbar. Zunehmende Unfruchtbarkeit und viele tausend Fehlgeburten sind mit auf die Umweltgifte zurückzuführen (4).
- Bei der Geburt liegen die Schadstoffkonzentrationen im kindlichen Fettgewebe in der gleichen Größenordnung wie bei der Mutter (*Niessen* 1986, zit. nach [1]).
- Während der Stillzeit werden die Fettdepots des Kindes erheblich ausgeweitet, so daß die relative Konzentration sich durch die dazukommenden Schadstoffe kaum verändert.
- Durch Verzicht auf das Stillen wird die langfristige Schadstoffbelastung der Kinder kaum verringert – die Muttermilch hat an der Gesamtbelastung nur einen mäßigen Anteil.
- Dagegen lohnen sich Maßnahmen gegen die Schadstoffe selbst: Das Verbot verschiedener Stoffe führte zu ihrem Rückgang in der Umwelt und in der Muttermilch (7, 8).

Kein Mensch kann sagen, „Ab soundsoviel mg CKW wird Muttermilch schädlicher als Flaschennahrung". Deshalb begnügt sich auch die DFG mit dem Hinweis auf die Vorteile des Stillens. (s.S. 14).

Die DFG schreibt in ihrer Empfehlung von 1984: „Die Vorteile des Stillens haben – verglichen mit der Flaschenernährung – in den ersten Lebensmonaten uneingeschränktes Gewicht ... Nach Ablauf der ersten 4 bis 6 Lebensmonate verlieren allerdings die Vorteile des Stillens zunehmend ihr Gewicht, während das Risiko durch den Gehalt an Rückständen und Verunreinigungen in der Frauenmilch unverändert besteht." (6). Dieser Satz wird häufig mißverstanden. Er besagt *nicht*, daß die Schadstoffe in der Muttermilch nach einem halben Jahr zunehmen. Im Gegenteil ist es so, daß die Konzentration bei den meisten Schadstoffen abnimmt (8).

Es geht hier um die *Bewertung* von Vorteilen des Stillens einerseits und Risiken durch Schadstoffe andererseits – und da verläßliche Daten fehlen, muß diese Bewertung subjektiv sein. Bei uns ist es heutzutage üblich, nach einem halben Jahr abzustillen. Entsprechend dieser gesellschaftlichen Norm fällt die Bewertung der DFG aus. Dabei lassen sich für längeres Stillen durchaus gute Gründe ins Feld führen. Vom 2. Lebenshalbjahr an werden sowieso steigende Mengen Beikost zugefüttert. Die aufgenommene Menge an Muttermilch nimmt ab, und damit auch die auf diesem Wege aufgenommene Schadstoffmenge. Jetzt treten die anderen Schadstoffquellen in den Vordergrund: Nahrungsmittel, Innenraumgifte, Spielplätze, Autoverkehr ...

Handlungsalternativen für die Mütter

Soll eine Mutter ihre Milch untersuchen lassen?

Die Ergebnisse von Muttermilchuntersuchungen sind epidemiologisch wertvoll, weil sie wie ein Umwelt-Barometer die Schadstoffbelastung von Mensch und Umwelt aufzeigen und Ansatzpunkte bieten, diese Belastung zu verringern.

Eine einzelne Untersuchung bei einer einzelnen Mutter mit dem *Ziel einer Stillempfehlung* ist in der Regel nicht sinnvoll:

– Die Zahlen sind für die Mutter nicht interpretierbar, sie lösen häufig Ratlosigkeit aus.
– Eine vom oben gesagten abweichende Stillempfehlung läßt sich aus den Ergebnissen kaum ableiten.
– Empfehlungen mit Mengenbegrenzungen der Muttermilch, wie es die DFG für ältere Säuglinge versucht hat (6), sind nicht durchführbar, da die vom Säugling aufgenommene Menge im Alltag nicht feststellbar ist.

Was kann eine Mutter tun?

Kurzfristig kann eine Mutter nichts an der Schadstoffbelastung ihrer Milch ändern. Diese Tatsache trifft das mütterliche Selbstverständnis im Kern. Mütter wollen ihren Kindern das Beste geben: einen unbelasteten Start ins Leben. Daß das nicht mehr möglich ist, löst Gefühle der Hilflosigkeit und der Wut aus.

In der Stillberatung erleben wir, wie Mütter sehr unterschiedlich damit umgehen. Einige verdrängen das Thema ganz und wollen nichts davon hören. Für andere stehen ganz klar die Vorteile des Stillens im Vordergrund. Aber viele sind auch verunsichert, fragen, ob sie überhaupt noch stillen können, und wann sie vorsichtshalber mit dem Zufüttern anfangen sollen. Stillprobleme, die normalerweise leicht zu bewältigen sind, können durch diese zusätzliche Angst um das Wohlergehen des Kindes schier unüberwindbar werden – zumal, wenn die Mutter von dritter Seite zu hören bekommt, daß sie durch das Stillen ihr Kind vergiften würde. Damit steckt sie unentrinnbar in der Falle und kann es nur noch falsch machen.

Hier hat sich in vielen Gesprächen ein Ansatz als hilfreich erwiesen, mit dem die Frauen sich wieder einen Handlungsspielraum verschaffen – denn die Mütter können trotz alledem viel für die Zukunft ihrer Kinder tun: Sie können ihnen durch das Stillen alle damit verbundenen Vorteile zukommen lassen und ihnen den Rücken stärken für den Umgang mit den Widrigkeiten des Lebens. Und sie können dazu beitragen, die Schadstoffbelastung der Kinder in anderen Bereichen zu senken: Im häuslichen Bereich durch den bewußten Umgang mit chemischen Stoffen (bis hin zur Wahl der Anstrichfarben und Klebstoffe, dem Verzicht auf chemische Reinigung...), durch Müllvermeidung, durch Unterstützung der ökologischen Landwirtschaft, durch politischen Einsatz für ökologische Forderungen usw.

Und Sie und ich können am Arbeitsplatz, zu Hause und im politischen Bereich ebenfalls in diesem Sinne für die Kinder und für langfristig unbelastetes Stillen handeln.

Literatur

1 *AG Gesundheitsförderung Ärztekammer Berlin:* Stillen: Die Schadstoffbelastung der Muttermilch, Berlin 1990
2 *Beck, H.:* Dioxine in Lebensmitteln. Bundesgesundheitsblatt 3 (1990) 99-104
3 *Beck, H.:* mündliche Mitteilung 1991
4 *Beier, H.:* Umweltbelastungen als Störungen der Frühgravidität und als Abortursache. Gynäkologe 21 (1988) 245-248
5 *Cunningham, A.S., Jelliffe, D.B., Jelliffe, E.F.:* Breast-feeding and health in the 1980s: A global epidemiologic review. J. Pediat. 118 (1991) 659-666
6 *Deutsche Forschungsgemeinschaft:* Rückstände und Verunreinigungen in Frauenmilch. Verlag Chemie, Weinheim 1984
7 *Ende, M.:* Bericht über das Muttermilchuntersuchungsprogramm Niedersachsen 1986, Oldenburg 1987
8 *Fürst, P., Fürst, C., Wilmers, K.:* Bericht über die Untersuchung von Frauenmilch auf polychlorierte Dibenzodioxine, Dibenzofurane, Biphenyle sowie Organochlorpestizide 1984–1991, Chemisches Landesuntersuchungsamt NRW, Münster 1992
9 *Koch, E., Vahrenholt, F.:* Seveso ist überall. Kiepenheuer & Witsch, Köln 1978

16 Aspekte der Mutter

16.1 Stillen und Erwerbstätigkeit

Utta Reich-Schottky

Auch erwerbstätige Mütter können stillen.
Nach der Mutterschutzfrist von 8 Wochen nach einer normalen Entbindung bzw. 12 Wochen nach Früh- oder Mehrlingsgeburten nehmen einige Mütter die Erwerbstätigkeit gleich wieder auf. Einige Mütter nutzen die Möglichkeit, während des Erziehungsurlaubs bis zu 19 Stunden pro Woche erwerbstätig zu sein, wobei sie ihren Anspruch auf Erziehungsgeld behalten (1). (Alle Mütter *arbeiten*, so daß der Begriff *erwerbstätig* die Situation genauer beschreibt.)

Die Organisation der Betriebe ist nicht auf Familien eingestellt – weder auf Mütter noch auf Väter, weder auf die Bedürfnisse der Kinder noch auf das Stillen. Dadurch stehen erwerbstätige Mütter vor erheblichen Schwierigkeiten.

Juristische Aspekte

Das *Mutterschutzgesetz* sieht für stillende Mütter folgendes vor:

- § 8 Befreiung von Nachtarbeit zwischen 20 Uhr und 6 Uhr,
- § 6 Freistellung von gesundheitsgefährdender und von Schwerarbeit,
- § 6 Jede Mutter, auch die nichtstillende, kann bedingt arbeitsfähig geschrieben werden,
- § 7 *Stillzeit*

„(1) Stillenden Müttern ist auf ihr Verlangen die zum Stillen erforderliche Zeit, mindestens aber zweimal täglich eine halbe Stunde oder einmal täglich eine Stunde freizugeben. Bei einer zusammenhängenden Arbeitszeit von mehr als acht Stunden soll auf Verlangen zweimal eine Stillzeit von mindestens 45 Minuten oder, wenn in der Nähe der Arbeitsstätte keine Stillgelegenheit vorhanden ist, einmal eine Stillzeit von mindestens neunzig Minuten gewährt werden. Die Arbeitszeit gilt als zusammenhängend, soweit sie nicht durch eine Ruhepause von mindestens zwei Stunden unterbrochen wird.

(2) Durch die Gewährung der Stillzeit darf ein Verdienstausfall nicht eintreten. Die Stillzeit darf von stillenden Müttern nicht vor- oder nachgearbeitet und nicht auf die in der Arbeitszeitordnung oder in anderen Vorschriften festgesetzten Ruhepausen angerechnet werden.

(3) Die Aufsichtsbehörde kann in Einzelfällen nähere Bestimmungen über Zahl, Lage und Dauer der Stillzeiten treffen; sie kann die Einrichtung von Stillräumen vorschreiben." (2)

Die Erfahrungen der Mütter mit der praktischen Durchführung dieses Gesetzes sind gemischt. Kooperationsbereitschaft und tatkräftige Unterstützung sind nicht juristisch faßbar, aber von entscheidender Bedeutung.

Praktische Durchführung des Stillens

Die Lösungen für das Stillen werden davon beeinflußt, wie alt das Kind ist und wie lange die Mutter jeweils fort ist.

Erhält das Kind bereits Beikost, kann diese während der Abwesenheit der Mutter gegeben werden.

Bei einem vollgestillten Kind sollte die Mutter einige Tage vor dem Beginn der Erwerbstätigkeit anfangen, 1–2mal täglich Milch abzupumpen. Dadurch kann sie zum einen das Abpumpen üben und zum anderen einen kleinen Milchvorrat anlegen. (Zur Technik des Abpumpens und Aufbewahrens von Muttermilch s.S. 125)

Bevor die Mutter morgens aus dem Haus geht, sollte sie das Kind ausgiebig stillen, auch wenn sie es dafür wecken muß – das Kind gewöhnt sich in der Regel rasch daran. Während ihrer Abwesenheit kann die Betreuungsperson die abgepumpte Milch in der Flasche füttern oder, wenn das Kind die Flasche ablehnt, in einem schmalen Glas. Viele Kinder akzeptieren die Flasche nicht von der Mutter, wohl aber von einer anderen Person. Wenn sich das Stillen gut eingespielt hat, ist die Gefahr der Saugverwirrung nicht mehr so groß wie am Anfang, doch ist es möglich, daß das Kind irgendwann die Flasche der Brust vorzieht.

Bei längerer Abwesenheit ist es gut, wenn die Mutter an der Arbeitsstelle einen ruhigen Platz zur Verfügung gestellt bekommt, an dem sie Milch abpumpen kann, und die Möglichkeit, die Milch kühlzustellen. Dadurch kann sie einem Milchstau vorbeugen und hat für den nächsten Tag Milch für das Kind.

Der Rhythmus des Stillens verlagert sich auf die Zeiten, wo die Mutter zu Hause ist. Sie kann die Milchbildung durch den Rhythmus des eigenen Trinkens entsprechend beeinflussen: Vor dem Fortgehen sollte sie wenig trinken, beim Nachhausekommen reichlich.

Viele Kinder werden nachts wieder häufiger wach, wenn die Mutter tagsüber länger fort ist. Da kann es helfen, das Kind ins elterliche Bett zu holen, so daß es die Nähe der Eltern spürt und diese auch nicht so oft aufstehen müssen. Andere Eltern finden andere Lösungen. Auf jeden Fall hilft es, von vornherein mit verändertem Schlafverhalten zu rechnen. Den Kindern hilft das zusätzliche nächtliche Stillen, genügend Milch zu bekommen und sich der Nähe der Mutter zu vergewissern.

Erwerbstätigkeit bedeutet immer eine kürzere oder längere Trennung von Mutter und Kind. Das Stillen bringt zwar einige zusätzliche organisatorische Schwierigkeiten mit sich, hilft aber, die Trennung zu mildern: Mutter und Kind können hautnah ihre Vertrautheit wiederherstellen, und viele Mütter erleben das Stillen gerade in dieser Situation als unschätzbaren Vorteil. Mutter und Kind haben ein Recht auf Stillen, auch bei Erwerbstätigkeit.

Literatur

1 *Bundeserziehungsgeldgesetz* in der Fassung der Bekanntmachung vom 21.1.1992, Bundesgesetzblatt I 68
2 *Mutterschutzgesetz* (nach der Änderung vom 30.6.1989) Bundesgesetzblatt III 8053-1

16.2 Empfängnisverhütung in der Stillzeit

Ursula Sottong

Schon lange ist bekannt, daß das Stillen den Wiedereintritt der Menstruation nach der Geburt verzögert und die Wahrscheinlichkeit einer Konzeption verringert. Heute sind diese Beobachtungen durch wissenschaftliche Untersuchungen bestätigt worden: Das Stillen unterdrückt die Ovulation über einen längeren Zeitraum (2, 13).

Bei vollstillenden Frauen wurde die Rückkehr der Fruchtbarkeit frühestens 10-12 Wochen nach der Geburt beobachtet, bei teilstillenden Frauen schon nach 4-6 Wochen (16). Je häufiger gestillt wird, und je länger voll gestillt wird, desto größer ist der Empfängnisschutz.

Eine Frau, die voll stillt und noch keine Regelblutung gehabt hat, hat für die ersten 6 Monate nach der Geburt eine Empfängniswahrscheinlichkeit von 2 bis 3 % (2). Das aber bedeutet, daß auch das volle Stillen keinen absolut sicheren Schutz vor einer erneuten Schwangerschaft darstellt. Eine Vorhersage für die einzelne Frau ist unmöglich, weil noch andere individuelle Faktoren dabei zum Tragen kommen. Auch mit zunehmendem Alter des gestillten Kindes nimmt die Fruchtbarkeit zu und der Empfängnisschutz ab (16).

Der Einfluß des Stillens auf die Fruchtbarkeit

Follikelwachstum und Ovulation werden hauptsächlich durch die gonadotropen Hormone FSH (follikelstimulierendes Hormon) und LH (luteinisierendes Hormon) gesteuert. Die Freisetzung dieser Hormone aus der Hirnanhangdrüse (Hypophyse) wiederum ist abhängig von der Sekretion von GnRH (gonadotropes Releasing Hormon) aus dem Zwischenhirn (Hypothalamus). Während der Schwangerschaft sinkt der Plasmaspiegel von FSH und LH auf ungefähr 1 % des normalen Spiegels. Nach der Geburt steigen bei der nichtstillenden Frau diese Werte innerhalb des ersten Monats post partum wieder an und führen zu einer frühen Rückkehr von Follikelwachstum, Ovulation und somit Fertilität (9).

Durch das Stillen wird diese Rückkehr der Fruchtbarkeit wahrscheinlich auf folgendem Weg hinausgezögert: Der Saugreiz an der Brust wird über Nervenbahnen zum Gehirn geleitet. Dort führt er zu einer Erhöhung der Prolaktinkonzentration. Diese wiederum drosselt die Sekretion des GnRH, wodurch die Sekretion des LH, die für das Follikelwachstum nötig ist, und die Ovulation gehemmt werden (5, 13).

In erster Linie ist die *Häufigkeit des Stillens* für die Dauer der postpartalen Anovulation bzw. Amenorrhoe verantwortlich. Doch ist bisher ist nicht eindeutig definiert, wie oft das Kind mindestens angelegt werden muß, damit eine Ovulation erfolgreich verhindert wird. Somit läßt sich auch anhand der Stillhäufigkeit nicht genau sagen, wann die Fruchtbarkeit zurückkehrt und ab wann Familienplanung für die einzelne Frau wieder nötig wird.

Im allgemeinen gilt die erste Regelblutung als Zeichen für das Ende der Unfruchtbarkeit nach der Geburt (2, 15). Dieses Zeichen ist jedoch unzuverlässig, denn mehr als die Hälfte der stillenden Frauen beobachtet keine Monatsblutung vor dem Wiedereintreten der Ovulation (6, 16). Je größer der Abstand zur Geburt, desto geringer die Wahrscheinlichkeit, daß eine Monatsblutung dem ersten Eisprung vorausgeht. Sobald ein Eisprung einmal eingetreten ist, hat das Stillen nur noch eine geringe empfängnisverhütende Wirkung. Spätestens dann muß bei erwünschter Empfängnisverhütung je nach Sicherheitsbedürfnis eine zusätzliche Familienplanungsmethode angewendet werden. Das gilt auch, sobald das Stillen entscheidend zurückgeht oder von der Frau eine erste Regelblutung beobachtet wird (2).

Familienplanung in der Stillzeit

In der Zeit vor der ersten Regelblutung ist die Beratungssituation bisweilen unbefriedigend durch die Ungewißheit, wann *diese* Mutter wieder ovulieren wird, ob sie z.B. vielleicht monatelang ganz umsonst Hormone einnimmt oder schon sehr bald auf wirksamen Empfängnisschutz angewiesen ist.

Für die Familienplanung in der Stillzeit stehen verschiedene Methoden zur Verfügung. In der Beratung ist mit der Frau bzw. dem Paar im einzelnen zu klären, welche Sicherheit gewünscht wird, welche Methode für beide akzeptabel ist und welche sonstigen Gesichtspunkte für sie mitentscheidend sind. Darüber hinaus sollte gerade auch in der Stillzeit das Sexualverhalten mit dem betroffenen Paar besprochen werden, um abstimmen zu können, welche Methode ab welchem Zeitpunkt für die Familienplanung in Erwägung gezogen werden sollte.

Verschiedene Untersuchungen haben gezeigt, daß nach einer Geburt der Verkehr zwischen der 1. und 60. Woche wieder aufgenommen wird, von etwa der Hälfte der befragten Frauen bereits innerhalb der ersten 8 bis 10 Wochen (4). Die Koitus-Frequenz war dabei verschieden. Knapp zwei Drittel der Frauen gaben eine verminderte Libido im Vergleich zu der Zeit vor der Schwangerschaft an (4). Dabei mag, gerade beim ersten Kind, die Umstellung auf die neue Familiensituation eine Rolle spielen oder der ungewohnte Schlafrhythmus. Bei 20–30% der stillenden Mütter kommt eine trockene Scheide hinzu; eine Gleitcreme kann hier Beschwerden lindern.

Hormonelle Methoden

Bei Einnahme der Pille in der Stillzeit müssen verschiedene Wirkungen berücksichtigt werden:
— die möglichen Nebenwirkungen bei der Mutter,
— mögliche Auswirkungen der Hormone auf Menge und Zusammensetzung der Muttermilch,
— mögliche Wirkungen beim gestillten Kind durch in die Muttermilch übergehende Hormone.

Auswirkungen der Hormone auf die Muttermilch

Östrogenhaltige Kombinationspräparate

Östrogene wirken in höheren Dosierungen laktationshemmend. Man weiß, daß die Auswirkungen auf die Laktation umso größer sind, je früher nach der Geburt mit der Pilleneinnahme begonnen wird. Verschiedene Untersuchungen ergaben Hinweise darauf, daß das Milchvolumen um bis zu 40 % verringert wird und dadurch auch die Stilldauer insgesamt verkürzt wird. Andere Untersuchungen bestätigten diese Ergebnisse nicht. Gestillte Kinder, deren Mütter eine Kombinationspille einnahmen, zeigten in einigen Untersuchungen eine verringerte Gewichtszunahme, in anderen nicht.

Die Zusammensetzung der Muttermilch scheint nicht verändert zu werden.

Rein gestagenhaltige Präparate, „Minipillen"

Diese Pillen haben praktisch keinen Einfluß auf die Milchmenge (19).

Möglicherweise verändern sie die Milchzusammensetzung. Die Eiweißkonzentration nahm in einigen Untersuchungen zu und der Fettgehalt der Milch ab.

Auswirkungen der Hormone auf das Kind

Von den von der Mutter aufgenommenen Hormonen gehen 0,02 bis 0,1 Prozent in die Muttermilch über (10, 11, 12). Die natürlichen Hormone, die normalerweise in der Muttermilch enthalten sind, werden von der Leber des Kindes relativ rasch abgebaut. Die synthetischen Hormone der Pille sind wesentlich langlebiger. Untersuchungen über Langzeitwirkungen durch die von der Mutter eingenommenen Hormone auf das gestillte Kind sind selten und widersprüchlich. Daher läßt sich derzeit noch nichts Endgültiges sagen.

Vom wissenschaftlichen Beirat der Bundesärztekammer wird für die Stillzeit die Minipille als hormonelle Methode der Wahl empfohlen, da sie die Stilleistung nicht beeinträchtigt (17). Das *„Expert Committee on Maternal and Child Health"* der *WHO* (18) empfiehlt, während des Stillens vor allem in der frühen Phase nach der Entbindung möglichst auf die Pille zu verzichten und die erste Präferenz alternativen Methoden der Empfängnisregelung zu geben.

Intrauterinpessar/Spirale

Die Spirale kann etwa 8 Wochen nach der Geburt eingesetzt werden. Sie hat – abgesehen von den bekannten Risiken – keine nachteiligen Wirkungen auf die stillende Mutter oder das gestillte Kind. Es besteht allerdings für die Zeit nach der Entbindung eine erhöhte Gefahr, daß die Spirale verrutscht (8) oder direkt ausgestoßen wird (14). Von daher ist es sinnvoll, die richtige Lage der Spirale in dieser Zeit durch den Arzt häufiger kontrollieren zu lassen.

Chemische Mittel

Die heute im Handel befindlichen Spermizide enthalten alle Nonoxynol, von dem bis heute keine nachteiligen Wirkungen auf Mutter und Kind bekannt sind. Die alleinige Anwendung von Spermiziden ist aus Sicherheitsgründen nicht zu empfehlen. In Kombination mit Diaphragma oder Kondom ist die Zuverlässigkeit hoch.

Barrieremethoden

Diese Methoden wirken rein örtlich und haben keine Auswirkungen auf das Stillen oder das gestillte Kind.

Das *Diaphragma* kann nur in Kombination mit spermizidem Gel oder spermizider Creme seine volle Wirkung entfalten. Eine Anpassung des Diaphragmas nach der Geburt ist erst nach Abschluß der Rückbildungsvorgänge sinnvoll, d.h. ca. 6 bis 8 Wochen post partum.

Das *Kondom* ist schon sehr bald nach der Geburt anwendbar. Neben dem Diaphragma und den natürlichen Familienplanungsmethoden gehört das Kondom zu den am häufigsten angewandten Methoden in der Stillzeit (4).

Natürliche Methoden der Familienplanung

Traditionell ist das volle Stillen eine natürliche Methode der Familienplanung, die in den ersten Monaten nach der Geburt mit einer relativ hohen Sicherheit eine Empfängnis verhindert. Mit Abnahme der Stillfrequenz und zunehmendem Alter des Kindes muß die Mutter sich nach anderen natürlichen Methoden umtun.

Hier bieten sich die Zervixschleimbeobachtung, die Beobachtung der Portioveränderungen sowie die Basaltemperaturmessung an. Vor der Anwendung muß die Mutter diese Beobachtungen erlernt haben. Sie braucht dazu Zeit, Motivation und Anleitung (erhältlich z.B. durch [1]). Das schränkt den Kreis der Frauen, die dafür in Frage kommen, ein. Dafür haben diese Methoden keine Nebenwirkungen. Und die Frauen, die diese Beobachtungen durchführen, können dadurch relativ sicher einschätzen, ab wann ihre normale Fertilität wieder vorhanden ist (4, 6).

Sterilisation

Bei definitiv abgeschlossener Familienplanung wird in der Stillzeit gelegentlich die Sterilisation eines der beiden Partner in Erwägung gezogen. Abgesehen von den Auswirkungen der Operation selbst (Narkose) beeinflußt die Sterilisation der Mutter die Muttermilch nach aktuellem Wissensstand nicht. Für die Sterilisation sowohl des Mannes als auch der Frau gilt in der Stillzeit wie auch sonst, daß dieser endgültige Schritt vorher reiflich überlegt und diskutiert werden muß, um spätere psychische Probleme so weit wie möglich zu vermeiden.

Sicherheit der verschiedenen Familienplanungsmethoden

In der Zeit des vollen Stillens ist die Fruchtbarkeit deutlich reduziert. Methoden, die sonst von einer Frau wegen mangelnder Sicherheit abgelehnt werden, können hier eher zum Einsatz kommen. Sobald jedoch die erste Ovulation bzw. die erste Regelblutung aufgetreten ist, muß von normaler Fruchtbarkeit ausgegangen und eine entsprechend sichere Methode gewählt werden.

Sterilisation und Pille zählen zu den hochsicheren Familienplanungsmethoden, zu den sicheren Spirale und auch Kondom, Diaphragma und Natürliche Familienplanung.

Die Sicherheit einer Methode hängt auch davon ab, ob sie von der Frau bzw. dem Paar innerlich bejaht wird. Die verschiedenen Gesichtspunkte müssen im Beratungsgespräch geklärt werden, damit die jeweils günstigste Methode gefunden werden kann.

Literatur

1 *Arbeitsgruppe Natürliche Familienplanung, Malteser Werke,* Steinfelder Gasse 9, D-5000 Köln 1 (neue PLZ: D-50670 Köln)
2 *Consensus Statement:* Breastfeeding as a Family Planning Method. Lancet ii (1988) 1204-05
3 *Diaz, T.* et al: Lactational amenorrhea and the recovery of ovulation and fertility in fully nursing Chilean women. Contraception 38 (1988) 53-67
4 *Fortrie, C.:* Familienplanung in der Stillzeit unter besonderer Berücksichtigung und Akzeptanz der Natürlichen Methoden. Diss. Düsseldorf, 1991
5 *Glasier, A.:* The physiology of lactation. Int. J. Gynaecol. Obstet. (Suppl.) 1 (1988) 11-12
6 *Gross, B.:* Breastfeeding and natural family planning. Int. J. Fertil. (Suppl.) (1988) 24-31
7 *Hatherly, L.:* Lactation and postpartum infertility: The use-effectiveness of natural family planning (NFP) after term pregnancy. Clin. Reprod. Fertil. 3 (1985) 319-334
8 *Heartwell, S.R.* et al.: Risk of uterine perforation among users of intrauterine devices. Obstet. and Gynecol. 61/1 (1983) 31-36
9 *McNeilly, A.S.* et al: Endocrine control of lactational infertility. Ed. *J. Dobbing*, Nestlé Nutrition, Vevey/Raven Press, New York 1985
10 *Nilsson, S.* et al: Transfer of contraceptive steriods to human milk. Res. Reprod. 11/1 (1979) 1-2
11 *Nilsson, S.* et al: d-Norgestrel concentrations in maternal plasma, milk, and child plasma during administration of oral contraceptive to nursing women. Amer. J. Obstet. Gynecol. 129/2 (1977) 178-184
12 *Nilsson, S.* et al: Ethinyl estradiol in human milk and plasma after oral administration. Contraception 17/2 (1978) 131-139
13 *Perez, A.:* Lactational amenorrhea and natural family planning. In: Human ovulation. Biomedical Press (1979) 501-512
14 *Rosenfield, A.G.* et al: Early postpartum and immediate postabortion intrauterine contraceptive device insertion. Amer. J. Obst. Gynecol. 118 (1974) 1104-1114
15 *Short, R.V.* et al: Contraceptive effects of extended lactational amenorrhoea: Beyond the bellagio consensus. Lancet 337 (1991) 715-717
16 *Sottong, U.* et al: Rückkehr der Fertilität post partum und in der Stillzeit. In: *Bundesminister für Jugend, Familie, Frauen und Gesundheit* (Hrsg.): Natürliche Methoden der Familienplanung – Modellprojekt zur wissenschaftlichen Überprüfung und kontrollierten Vermittlung. (Schriftenreihe des Bundesministers für Jugend, Familie, Frauen und Gesundheit, Bd. 239.) Kohlhammer, Stuttgart 1988
17 *Wissenschaftlicher Beirat der Bundesärztekammer:* Hinweise zur Verordnung oraler Kontrazeptiva. Bekanntmachung der Bundesärztekammer. Deutsches Amtsblatt 81/43 (1984) 3170-3173
18 *World Health Organization (WHO)* et al: Background paper for the meeting on infant and young child feeding. Genf, 9.–12. Oktober 1979, S. 71
19 *Zanartu, J.* et al: Effect of a long acting contraceptive progestogen on lactation. Obstet. and Gynecol. 47/2 (1976) 176-179

16.3 Die Ernährung der Frau während der Stillzeit

Renate Rustemeyer

Die Ernährung der Mutter bietet während Schwangerschaft und Stillzeit die Grundlage für Wachstum und Gedeihen des Kindes. Da Frauen in dieser Lebensphase Ernährungsthemen gegenüber sehr aufgeschlossen sind, haben sie viele Fragen hinsichtlich der eigenen Ernährung und deren Auswirkungen auf das Kind. Die *Deutsche Gesellschaft für Ernährung* veröffentlicht für Schwangerschaft und Stillzeit seit einigen Jahren Richtwerte für die Zufuhr von Nährstoffen, Mineralstoffen und Vitaminen (6). Ohne Anleitung für die Praxis des Küchenalltags verwirren solche Werte eher als daß sie helfen.

Die Frauen wollen konkret wissen: Reicht es für die Zusammensetzung und Menge der Muttermilch sowie für den eigenen Bedarf aus, einfach nur eine größere Portion zu essen, oder sollte auf bestimmte Inhaltsstoffe besonders geachtet werden? Welche Nahrungsinhaltsstoffe beeinflussen die Qualität der Muttermilch direkt? Die Beantwortung ihrer Fragen ist für junge Mütter wichtig: Die Sicherheit, im Ernährungsbereich das Bestmögliche getan zu haben, wirkt sich auf die ganze Beziehung zum Kind positiv aus. Die *AFS* bietet den Müttern zu Ernährungsfragen eine Broschüre an (11).

Mehrbedarf an Nahrung während der Stillzeit

Die Milchbildung verbraucht durchschnittlich 700 kcal (3000 kJ) täglich. Nach Meinung vieler Experten sollte die stillende Frau mindestens soviel Nahrungsenergie zusätzlich aufnehmen (9, 12).

Nach neueren Erkenntnissen liegen jedoch die tatsächliche Nahrungsaufnahme und der tatsächliche Mehrbedarf unter den errechneten Werten (7). Während der Laktationsphase nimmt die Aktivität der quergestreiften Muskulatur ab, so daß weniger Nahrungsenergie in Wärme umgewandelt wird (14). Außerdem ist das endokrine System auf eine optimierte Verdauung ausgerichtet, wie auch während der Schwangerschaft (14): Der Saugreiz wirkt auf Gastrin- und Cholecystokininausschüttung verstärkend, wodurch Magen- und Duodenalverdauung sowie die Nährstoffresorption im oberen Dünndarm wirksamer werden. Gleichzeitig ist Somatostatin im Blut reduziert und damit seine verdauungshemmende Wirkung verringert. Die Dünndarmschleimhaut ist während Schwangerschaft und Stillzeit verdickt, was die Resorption der Nährstoffe verbessert. Das Prolaktin hemmt die Insulinrezeptoren; dadurch steht die Nahrungsenergie für die milchbildenden Brustdrüsen zur Verfügung, anstatt für den Einbau ins Fettgewebe verwendet zu werden.

Für den Mehrbedarf an bestimmten Nährstoffen liegen zahlreiche Bedarfswertetabellen vor, in denen Empfehlungen in Form von Prozent- oder Grammangaben aufgeführt sind. Konkrete, auf ganze Lebensmittel bezogene Empfehlungen können im Alltag jedoch wesentlich besser verwirklicht werden und sind daher sinnvoller (z.B. [11]).

Neben einer quantitativ ausreichenden Versorgung steht der qualitative Aspekt. Grundlage einer guten Ernährung – nicht nur während der Stillzeit – ist die abwechslungsreiche Verwendung überwiegend pflanzlicher Lebensmittel, die günstigenfalls erst im eigenen Haushalt schonend bearbeitet werden, also keiner industriellen Vorveränderung unterlagen (1, 8, 11, 15).

Von einer Abmagerungskur während der Stillzeit ist dringend abzuraten. Zum einen besteht für die Mutter dabei die Gefahr, in einen Nährstoffmangel zu geraten. Zum anderen wird beim Abnehmen Körperfett mobilisiert und die darin gespeicherten Pestizide gelangen in die Muttermilch.

Einfluß der Ernährung auf den Nährstoffgehalt der Muttermilch

Der mütterliche Organismus ist für die Milchbildung nicht ausschließlich auf die Inhaltsstoffe der momentan zugeführten Nahrung angewiesen, sondern kann auch auf Nährstoffdepots zurückgreifen. Über diese Depots kann auch bei zeitweise mangelhafter Ernährung die Zusammensetzung der Muttermilch annähernd gleich bleiben und eine für das Kind ausreichende Qualität aufweisen. Selbst in der sogenannten Dritten Welt reicht die Muttermilch qualitativ und quantitativ für die ersten Monate meistens aus, und erst bei extremem Hunger versiegt die Milchbildung ganz.

Hauptnährstoffe

Gesamtprotein und Kohlenhydrate in der Muttermilch bleiben in Menge und Zusammensetzung von Ernährungsschwankungen der Mutter unbeeinflußt. Der Fettgehalt scheint nach einer üppigen Mahlzeit anzusteigen. Durch die Auswahl hochwertiger Fette für die mütterliche Kost kann der Linolsäuregehalt der Muttermilch erhöht werden (8, 9).

Vitamine

Wasserlösliche Vitamine: Diese Vitamine erscheinen in der Muttermilch im selben Verhältnis wie in der mütterlichen Nahrung.

Vitaminreiche Ernährung versorgt das Kind ausreichend, bei vitaminarmer Kost sind beim gestillten Säugling typische Mangelerkrankungen beobachtet worden, vor allem ein Vitamin-B_{12}-Mangel bei veganer Ernährung ohne jegliche tierische Nahrungsmittel (3).

Die Vitamine B_1, B_6, Folsäure und zum Teil auch B_{12} gelten in Deutschland als sogenannte „kritische" Nährstoffe (5), d.h. sie sind in der Durchschnittskost in zu geringen Mengen enthalten. Das gilt auch für die Durchschnittskost stillender Frauen. Eine entsprechende Kostauswahl beugt Mangelsymptomen vor und kann eine medikamentöse Vitaminsupplementierung überflüssig machen (13). Eine Frau, die sich veganisch ernährt, braucht zusätzliches Vitamin B_{12} (s.S. 31).

Nimmt die Mutter zu viel Vitamin C zu sich, scheint beim Kind eine Gewöhnung einzusetzen, denn bei Normalkost nach dem Abstillen traten vereinzelt schwere Vitamin-C-Hypovitaminosen auf (8, 9).

Fettlösliche Vitamine: Tocopherole und Provitamin A verhalten sich wie wasserlösliche Vitamine, d.h. sie erscheinen in der Muttermilch in Höhe der aktuellen Zufuhr. Allerdings steigt der Vitamin-A-Gehalt bei Überversorgung der Mutter nicht weiter an, während er bei langfristiger Unterversorgung absinkt (9).

Imbalancen in der Zufuhr von Vitamin A, D, E und K wirken sich kurzfristig kaum auf die Versorgung des gestillten Säuglings aus, da diese Vitamine gespeichert werden.

Mineralstoffe

Der Eisengehalt der Muttermilch ist zwar niedrig, aber doppelt so hoch wie in Kuhmilch (12). Die Bioverfügbarkeit des Eisens liegt wegen der Laktoferrinwirkung bei 75 % gegenüber 10–30 % bei anderen Lebensmitteln und kann durch Vitamin-C-reiche Kost noch erhöht werden. Der kindliche Organismus kommt daher mit der angebotenen Menge im ersten Lebenshalbjahr gut zurecht. Seine Eisendepots können auch schon in der Schwangerschaft über eine sinnvolle Kostauswahl der Mutter gefüllt werden.

Die Versorgung durch gezielte Lebensmittelauswahl ist sinnvoller als durch zusätzliche Eisenpräparate, zumal diese sich auf die Vitamin-E-Resorption hemmend auswirken (1, 8).

Auch mit den anderen Mineralstoffen kann sich die Mutter durch qualitativ hochwertige Ernährung ausreichend versorgen, ohne durch die Abgabe an die Muttermilch selbst Mangel zu leiden.

Allerdings nehmen viele Mütter zu wenig Kalzium zu sich, vor allem wenn sie keine Kuhmilch trinken und wenig Milchprodukte essen. Darunter kann ihr eigener Knochenbau leiden. Bei ihnen ist durch Kalzium-Tabletten sicherzustellen, daß sie 1–1,5 g Kalzium pro Tag bekommen. Die Kalzium-Zufur sollte über den Tag verteilt werden.

Der Mineralstoffgehalt der Muttermilch bleibt auch bei Unterversorgung der Mutter konstant.

Spurenelemente

Hier werden vor allem Jod und Fluor diskutiert. Ihr Gehalt in der Muttermilch korreliert mit der Versorgung der Mutter über die Nahrung (9). Deutschland ist eine Jodmangelregionen. Deshalb sollte die Jodzufuhr durch jodiertes Speisesalz und ein Seefischgericht pro Woche erhöht werden. Letzteres hilft auch gegen Fluormangel, desgleichen Vollkorn; häufig dient als Fluorquelle auch versehentlich geschluckte Zahnpasta.

Bei vollwertiger Nahrung ist in der Regel für Vitamine, Mineralstoffe und Spurenelemente keine medikamentöse Zusatzversorgung nötig (9, 13).

Nahrungsmittelauswahl beim Stillen

Getränke

Während der Stillzeit benötigt die Mutter 2–3 l Flüssigkeit pro Tag. Darüberhinausgehende Flüssigkeitszufuhr steigert die Milchbildung nicht mehr. Natrium- und kohlensäurearmes Mineralwasser, Kräuter- und Früchtetees, etwas Saft und Buttermilch sind den früher üblichen Getränken wie Malzbier oder Milch vorzuziehen.

Milch und flüssige Milchprodukte sind eher zu den Nahrungsmitteln als zu den Getränken zu rechnen, werden aber häufig wegen ihres Protein- und Kalziumgehaltes empfohlen. Kuhmilchproteine können jedoch in die Muttermilch übergehen und beim Kind allergische Symptome und Koliken auslösen. Bei Sauermilchprodukten und Käse sind nachteilige Wirkungen weniger wahrscheinlich als bei nicht-fermentierter Kuhmilch (Vollmilch, H-Milch).

Auf die milchflußfördernde Wirkung von Sekt und Bier sollte verzichtet werden, da Alkohol bereits in kleinen Mengen in die Milch übergeht und den kindlichen Stoffwechsel unnötig belastet.

Bei den Milchbildungstees haben sich Mischungen von Anis, Kümmel und Fenchel bewährt. Sie fördern sowohl die Milchbildung als auch die Verdauung. Allerdings ist bei einer Menge von mehr als drei Tassen pro Tag in Einzelfällen Durchfall beim Kind beobachtet worden (13).

Fruchtsäfte sollten wenig getrunken werden. Manche Babies werden davon wund. Außerdem haben Säfte durch die Entfernung des Fruchtfleisches die meisten Ballaststoffe und andere wertvolle Inhaltsstoffe eingebüßt und durch die Erhitzung einen weiteren Teil der Vitamine. Obst im Ganzen sollte deshalb vorgezogen werden.

Bei Kaffee und schwarzem Tee sowie Matetee wurde das Koffein bereits eine Viertelstunde nach Genuß in der Muttermilch nachgewiesen. Da es beim Kind stärker wirkt als beim Erwachsenen, sollten koffeinhaltige Getränke nur zurückhaltend genossen werden, eventuell mit zeitlichem Abstand zur nächsten Stillmahlzeit (9).

Feste Lebensmittel

Vollkornprodukte aus verschiedenen Getreidearten (Hafer, Hirse und Gerste neben Weizen, Roggen und Reis) können als Quelle für u.a. Proteine, Eisen, Magnesium und Thiamin dienen. Vollkornbrot ist den meisten Frauen vertrauter als Grütze oder Brei, auch Vollkornnudeln werden relativ leicht akzeptiert.

Rohkost, Nüsse und Nähr- oder Bierhefe sind zur Abrundung der Kost geeignet.

Fleisch ist für eine vollwertige Ernährung nicht erforderlich. Täglicher Fleischgenuß ist eher ungünstig.

Tabelle 16.1 Für die stillende Mutter besonders zu empfehlende Lebensmittel

Getreidegerichte	Hafer, Hirse, Gerste in Form von Brei, Grütze oder Müsli andere Vollkornprodukte (Brot, Nudeln)
Gemüse	Rohkost, besonders von Karotten Gerichte vorwiegend von nichtblähenden Gemüsesorten Pellkartoffeln
Obst	roh als Zwischenmahlzeit, Dessert oder Müslizutat (Vorsicht bei Zitrusfrüchten und Beeren) möglichst heimisches Obst der Saison Trockenfrüchte
Milchprodukte	Vorsicht bei Allergieneigung vorzugsweise Sauermilchprodukte, Käse, Schlagsahne, Buttermilch
Nüsse und Kerne	besonders Mandeln Sesam Sonnenblumenkerne (sind leider oft mit Cadmium belastet)
Getränke	natrium- und kohlensäurearme Mineralwässer Kümmel-Fenchel-Anis-Tee Früchtetees, Schlehensaft
Würzmittel	Ahornsirup, Honig, Keimöle, Bier- oder Nährhefe

Hemmung der Milchproduktion durch Nahrungsbestandteile

In erster Linie wirken sich zu geringe Nahrungs- und Flüssigkeitsmengen hemmend aus. Auf bestimmte Lebensmittel und Getränke reagieren die Mütter sehr unterschiedlich. Erfahrungsgemäß wirken verschiedene Kräuter (z.B. Petersilie oder Salbei) hemmend auf die Milchbildung, sowie adstringierende Tees (z.B. Hibiskus, Salbei). Auch bei „sauren" Lebensmitteln wurde ein Zurückgehen der Milch beobachtet: z.B. bei Zitrusfrüchten, sauren Beeren, sauer eingelegtem Gemüse, vereinzelt selbst bei kohlensäurehaltigem Mineralwasser.

Matetee wirkt appetithemmend. Wenn die Mutter ihn trinkt, kann er beim Kind ebenfalls den Appetit hemmen und seine Milchaufnahme verringern.

Unverträglichkeitsreaktionen des Kindes auf die Nahrung der Mutter

Kinder können in unterschiedlicher Weise und auf unterschiedliche Bestandteile der mütterlichen Nahrung reagieren. Bei Verdacht auf eine Unverträglichkeit sollte die Mutter das entsprechende Nahrungsmittel 1–2 Wochen lang weglassen und ihr Kind bei der Wiedereinführung dieses Nahrungsmittels genau beobachten.

Meistens normalisiert sich mit zunehmendem Alter des Kindes seine Reaktion auf zunächst unverträgliche Bestandteile der mütterlichen Kost.

Die kindlichen Reaktionen lassen sich grob in drei Gruppen einteilen:

1. *Rötung oder Wundsein:* Diese Reaktion wird häufig ausgelöst durch Fruchtsäfte, Zitrusfrüchte oder Erdbeeren. Eine Abgrenzung gegen allergische Reaktionen ist oft schwierig, doch ist die Rötung meistens auf den Po beschränkt.

2. *Allergische Hautreaktionen:* Diese können ausgelöst werden durch mütterlichen Kuhmilchgenuß, durch Fisch, Eier, Zitrusfrüchte, Tomaten, Erdbeeren, Weizen, Soja, Kaffee oder Schokolade, im Einzelfall leider auch noch durch ungezählte andere Lebensmittel (8, 12, 13, 15).
3. *Blähungen und Bauchschmerzen:* Bei Blähungen ist zu unterscheiden, ob sie für das Kind quälend sind, oder ob nur vermehrt Winde abgehen. Bei manchen Kindern verursachen beispielsweise Lauch, Knoblauch und Zwiebeln in der mütterlichen Kost schmerzhafte Blähungen, bei anderen lösen sich gerade dadurch Bauchschmerzen in erleichternde Darmwinde auf.

Schmerzhafte Blähungen konnten häufig nach Kuhmilchgenuß beobachtet werden, sowie nach hülsenfruchtreichen Mahlzeiten und nach Kohlgerichten mit Ausnahme von Blumenkohl, Brokkoli und meistens Rosenkohl. Vollkornprodukte können in Verbindung mit Zucker (Marmelade) Blähungen auslösen.

Einfluß der Ernährung auf die Pestizidrückstände in der Muttermilch

Bei der Muttermilchbildung greift der Organismus auf die Fettdepots des Körpers zurück. Dabei gelangt ein Teil der dort wegen ihrer Fettlöslichkeit gespeicherten Umweltgifte in die Muttermilch. Bei unterkalorischer Kost wird vermehrt Fett mobilisiert und dadurch dieser Effekt verstärkt.

Untersuchungen zum Schadstoffgehalt der Muttermilch in Abhängigkeit von der Ernährungsweise der Frauen wiesen auf niedrigere Rückstandswerte bei Vegetarierinnen hin. Signifikant sind die Unterschiede nur dann, wenn bereits über mehrere Jahre nur pflanzliche Kost im Sinne der Vegan-Kost verzehrt wurde.

Lakto-vegetabile Kost führt zu ähnlichen Rückstandswerten wie konventionelle Mischkost. Die Milch von Frauen, die nach eigenen Angaben viel Fleisch essen, enthält bis zu 55 % mehr Schadstoffe als die Milch von Veganerinnen, wobei der monokausale Zusammenhang schwer zu beweisen sein dürfte (2, 4, 8, 10).

Eine Umstellung auf eine vollwertige Ernährungsweise, wie viele Frauen sie in der Schwangerschaft beginnen, ist zwar unter dem Aspekt der Ernährung zu unterstützen und zu begrüßen, hat auf die Rückstandswerte aber nahezu keinen Einfluß.

Der Einsatz für giftfreie Nahrungsproduktion und die Vermeidung besonders schadstoffhaltiger Nahrungsmittel – fettes Fleisch, fettreiche Fische, Innereien –, auch für die Kinder, kann dazu beitragen, daß die Töchter am Beginn ihrer eigenen Schwangerschaft weniger Schadstoffe gespeichert haben werden.

Literatur

1 *Anemüller, H.:* Gesund leben. 3. Aufl. Trias, Stuttgart 1987
2 *Beck, H.:* Dioxine in Lebensmitteln. Bundesgesundheitsblatt 3 (1990) 99-104
3 *Bergmann, R., Bergmann, K.E., Hövels, O.:* Stillen als „alternative" Ernährung? Mschr. Kinderheilk. 136 (1988) 228-234

4 *Deutsche Forschungsgemeinschaft (DFG):* Rückstände und Verunreinigungen in Frauenmilch. Verlag Chemie, Weinheim 1984
5 *Deutsche Gesellschaft für Ernährung (DGE):* Ernährungsbericht der Bundesregierung 1984. Eigenverlag, Frankfurt 1984
6 *Deutsche Gesellschaft für Ernährung (DGE):* Empfehlungen für die Nährstoffzufuhr. Eigenverlag, Frankfurt 1985
7 *Illingworth, P.J., Jung, R.T., Howie, P.W., Leslie, P., Isles, T.E.:* Diminution in energy expenditure during lactation. Brit. med. J. 292 (1986) 437-441
8 *Katalyse e.V.:* Kinderernährung. Kiepenheuer & Witsch, Köln 1987
9 *Kübler, W:* Ernährung in Schwangerschaft und Stillzeit. Verbraucherdienst 26 (1981) 243-247 und 267-272
10 *Leick-Welter, C.* In: Aktion Muttermilch – ein Menschenrecht: Muttermilch – natürlich! Rowohlt, Hamburg 1984, S.172
11 *Rustemeyer, R.:* Ernährungsratgeber für Stillende. *AFS*-Broschüre, Würzburg 1991
12 *Schmidt, G.W.:* Leitfaden der Säuglings- und Kinderheilkunde. Tropon, Köln 1976
13 *Stellmann, H.M.:* Kinderkrankheiten natürlich behandeln. Gräfe und Unzer, München 1983
14 *Uvnäs-Moberg, K.:* Der Mutter-Kind-Stoffwechsel in Schwangerschaft und Stillzeit. Spektrum der Wissenschaft 4 (1989) 130-136
15 *Zur Linden, W.:* Geburt und Kindheit. Klostermann, Frankfurt 1978

17 Arbeitsgemeinschaft Freier Stillgruppen (AFS) Bundesverband e.V.

Utta Reich-Schottky

Die *AFS* wurde 1980 gegründet, damals als loser Zusammenschluß („Arbeitsgemeinschaft") einzelner, voneinander unabhängig arbeitender („Freier") Stillgruppen. Jede Stillgruppe ist eine Selbsthilfegruppe mit dem Ziel, durch gegenseitige Unterstützung und Information den Stillwunsch von Eltern und Kindern verwirklichen zu können.

Vor der Geburt des eigenen Kindes hat kaum jemand Gelegenheit, bei Mutter, Schwester oder Freundin das Stillen zu erleben und die vielen Kleinigkeiten zu lernen, die das Stillen einfach machen. Diese Lücke schließen die Stillgruppen, denn einmal gesehen hilft weiter als zehnmal gelesen. Und kein Buch – auch dieses nicht – kann die ganz individuellen Fragen und Sorgen der einzelnen Mutter so beantworten wie das persönliche Gespräch und der Austausch mit anderen Eltern, die in der gleichen Situation sind. Für einen Teil der Fragen wird über die persönliche Erfahrung hinausgehendes Fachwissen erforderlich.

Durch den Zusammenschluß wurden überregionale Möglichkeiten zur eigenen Fortbildung und zur Öffentlichkeitsarbeit geschaffen (*AFS*-Rundbrief, Tagungen, Broschüren, u.a.).

1988 war die *AFS* auf so viele Mitglieder angewachsen, daß die Gründung eines regelrechten Vereines erforderlich wurde. 1992 umfaßte die *AFS* bereits rund 1400 Einzelmitglieder, die in ca. 800 Stillgruppen arbeiteten.

Die AFS will Stillen als Selbstverständlichkeit, nicht als Besonderheit. Jahrzehntelang gaben Babynahrungsindustrie und zur Industriearbeit gehörende Vorschriften und Vorstellungen den Ton an (z.B. Füttern im 4-Stunden-Takt). Doch dann setzte eine Gegenbewegung ein. Stillen ist in gewisser Weise Emanzipation, ein Sich-lösen aus der Abhängigkeit von Technik und Nahrungsmittelindustrie, eine Befreiung von Vermarktung und vom Wachstumswahn.

Stillen bedeutet nicht den Rückzug aus dem gesellschaftlichen Leben. Die *AFS* wirkt in spezifischer Weise darauf ein:

– z.B. in der Umweltpolitik: Schadstoffe in der Muttermilch sind kein Grund zum Abstillen, sondern ein Grund, die Schadstoffquellen zum Versiegen zu bringen! (s.S. 146).
– z.B. in der Stillgruppenarbeit: Das Stillen läßt sich nicht isoliert betrachten, weil es immer in einem familiären und gesellschaftlichen Umfeld stattfindet und von daher sowohl positiv wie auch negativ beeinflußt wird – bis hin zur hormonellen Steuerung (s.S. 8). In die Stillberatung fließen Aspekte der Vaterschaft und der Partnerschaft ein, der Geschwisterkinder, der allgemeinen kindlichen Entwicklung, der Erwerbstätigkeit und vieles mehr.

Die immense Arbeit dieser Familienselbsthilfe wird ehrenamtlich geleistet, was ihrer gesellschaftlichen Bedeutung nicht gerecht wird (doch teilen wir dieses Schicksal mit anderen unterbezahlten Gruppen). Die *AFS* ist für ihre Arbeit auf Zuschüsse und Spenden angewiesen.

— Die Mitglieder der *AFS* arbeiten zwar hauptsächlich im Bereich der Stillgruppen, daneben aber auch im Bereich der Klinik und der Geburtsvorbereitung. Sie bieten Vorträge an und Fortbildungen für im medizinischen Bereich Tätige, um auch auf diesem Wege dazu beizutragen, daß jede Mutter, die stillen möchte, richtige Informationen und ausreichende Unterstützung erhält.

Rundbrief der *AFS*, erscheint monatlich.

Bezug: *Gertraud Azar*, Zieblandstr. 14, D-8707 Veitshöchheim (neue PLZ: D-97209 Veitshöchheim)

Broschüren:

Stillen
Das Stillen von Frühgeborenen
Das Stillen von Zwillingen
Kaiserschnitt und Stillen
Schmerzhafte Erkrankungen der Brust
Empfängnisverhütung in der Stillzeit
Ernährungsratgeber für Stillende
Beikost für das gestillte Kind
Abstillen

Bezug: Arbeitsgemeinschaft Freier Stillgruppen
      Postfach 31 11 12
      D-7500 Karlsruhe 31
      (neue PLZ: Postach 11 12
      D-76141 Karlsruhe)

Sachregister

A

Abnehmen des Kindes von der Brust 49, 107
Abpumpen der Muttermilch 82, 125, 126, 154
Ausdrücken der Muttermilch von Hand 113, 116, 117, 125, 126
Abstillen 133–137
– allmähliches 118, 134
– frühes 26, 57, 59, 63, 71, 79, 135
– plötzliches 136
– spätes 135
Abszeß 116, 119
Adoptivkind stillen 137
Adrenalin 25, 112
AFS s. Arbeitsgemeinschaft Freier Stillgruppen
Alkohol 74, 121, 145, 163
Allergien 108, 128–133, 165
Alveolen 20–22, 24, 112
Analgetika 112, 143
Anlegen, erstes 10, 46–48, 94
– richtiges 48, 49, 105–107
– an beiden oder einer Seite 25, 60, 74, 122
– wie lange 26, 29, 59
– wie oft 60–62, 64, 66, 68, 71, 76, 83, 155
Antibiotika 115, 143
Arbeitsgemeinschaft Freier Stillgruppen 135, 167–168
Aufbewahren von Muttermilch 126

B

Bakterien in Muttermilch 111, 114, 115
Behinderte Kinder 70, 96–102
Bettgitter in der Klinik 104
Bifidusfaktor 15, 31
Bilirubin 75–79
Blähungen 165 (s. auch Koliken)
Bonding 36, 92
Brust, Aufbau 20, 21
– Entwicklung 21–23
– Entzündung s. Mastitis
– Größe 34
– Massage 116
– Operation 35, 119
Brusternährungsset 44, 138
Brusthütchen 39–40, 57, 69, 72, 107
Brustschilder 38, 39
Brustwarze, Abhärtung 35, 105
– blutige Sekretion aus Brustwarze 109
– Flach- und Hohlwarzen 35, 38–39, 109, 110

– Ekzem 108
– weiße Bläschen auf der Brustwarze 108
– wunde Brustwarzen 105–108
Brustwarzenschutz 40, 107

C

Cytomegalie 120
Chlorierte Kohlenwasserstoffe (CKW) 146–152
Cholesterin 30

D

DanCer-Griff 98, 99, 100
Darmflora des Kindes 15, 31, 131
Darmschleimhaut des Kindes 15, 129
DDT 146–149
Diabetes mellitus der Mutter 118
Diaphragma 158, 159
Dieldrin 146–149
Dioxine 146, 149–152
Doppelabpumpset s. Milchpumpe
Down-Syndrom 100

E

Eisen 29, 30, 31, 91, 130, 162, 163
Eiweiß in Muttermilch s. Proteine
Empfängnisverhütung 155–159
Energiebedarf der Mutter 90, 160
Ernährung der Mutter 160–166
Erwerbstätigkeit der Mutter 153, 154

F

Fette in Muttermilch 29, 30, 91, 161
Fettsäuren, essentielle 132
– freie 77
Flachwarzen s. Brustwarze
Fläschchen 13, 56, 57, 71, 94, 96, 97, 136
Flaschenernährung 14–16
Fluor 31, 162
Flüssigkeitsbedarf der Mutter 65, 163
Flüssigkeitsbedarf des Kindes 29, 61
Frühgeborene 90–96, 137, 138
Fütterungsgelbsucht 76, 77
Furane 146, 149–152
Fußballhaltung 53, 85, 86, 113

G
Galaktokinese 23, 24
Galaktosämie 101
Gedeihstörung 68–72, 128
Gelbsucht s. Neugeborenengelbsucht
Genußgifte in Muttermilch 145
Glukoselösungen 63, 77

H
HCB 147–149
HCE 147–149
Hebamme 10, 11
Hepatitis B 120
Herpes simplex 109, 120
Herzkranke Kinder 70, 101
HIV-Infektion der Mutter 120
Hohlwarzen s. Brustwarze
Hormonelle Kontrazeptiva 156, 157
Hyperbilirubinämie 75–79
Hyperthyreose der Mutter 119
Hypertone Kinder 99
Hypothyreose der Mutter 118, 119
Hypotone Kinder 99
Hypothyreose des Kindes 70, 101
Hypothyreose der Mutter 70

I
IgA 15, 28, 30, 129, 130, 135
Impfungen 144
Immunglobuline 28, 30, 32, 46
Induzierte Laktation 137–139
Infektionskrankheiten der Mutter 119–121
Intrauterinpessar 157

J
Jod 29, 31, 162

K
Känguruh-Methode 93, 94
Kaiserschnitt 51, 103, 104
Kalzium 29, 30, 31, 91, 162
Kinderkrankenschwester 12, 13
Körperkontakt 5, 16, 46, 93, 100, 137
Koffein 70, 145, 163
Kohlenhydrate in Muttermilch 30, 31, 161
Koliken 73–75, 163
Kolostrum 22, 28, 47, 130, 131
Kondom 158, 159
Kontraindikationen der Mutter 121
Krankenschwester 12, 13
Kreißsaal 10–12, 47
Kuhmilch 30–32, 36, 73, 130, 132, 163–165

L
Lact-aid® 44, 71, 82, 95, 138
Laktalbumin 22, 29, 30
Lakto-vegetabile Kost 165
Laktoferrin 15, 30, 130, 135

Laktogenese 22, 23
Laktose 15, 22, 30, 31, 74
Let-down s. Milchspendereflex
Lindan 146–149
Lipase in Muttermilch 14, 30, 77, 91
Lippen-Kiefer-Gaumenspalte 100
Lymphozyten 32, 92, 129, 131
Lysozym 15, 30, 131, 135

M
Makrophagen 15, 32, 129, 131
Marihuana 145
Massage der Brust 116
Mastitis 110–116
– Differentialdiagnose 111
– interstitielle Mastitis 114
– parenchymatöse Mastitis 114
– Therapie 115
Matetee 163, 164
Medikamente in der Stillzeit 140–144
– Tabelle 143, 144
Mekonium 28, 46, 76
Methylergometrin 63, 144
Milchauffangschalen 38, 41
Milchbildung 22–26, 46, 59, 62–64, 70, 111, 124, 154, 160–164
Milchbläschen s. Alveolen
Milcheinschuß 25, 62, 111, 122
Milchmenge 29, 40, 42, 61, 89, 126, 134, 139, 145, 157
– zu wenig 65, 66, 70
– vermeintlich zu wenig 63–65
– zu viel 122, 123
Milchpumpe 42–44
– Ansaugtrichter 42
– Doppelabpumpset 43, 82
– elektrische Pumpe 43
– Handpumpe 43
– Vakuum 42
Milchseen 20, 40, 54, 55, 117
Milchspendereflex 24, 25, 42, 56, 59, 65, 69, 82, 89, 107, 145
– Auslösung 24, 25, 97, 126
– Bahnung 25, 105, 106
– gestörter 111, 112
– heftiger 73, 122, 123
Milchstau 110–114, 119
Mineralien in Muttermilch 29, 70, 91, 162
Minipille 157
Montgomerysche Drüse 21, 109
Morbus Hirschsprung 101
Mukoviszidose 70, 101
Muttermilch 12, 26, 36, 57, 61, 73, 76, 77, 93, 107
– Hormone in Muttermilch 157
– Medikamente in Muttermilch 141
– Menge s. Milchmenge

– reife Muttermilch 28
– Sammeln und aufbewahren 124–126
– Untersuchung auf Schadstoffe 147, 151
– Viren in Muttermilch 120
– Vorteile 14–18, 92, 97, 101
– Zusammensetzung 28–33, 77, 91, 111, 129–132, 135, 144, 161, 162
Muttermilchgelbsucht 76–78
Mutterschutzgesetz 153
Myoepithelzellen 24

N
Nahrungsmittelunverträglichkeit 73, 129, 130, 132, 164–165
Natürliche Familienplanung 158
Nekrotisierende Enterocolitis 15, 92
Neugeborenengelbsucht 60, 75–80
Neurologisch behinderte Kinder 70, 98, 99
Nikotin 121, 145

O
Operation des Kindes 101
Östrogen 21–23, 157
Ovulation 155–156, 159
Oxytocin 8, 24, 25, 46, 97, 105, 112
Oxytocinreflex s. Milchspendereflex

P
PCB 146–149
Pflegepersonal, Aufgabe des 10–13
Phenylketonurie 101
Phototherapie 79
Pravidel® 115, 136
Progesteron 21–24
Prolaktin 8, 22–26, 46, 59, 121, 155, 160
Prolaktinreflex 25, 26, 69
Proteine in Muttermilch 14, 30, 91, 161
Psoriasis 108
Psychologische Aspekte des Stillens 4–8
Psychophysiologische Aspekte des Stillens 8–9

R
Rauchen 73, 76
Regelblutung 8, 21, 136, 155, 156
Relaktation 137–139
Rooming-in 3, 77, 97
Rücklingsstillen 49, 73, 88, 123

S
Salbeitee 115, 122, 136, 164
Saughütchen s. Brusthütchen
Saugreflex 46, 54, 90, 98
Saugtraining 98
Saugverwirrung 56–58, 72, 98, 100, 106, 154
Saugvorgang 54–56
Schadstoffe in Muttermilch 16, 146–152, 165, 167

Schnuller 3, 57, 66, 71, 72, 94, 136
Sensible Phase 5
Soor 108, 118
Spermizide 157, 158
Sterilisation 158
Stickstoffhaltige Zucker 15, 31
Stilleinlagen 41, 42, 107, 108
Stillen, Beobachtung des 72
Stillen nach Bedarf 3, 58, 60, 84
Stillgruppen 2, 6, 35, 114, 167
Stillhilfen 38–44
Stillpause 144, 145
– bei Erkrankungen der Mutter 120, 121
– bei Medikamenteneinnahme 142
– bei Muttermilchgelbsucht 78
– bei wunden Warzen 107
Stillpositionen 48–54
– im Liegen 49–51
– im Sitzen 52, 53
– im Stehen 53, 54
– von Zwillingen 81, 85–88
Stillrhythmus 60–62, 142
Stillschale 42
Stillstreik 135, 136
Still-Temperamente 58, 59
Stoffwechselstörungen des Kindes 70, 101
Stuhlgang des Kindes 65, 68
Suchreflex 11, 54
Syphillis 121

T
Tod eines Babies 102
Tolbutamid 118, 143
Toxoplasmose 120
Trennung von Mutter und Kind 5, 25, 79, 103, 124, 154
Trockene Scheide 156
Tuberkulose 121

U
UNICEF 3
Urvertrauen 5

V
Vater 5–8, 47, 90, 93, 103
Vegane Kost 32, 165
Verweigerung der Brust s. Stillstreik
Vitamin A 29, 31, 91, 162
Vitamin B_{12} 29, 32, 161
Vitamin C 29, 31, 32, 91, 162
Vitamin D 29, 32, 162
Vitamin K 29, 32, 162
Vitamine in Muttermilch 29, 31, 32, 91, 161, 162
Vorbereitung auf das Stillen 10, 34–37, 81
Vorteile des Stillens 4–6, 8, 14–16, 81, 94, 97, 129–131, 135, 151

W

Wachstum, normales 68
Wachstumskurven 68
Wachstumsschübe 61, 64
Wechselstillen 66
WHO 3, 36
Wiegen des Kindes
– regelmäßiges 61, 100
– vor und nach dem Stillen 63, 64
Windpocken 120
Wunde Brustwarzen 105–108

Z

Zahnleisten 54–56, 106
Zellen in Muttermilch 32, 111, 131
Zink 29, 31, 91
Zufüttern 44, 57, 58, 63, 77, 133, 134
Zungenbändchen 55, 107
Zungenmassage 40, 55, 113
Zu viel Milch 122, 123
Zu wenig Milch 65, 66, 70
Zwillinge 80–90

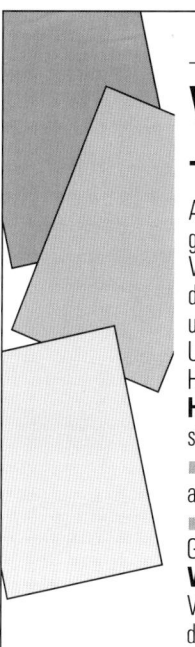

— Die Hebamme —
Verantwortung übernehmen – Vertrauen gewinnen

Als **Partner/-in des Arztes** ist Ihr Fachwissen immer mehr gefragt. Permanente Fortbildung gibt Ihnen die Sicherheit, um Verantwortung zu tragen. Die **Betreuung** des **Kindes** und die **Beratung** der **Mutter** erfordern Einfühlungsvermögen und psychologische Schulung.

Unsere Zeitschrift **Die Hebamme** gibt Ihnen wichtige Hilfestellungen für Ihre **praxisnahe Fortbildung**. Denn **Die Hebamme** berichtet genau über die Themen, die Sie interessieren, beispielsweise ▬ Aktuelle geburtshilfliche Probleme ▬ Neueste Erkenntnisse der Kinderheilkunde ▬ Referate aus in- und ausländischen Zeitschriften ▬ Buchbesprechungen ▬ Alternative Geburtshilfe ▬ Wissenswertes für die Geburtsvorbereitungskurse ▬ Geburtshilfliches Repetitorium.
Weitere Vorteile: Als Abonnent sparen Sie über 20% beim VideoForum Gynäkologie und 10% bei den Biermann-Seminaren der Thieme Verlagsgruppe.

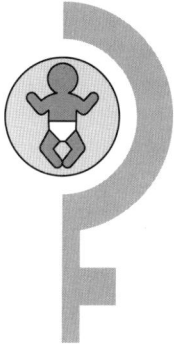

≋ Enke
Ferdinand Enke Verlag Stuttgart

Ihre Bestellung

Ich bestelle die Zeitschrift **Die Hebamme.** Die Zeitschrift erscheint vierteljährlich. Die Hefte erhalte ich direkt vom Verlag, die Berechnung wünsche ich über die Buchhandlung:

Ich wünsche die Belieferung ab _____ zum
☐ Preis 1993: DM 52,–
☐ Ausbildungspreis für Hebammen u. Entbindungspfleger 1993: DM 38,40* (2 Jahre)
zuzüglich Versandkosten. Der laufende Jahrgang wird anteilig berechnet.
* Der Berechtigungsnachweis liegt bei.

Datum — Unterschrift

Vertrauensgarantie: Diese Bestellung kann innerhalb 10 Tagen schriftlich beim **Ferdinand Enke Verlag, Bludenzer Straße 6, 7000 Stuttgart 30,** widerrufen werden. Die rechtzeitige Absendung der Widerrufserklärung genügt (Poststempel).

2. Unterschrift

Name/Vorname

Coupon – Bitte an den Ferdinand Enke Verlag, Abt. Fachzeitschriften, Bludenzer Str. 6, 7000 Stuttgart 30, senden.

Straße

PLZ/Ort — A HGW

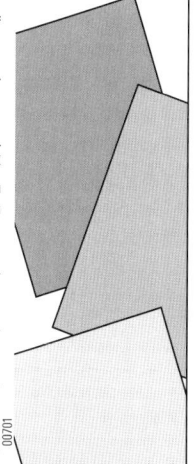